2019
QDT
QUINTESSENCE OF DENTAL TECHNOLOGY

（美）西拉斯·杜阿尔特　主编
（Sillas Duarte）
QDT中文版翻译委员会　译

北方联合出版传媒（集团）股份有限公司
辽宁科学技术出版社
沈 阳

图文编辑

赵圆媛 刘 欣 刘玉卿 李 明 张 新 张 浩

This is translation of QDT 2019 - Quintessence of Dental Technology
Editor-in-chief: Sillas Duarte
Copyright © 2019 by Quintessence Publishing Co, Inc

©2020，辽宁科学技术出版社。
著作权合同登记号：06-2019第128号。

图书在版编目（CIP）数据

QDT 2019 /（美）西拉斯·杜阿尔特（Sillas Duarte）主
编；QDT中文版翻译委员会译. —沈阳：辽宁科学技术出版
社，2020.8
　ISBN 978-7-5591-1545-4

Ⅰ.①Q… Ⅱ.①西…②Q… Ⅲ.①口腔科学 Ⅳ.①R78

中国版本图书馆CIP数据核字（2020）第038743号

出版发行：辽宁科学技术出版社
　　　　　（地址：沈阳市和平区十一纬路25号 邮编：110003）
印 刷 者：上海利丰雅高印刷有限公司
经 销 者：各地新华书店
幅面尺寸：210mm×285mm
印　　张：14.25
插　　页：5
字　　数：300千字
出版时间：2020年8月第1版
印刷时间：2020年8月第1次印刷
责任编辑：殷 欣 陈 刚 苏 阳
封面设计：袁 舒
版式设计：袁 舒
责任校对：李 霞

书　　号：ISBN 978-7-5591-1545-4
定　　价：398.00元

投稿热线：024-23280336
邮购热线：024-23280336
E-mail:cyclonechen@126.com
http://www.lnkj.com.cn

主编寄语

牙科教学中数字化技术的新视野

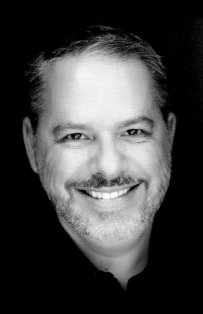

牙科领域的数字化技术已成为学术机构不可忽视的一项技术。在美国所有获得牙科认证委员会（CODA）认可的牙科技工室技术项目中，目前只有少数几个包含专门的数字化技术课程作为其项目的组成部分。同样，牙医学院也尚未全部地将数字化技术作为其课程的组成部分。显然，这项技术在执行力度上的欠缺正在挑战人们对该项应用的热情。

幸运的是，目前我们已经在积极尝试将一些数字化技术引入牙科课程。就在几周前，美国牙科教育协会（ADEA）召开了一次会议，院长们及所有受邀的美国和加拿大牙医学院的领导聚集在一起，讨论了牙科教学和诊疗中的数字化技术。美国口腔修复医师学会（ACP）也一直在努力为牙医学院推广数字化课程。CODA已认识到数字化技术的重要性，并在最近发布了教育机构必须遵守的有关新技术的标准。对于牙科技工室技术项目，CODA强调学生需要接触尽可能多的新技术，包括数字化扫描和数字化设计（牙科技工室技术CODA标准2-19和2-20）。对于博士前的牙科教育项目，CODA认证标准要求学生必须能够评价、评估和应用现有以及新兴的科学技术（CODA标准2-24）；牙医学院必须在课程的理论教学和临床部分中展示其使用相关技术的证据（CODA标准3-2）；患者治疗必须以这些证据为基础，并且牙医学院应使用这些证据来评估新技术和新产品以及指导诊断和治疗决策（CODA标准5-2）。

我们在南加州大学数字化技术课程方面的实践已取得令人赞叹的积极成效。由于数字化技术使学生对自己的成果变得更具批判性，学生学习的参与度和热情，以及成果的整体质量都得以提高。数字化技术的应用应超越单一牙冠的制作方法，以包括微创粘接修复（嵌体、高嵌体和贴面）、数字化引导的种植修复（治疗计划、种植导板和修复体）、可摘局部义齿修复（数字化设计和3D打印），当然还有冠桥修复。

如今已到了在教学中全面采用数字化技术的时候。我们应当在学生的教学中尽早将数字化技术应用到牙科课程中，而不是在学生的教学计划末尾将其作为选择性或孤立单一的一门课程。下一代从业者（牙医和技师）应了解数字化技术带给该领域的所有可能性、优势以及局限性。口腔修复学的实践方法正在迅速变化。牙科教育应该遵循这样的思路，即通过微创粘接技术和数字化技术来保存牙齿组织，这将是未来技师和牙医的必修课。

请和我一起欣赏该版《QDT 2019》中出色的临床和科研成果荟萃，书中的内容将数字化技术、粘接、牙科材料、艺术和种植治疗融会贯通，致力于取得美学和功能上更好的修复效果。

Sillas Duarte, Jr, DDS, MS, PhD
sillas.duarte@usc.edu

QDT 2019

QUINTESSENCE OF DENTAL TECHNOLOGY

EDITOR–IN–CHIEF

Sillas Duarte, Jr, DDS, MS, PhD
Associate Professor and Chair
Division of Restorative Sciences
Herman Ostrow School of Dentistry
University of Southern California
Los Angeles, California

ASSOCIATE EDITORS

Neimar Sartori, DDS, MS, PhD
University of Southern California
Los Angeles, California

Jin-Ho Phark, DDS, Dr Med Dent
University of Southern California
Los Angeles, California

EDITORIAL REVIEW BOARD

Pinhas Adar, CDT, MDT
Atlanta, Georgia

Naoki Aiba, CDT
Monterey, California

Oswaldo Scopin de Andrade, DDS, MS, PhD
São Paulo, Brazil

Markus B. Blatz, DMD, PhD
Philadelphia, Pennsylvania

Ana Carolina Botta, DDS, MS, PhD
Stony Brook, New York

Gerard J. Chiche, DDS
Augusta, Georgia

Shiro Kamachi, DMD
Boston, Massachusetts

Andrés Sánchez Monescillo, DDS, MS, PhD
Madrid, Spain

Luana Oliveira-Haas, DDS, MS, PhD
Lincoln, Nebraska

Avishai Sadan, DMD
Los Angeles, California

Thomas J. Salinas, DDS
Rochester, Minnesota

Eric Van Dooren, DDS
Antwerp, Belgium

Fabiana Varjão, DDS, MS, PhD
Los Angeles, California

Aki Yoshida, CDT
Weston, Massachusetts

主编寄语
牙科教学中数字化技术的新视野 3
Sillas Duarte, Jr

杰作
种植牙冠邻牙贴面设计的新方法 6
Iñaki Gamborena/Yoshihiro Sasaki/Markus B. Blatz

在复杂前牙区重建中集成数字化技术、种植体和粘接牙科 16
获得可预期的美学效果
Neimar Sartori/Andrés Sánchez Monescillo/Gonçalo Caramês/
Jenny Lin Son/Sillas Duarte, Jr

个性化笑容的艺术和塑造： 30
笑容的可视化特征（VIS）
Galip Gürel/Braulio Paolucci/Georgi Iliev/Dimitar Filtchev/Adriano Schayder

生物材料最新进展
增材制造：基于材料选择的牙科应用 50
Josef Schweiger/Johannes Trimpl/Clemens Schwerin/
Jan-Frederik Güth/Daniel Edelhoff

作为瓷贴面蓝本的注射型树脂贴面 70
Carlos Alberto Jurado/Gerardo Guzman Perez/
Heriberto Ureta Valenzuela/Jose Villalobos Tinoco

平面系统的临床应用 81
Masayuki Okawa/Ryu Yamazaki/Koichi Yamamoto

上颌前牙区失败植体再次植入怎样获得最佳美学效果： 105
对临床外科及修复因素的考量
Ivan Contreras Molina/Gil Contreras Molina/Dean Morton

Volume 42

粉与液：镜头展现出被掩盖的陶瓷技师精湛   122
技艺的曼妙
Carlos Ayala Paz

新设定咬合3D参数下用于功能和美学评价的   130
CAD/CAM 𬌗垫
Daniel Edelhoff/Josef Schweiger/Otto Prandtner/Johannes Trimpl/
Michael Stimmelmayr/Jan-Frederik Güth

美学贴面完成正畸后患者的修复   146
Davide Bertazzo/Alessandro Conti

大师级
一步法概念：即拔即种同时完成最终修复   164
Iñaki Gamborena/Yoshihiro Sasaki/Markus B. Blatz

牙列磨耗的治疗：一种新的诊治策略   178
Nikolaos Perakis/Giuseppe Mignani/Francesca Zicari

时间线：使用3D技术随访患者   192
Nelson R. F. A. Silva/Rodrigo R. Silveira/Jonathan L. Ferencz/
Guilherme C. Silva

复制，还原，再定义：二硅酸锂陶瓷粘接修复的   202
不同考量
Jair Rodríguez-Ivich/Eliud Rodríguez-Ivich/Abraão Moratelli Prado/
Daniel Suárez Rodríguez/Bruno Henriques/Pascal Magne

使用双轴或共轴宏观结构设计的种植体改进美学区   222
螺丝固位的种植修复
Adam J. Mieleszko/Hanae Saito/Stephen J. Chu

Cover photo by Carlos Ayala Paz

PUBLISHER
H.W. Haase

EXECUTIVE VICE–PRESIDENT, Director
William G. Hartman

JOURNAL DIRECTOR
Lori A. Bateman

PRODUCTION
Sue Robinson

ADVERTISING/EDITORIAL/SUBSCRIPTION OFFICE
Quintessence Publishing Co, Inc
Moving Spring of 2018 to:
411 Raddant Road
Batavia, Illinois 60510
Phone: (630) 736–3600
Toll–free: (800) 621–0387
Fax: (630) 736–3633
E-mail: service@quintbook.com
Watch our Website for more information:
http://www.quintpub.com

QDT is published once a year by
Quintessence Publishing Co, Inc,
411 Raddant Road, Batavia,
Illinois, 60510. Price per copy: $148.

QDT中文版翻译委员会
（按姓名首字拼音为序）

柏景萍   华小宁   刘靖晋   刘 琦
罗志强   毛 红   索 超   王 婷
闫 夏   杨静文   张 豪   张海东
张立强   张 渊   周 炜   朱晓瑜

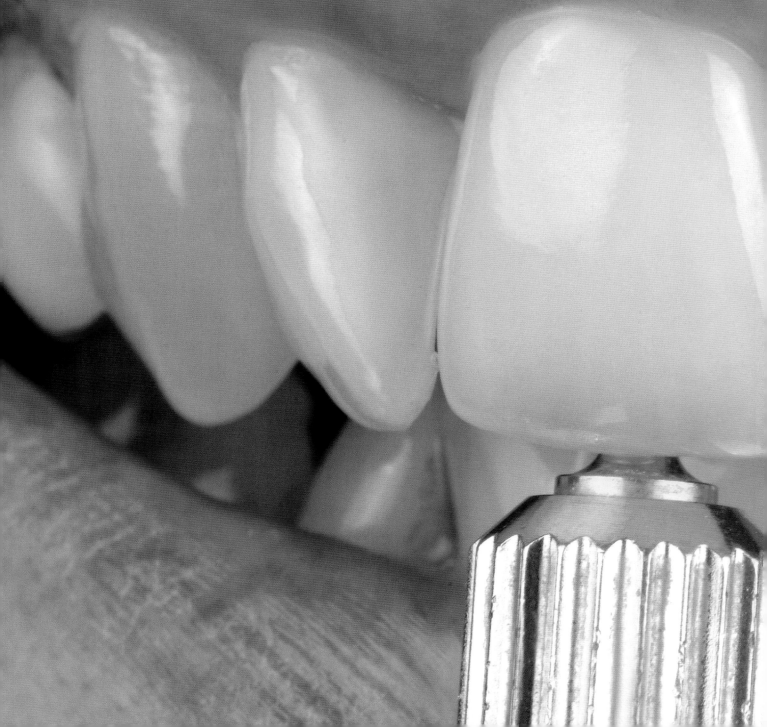

杰作
MASTERPIECE

种植牙冠邻牙贴面设计的新方法

Novel Approach for Predictably Matching a Veneer to an Implant Crown

Iñaki Gamborena, DMD, MSD, FID[1]
Yoshihiro Sasaki, CDT[2]
Markus B. Blatz, DMD, PhD[3]

[1]Adjunct Professor, Department of Preventive and Restorative Sciences, University of Pennsylvania School of Dental Medicine, Philadelphia, Pennsylvania, USA; and Private Practice, San Sebastián, Spain.
[2]Private Practice, San Sebastián, Spain.
[3]Professor of Restorative Dentistry and Chairman, Department of Preventive and Restorative Sciences, University of Pennsylvania School of Dental Medicine, Philadelphia, Pennsylvania, USA.

Correspondence to: Dr Iñaki Gamborena, C/ resurrección M Azkue #6 -4, 20018 San Sebastián, Guipúzcoa, Spain.
Email: Gambmila@telefonica.net, www.Drgamborena.com

近年来，单颗前牙缺失或者需要拔除时，种植修复已经成为一项可以预期的治疗方案。单颗前牙种植修复的邻牙如果需要进行贴面设计，会增加治疗的难度。为了与种植牙冠相匹配，贴面的透明度以及颜色的选择变得很困难。保证两种修复体颜色匹配的一个简单方法是选择螺丝固位种植牙冠二氧化锆基台的颜色，使之与邻牙预备后基牙的颜色相一致。技师在同一底色的基牙上做牙冠和贴面，就很容易获得最佳的美学效果。具体的操作细节通过下面两个病例进行阐述。

病例1

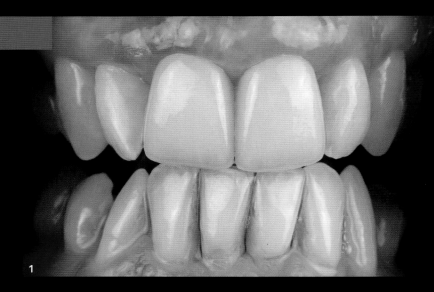

术后3年

1

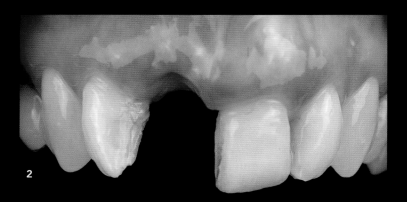

术前

2

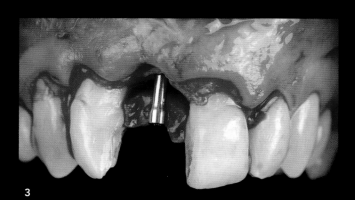

3

窄径的愈合基台

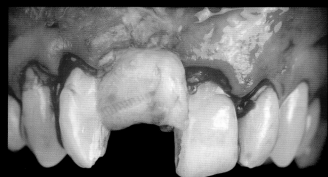

4

从上颌结节制取结缔组织移植物

- 螺丝固位种植修复体戴入后3年口内像。右上中切牙植入1颗直径3.0mm NobelActive植体（Nobel Biocare），左上中切牙长石类瓷贴面修复。
- 术前口内像显示右上中切牙区存在水平向及垂直向组织缺损。
- 通过一步法植入1颗窄径种植体。
- 从上颌结节制取上皮下结缔组织移植物放置于种植体周围，缝合在牙槽嵴顶，最大限度减少组织缺损。

NEW TITLES FROM QUINTESSENCE

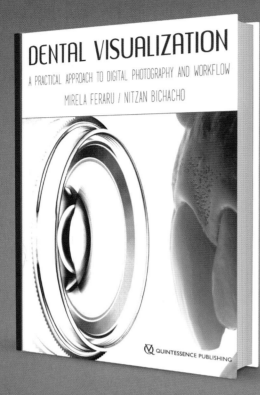

By Mirela Feraru and Nitzan Bichacho

This book provides the practicing clinician with a clear and concise guide to dental photography and its role in modern dentistry. The main aspects are broken down into easy-to-follow chapters, all lavishly illustrated with detailed images. Aspects such as the importance of digital documentation, camera components, and photographic equipment as well as simplified protocols for high-end results, different dental specialties, and troubleshooting are all covered within the book's pages. The authors have condensed their extensive knowledge and expertise into a book that will prove invaluable to all those looking to incorporate dental photography into their practice.

248 pages, 556 illus; ©2018; ISBN 978-1-78698-004-5 (B9104)
US $158

By Ting-Ling Chang, Daniela Orellana, and John Beumer III

This textbook provides an overview of the removable partial denture (RPD) design philosophy developed by Professor F. J. Kratochvil more than 50 years ago that is still used today. Topics include RPD components and functions, design sequences for maxillary and mandibular RPDs, and techniques for surveying and determining the most advantageous treatment position. A chapter dedicated to digital design and manufacturing of RPD frameworks highlights new technology in this emerging field. The authors provide illustrations of clinical cases throughout the book as well as an illustrated glossary of prosthodontic terminology. This book will prepare students and general practitioners to design and fabricate a biomechanically sound RPD framework for just about any dental configuration they encounter.

240 pp; 748 illus; ©2019; ISBN 978-0-86715-790-1 (B7901); **US $108**

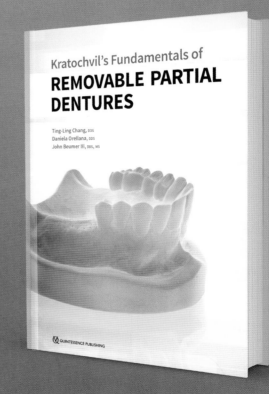

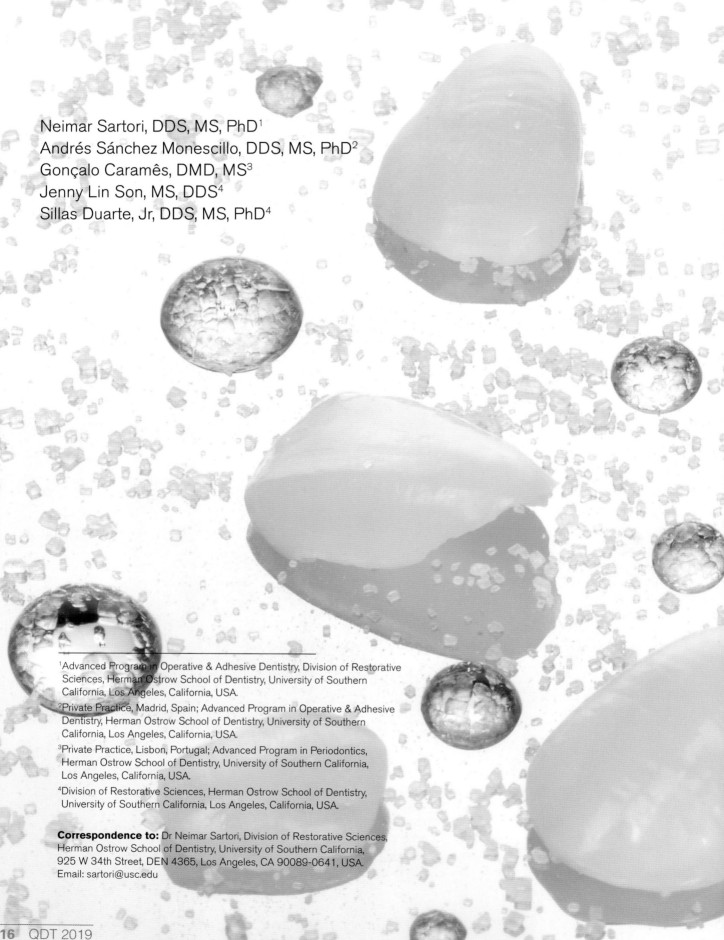

Neimar Sartori, DDS, MS, PhD[1]
Andrés Sánchez Monescillo, DDS, MS, PhD[2]
Gonçalo Caramês, DMD, MS[3]
Jenny Lin Son, MS, DDS[4]
Sillas Duarte, Jr, DDS, MS, PhD[4]

[1]Advanced Program in Operative & Adhesive Dentistry, Division of Restorative Sciences, Herman Ostrow School of Dentistry, University of Southern California, Los Angeles, California, USA.

[2]Private Practice, Madrid, Spain; Advanced Program in Operative & Adhesive Dentistry, Herman Ostrow School of Dentistry, University of Southern California, Los Angeles, California, USA.

[3]Private Practice, Lisbon, Portugal; Advanced Program in Periodontics, Herman Ostrow School of Dentistry, University of Southern California, Los Angeles, California, USA.

[4]Division of Restorative Sciences, Herman Ostrow School of Dentistry, University of Southern California, Los Angeles, California, USA.

Correspondence to: Dr Neimar Sartori, Division of Restorative Sciences, Herman Ostrow School of Dentistry, University of Southern California, 925 W 34th Street, DEN 4365, Los Angeles, CA 90089-0641, USA. Email: sartori@usc.edu

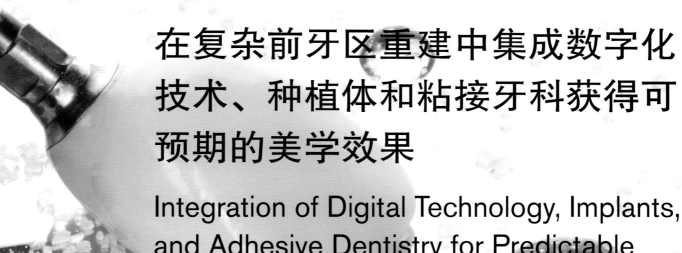

在复杂前牙区重建中集成数字化技术、种植体和粘接牙科获得可预期的美学效果

Integration of Digital Technology, Implants, and Adhesive Dentistry for Predictable Esthetic Results in Complex Anterior Rehabilitations

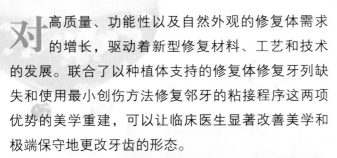高质量、功能性以及自然外观的修复体需求的增长，驱动着新型修复材料、工艺和技术的发展。联合了以种植体支持的修复体修复牙列缺失和使用最小创伤方法修复邻牙的粘接程序这两项优势的美学重建，可以让临床医生显著改善美学和极端保守地更改牙齿的形态。

在过去，种植治疗的主要目的是确保骨整合[1]，可能不会总是产生成功的美学效果[2]。随着骨移植材料、引导性骨再生技术和治疗方案数字化设计的发展，种植治疗的概念已经变化为：以修复为导向的种植植入[3]。所以，对于具有健康的周围软组织的种植体支持的兼具美观和功能的修复体的需求持续增

长[4]。近些年，牙科中一项最大的挑战是用种植体支持的方式修复单颗前牙，尽可能接近地模仿对侧同名牙或者原始牙所有缺失的结构[5]。

牙科瓷和粘接技术的进步允许用极端保守的治疗（通过修改前牙的形态和/或颜色）改善美学和功能。采用超薄瓷修复体的最主要优点是最大限度的釉质保存，这一点确保了修复治疗的长期成功[6]。然而，一些情况下，比如牙齿变色和/或错位，可能需要在牙齿预备时暴露大量的牙本质。在这样的情况下，牙医必须意识到要修改粘接程序来创造更为可靠的、长期的树脂–牙本质界面。

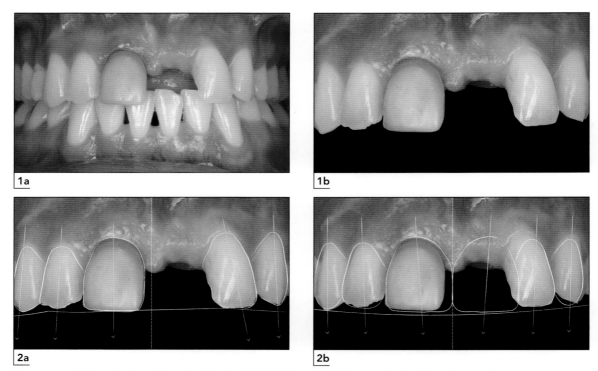

图1a、b 术前口内观。患者左上中切牙因创伤缺失，右上中切牙因根管治疗而变色。

图2a 术前的牙齿轮廓和倾斜度的分析。注意牙齿呈喇叭状，与假定中线关系不正确。

图2b 数字化设计描绘了理想的牙齿比例（宽/长比）和相对于中线的倾斜度。数字化分析用于解释美学治疗的优点和局限性。

因此，本文的目的是讲述用极端保守的方法来修复存在着前牙变色、缺失及排列不齐的美学和功能，而同时又能确保修复体的长期性。

案例展示

初始诊断和治疗计划

34岁不吸烟的男性，系统健康，来到南加州大学赫尔曼奥斯特罗牙科学校先进牙科手术与粘接技术系，要求对其前牙进行美学治疗。患者因为创伤导致左上中切牙缺失，而右上中切牙因为根管治疗而发生变色。

前牙美学和功能性治疗的成功依赖于正确的治疗计划。拍摄患者唇部息止位和微笑时的面部照片，用于评价口唇闭合以及唇线的位置。拍摄口内照片来评估牙齿排列、笑线、牙龈位置、骀平面、牙齿颜色和形态以及牙齿的穿龈轮廓（图1a、b）。2D的数字化治疗计划采用演示软件（Keynote，Apple）来方便学科间的沟通，同时也可以跟患者讨论治疗方案和局限性（图2a、b）。

引导性骨再生

牙齿拔除后，软硬组织就开始发生变化，将会导致牙槽嵴轮廓的缩减[7]，假如牙齿是因为创伤而

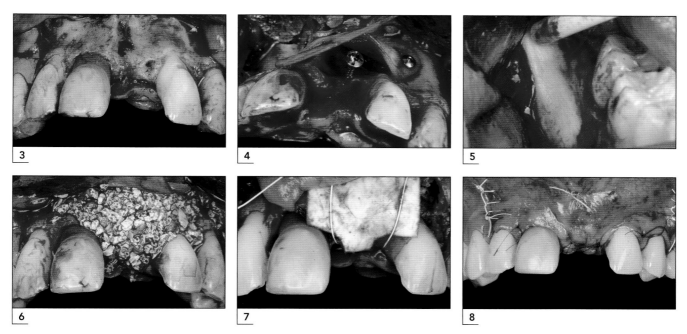

图3　嵴顶切口，垂直减张，翻全厚黏骨膜瓣暴露牙槽嵴缺损部位。

图4　钛帐篷钉策略性地放置到牙槽嵴的缺损位置，为获得大约4mm水平骨量以制造潜在的边界。

图5　用骨刮器从磨牙后区取得自体骨移植物。

图6　自体骨屑与脱蛋白牛骨矿物质混合，放置到牙槽嵴缺损部位覆盖螺丝头部。

图7　可吸收膜放到螺丝和移植物位点，在根尖部放两枚膜钉起稳定作用。

图8　缝合手术位点，获得无张力的一期愈合。

缺失的情况将会更糟。为了将螺丝固位的种植修复体的植体位置放置正确，并拥有正确的牙龈结构和美学，必须纠正牙槽嵴的缺损[8-9]。牙槽骨的重建可以通过许多种手术再生程序，包括引导性骨再生；Onlay植骨；Onlay、表面植骨以及中间位置Inlay植骨的联合应用；牵张成骨；骨劈开；利用强制萌出的多学科方法[10]。

对于牙槽嵴严重吸收的骨高度和骨宽度增量而言，帐篷螺钉技术是安全和有效的技术[10]。在愈合期间，帐篷钉保持空间的体积和几何结构。这能使血凝块稳定和无干扰愈合。帐篷的效果使骨增量的成功有更高的可预期、较低的并发症风险和缩短的愈合期。这有助于防止移植材料周围的软组织发生收缩，因此替代它或可导致生理性吸收[9]。

在牙槽嵴顶做切口，辅以垂直减张，翻开全厚瓣（图3）。两枚12mm长的钛钉（Trutent Tenting Screw, ACE Surgical Supply）放于骨缺损区域，骨平面以上大约保留4mm，为移植物维持空间（图4）。用骨刮器从磨牙后区取自体骨（图5）。自体骨屑和脱蛋白牛骨矿物质（Bio-Oss, Geistlich Pharma)以1：1比例混合后放到植骨位点，直到只有螺钉的表面可见（图6）。然后，将可吸收膜（OsseoGuard, Zimmer Biomet）覆盖在螺钉和移植物上。另外在根尖部放两枚平头膜钉，来保持可吸收膜的稳定（图7）。用5/0的聚四氟乙烯缝线（Cytoplast PTFE suture, Biohorizons）和5/0的聚丙烯缝线（Perma Sharp Suture, Hu-Friedy）来获得无张力的一期愈合（图8）。

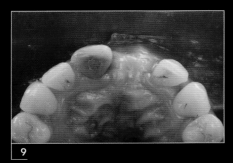

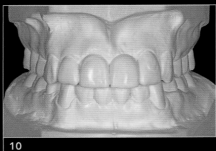

图9　愈合6个月以后的术后照。

图10　根据2D数字化治疗方案制作的前牙的美学和功能性诊断蜡型（与图2b相比较）。

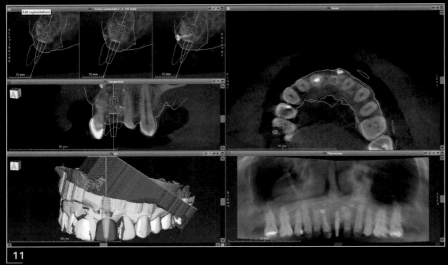

图11　数字化诊断蜡型。联合患者上颌印模以及CBCT文件规划种植体植入的位置和角度。

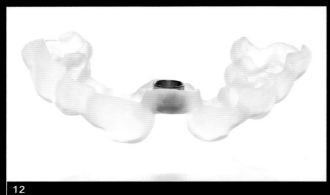

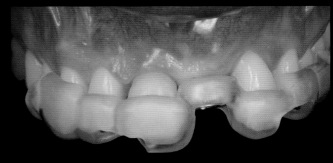

图12　种植导板与所选的种植袖口。

图13　口内评价种植导板的适合性。

种植体植入的数字化治疗设计

在愈合6个月以后（图9），拍摄CBCT评估骨增量位点。使用CAD/CAM软件（PlanScan，Planmeca）将上颌的美学和功能性诊断蜡型（图10）数字转化，然后用种植设计软件（coDiagnostiX，Dental Wings）与CBCT扫描实现融合（图11）。种植体的位置和角度由数字化确定，制作出种植体植入的种植导板。导板打印出来后，袖口设计为Straumann种植系统，将其放在种植体进入口处（图12）。在种植体植入之前，将种植导板套装放入口内，检查其适合性（图13）。

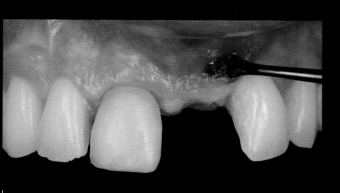

14

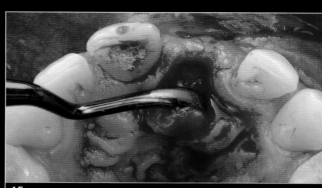

15

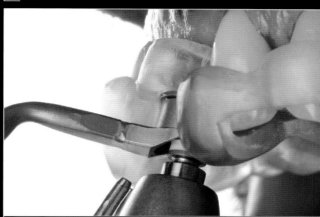

16

图14 前庭沟切口骨膜下隧道进入取出帐篷钉（VISTA技术）。

图15 腭侧做S形切口进入骨嵴。

图16 按照数字治疗计划进行钻孔。

图17 植体放置到嵴下。

图18 用VISTA技术将上颌左侧牙龈冠向推进到正确的牙龈水平。

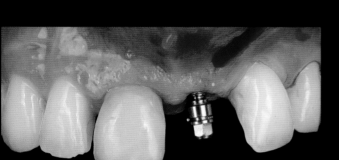

17

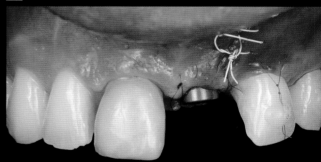

18

种植导航手术和冠向推进

　　为了使手术创伤最小，采取前庭沟切开骨膜下隧道入口（VISTA）用于取出帐篷钉[11]。通过这个切口，用一套特殊设计的剥离器械做骨膜下隧道，向前庭深部和嵴顶延伸（图14）。

　　取出帐篷钉以后，在腭侧做一个S形切口来获得进入骨嵴的入路（图15）。备洞流程按照数字化设计使用种植导板，预备时使钻针与袖口贴合

（图16）。在植入床预备好以后，将1颗Straumann 4.1mm×12mm骨水平植体植于骨下，扭矩35Ncm（图17），放置4mm高的RC愈合基台。最后，使用VISTA技术对侧切牙和尖牙做冠向推进，利用5/0的聚丙烯缝线（Perma Sharp Suture, Hu-Friedy）粘接悬吊达到正确的牙龈水平。前庭沟切口用5/0的聚四氟乙烯缝线（Cytoplast PTFE suture, Biohorizons）缝合（图18）。

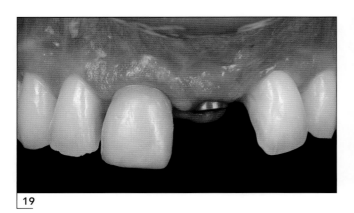

19

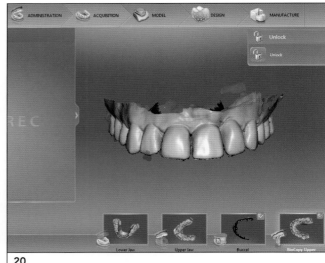

20

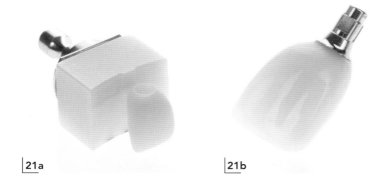

21a   21b

图19　种植体植入和牙龈冠向推进4个月之后的临床照。

图20　虚拟3D模型输入到CAD/CAM设计软件内制作螺丝固位的临时种植修复体。

图21a、b　过渡修复体的研磨、抛光，粘接到钛基底上。

CAD/CAM临时修复体的制作

在美学区用种植修复充分地恢复功能和美学是非常具有挑战性的[12]。在美学效果上除了外科处理，用临时冠对软组织进行处理相当关键[1]。换句话说，单颗种植修复的最终美学效果受到植体的形态和位置、手术时的软组织处理、临时修复体的设计、基台的类型以及最终修复体特征的影响。因此，令人满意的美学治疗很重要的一点，就是需要模仿所有缺失的结构，使之尽可能接近于对侧同名牙[13]。

种植体植入4个月后（图19），取下愈合基台，立即换上数字扫描桩。拍X线片确认扫描桩的位置，然后将扫描体放到扫描桩上，上颌使用口内扫描仪扫描（CEREC，Dentsply Sirona）。将扫描桩

的虚拟3D模型、诊断蜡型、下颌和咬合记录输入到CAD/CAM设计软件中制作临时过渡的种植支持的修复体（图20）。

种植体支持的临时修复体的目标是恢复咀嚼功能，并恢复种植体周围软组织的轮廓来为最终修复体创造理想的穿龈轮廓。临时修复体根据诊断蜡型的形态设计，使用微填料增强的聚丙烯酸树脂块切削而成（CAD-temp Multicolor, VITA Zahnfabrik）（图21a）。螺丝固位的临时修复体抛光后粘接到钛基底上（TiBase, Dentsply Sirona），使用双固化树脂水门汀（图21b）。

直接牙龈塑形

将临时修复体连接到种植体上，龈下的轮廓是

图22　在龈下重塑之前过渡修复体连接到种植体上。

图23　在对龈下轮廓调改之后，连接到种植体上的过渡修复体的唇面观。

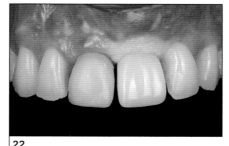
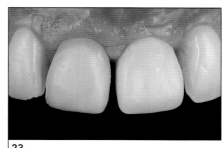

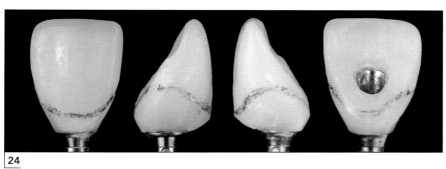
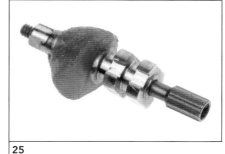

图24　用于调整种植体周围软组织穿龈轮廓的螺丝固位的过渡修复体的完成照。

图25　定制的印模帽用于将穿龈轮廓和牙龈的位置从过渡修复体向最终修复体转移。

通过逐渐重塑来修改种植体周围的软组织穿龈轮廓（图22）。直接塑形技术允许医生逐步调改修复体，直到种植体周围软组织的美学效果达到理想形态。牙龈组织在受压迫15分钟后仍然发白的区域要适当磨切，而种植体周缺少软组织的区域，要在压力下填充纳米流体复合树脂（Filtek Supreme Ultra, 3M ESPE）[14]。临时修复体穿龈轮廓中调磨过的区域要仔细抛光以便实现精确的软组织处理。这个方法可以让组织逐渐适应压力，而不会使牙龈组织的弹性负担过重[15]，同时也让软组织慢慢成熟，让患者在最终完成修复前有一个机会来感受修复体的美学和功能[16]。

临时修复体重衬和重塑3次，处理和引导软组织获得理想的穿龈轮廓（图23）。理想情况下，临时修复体穿龈轮廓的修改应该包括2个特定的区域：①凹陷的区域，大约从龈下1mm沿临时修复体所有边缘360°向下延续的部分，能非手术性增加软组织厚度和提供长期稳定；②邻面龈下的区域应该凸出支撑龈乳头（图24）[5]。6周以后，制作个性化印模帽转移穿龈轮廓和牙龈的位置（图25）。

颜色修正与修复体原型试戴

牙齿预备前应该先做漂白，来平衡不同牙齿之间的颜色。牙齿使用诊室漂白与家庭漂白组合漂白[17]，另外对根管治疗过的牙齿使用死髓牙漂白。完成漂白治疗2周以后，用肉眼或在分光光度仪（Easy Shade, VITA）的辅助下进行比色，拍照记录含水分牙齿的颜色。

修复体原型是使用聚乙烯硅烷印模后以化学固

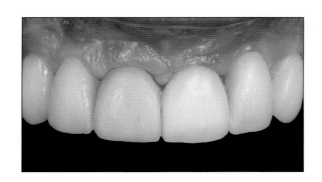

图26　患者口内的修复体原型。

化的多功能甲基丙烯酸树脂（Integrity, Dentsply Sirona）填充制成，将形态从诊断蜡型模型转移到患者口内[6]。在树脂聚合以后，用手术刀去除多余的部分（图26）。修复体原型的试戴可以让牙医和患者来评估美学与功能是否正确，或者是否需要再做调整。假如口内做了任何调改，必须在调改后制取印模，将这些变化转移给技师或者转移到CAD/CAM软件上。此外，不管是功能运动（前牙和尖牙的引导）还是发音都必须在开始牙齿预备前进行评估，来确保最终修复体将不会干扰患者讲话和咀嚼功能[18]。

牙齿预备

在牙齿预备开始之前，患者必须签署知情同意书，表示对修复体原型的美学、形态和位置的许可。超薄粘接性瓷修复体的成功需要最大限度的釉质保存。当存在牙本质暴露时，瓷贴面必须厚一些，至少0.5mm，来承受树脂–牙本质界面上的弯曲力和压力。此外，牙本质粘接界面易于水解和酶催降解，能慢慢导致边缘变色、继发龋和贴面脱落[19–20]。

为了最大限度地保存釉质，牙齿预备必须聚焦在制备瓷修复体的就位道；评估唇面体积缩减的必要性；牙齿排列和角度；牙齿基底的颜色[16]。当牙齿颜色令人满意时，就必须做到最小预备或者是

不预备。牙齿预备必须根据最终修复体的外形来制备，用修复体原型做导板，在垂直向、水平向和切端做磨切引导（图27）[21]。理想情况下，当只需要较小的颜色改变时，牙齿磨除量应该是超级保守，保持内部的牙釉质遍布整个预备面[22]。

当想要的最终修复体和牙齿预备体的颜色差别是一个色阶或更多时，比如从A2到A1，修复体厚度在调整基底的颜色时就扮演了重要角色[23]。假如想要将最终颜色提亮2个色阶，唇侧的磨切需要0.6mm。在这种情况下，最终的颜色是牙齿基底、树脂粘接剂和瓷修复体的混合色[23]。然而，当必须要纠正3个或更多色阶来获得理想的颜色时，比如从A4到A1，修复体必须完全遮盖牙齿基底的变色。在这样的案例中，唇侧和邻面必须要磨除0.9mm，龈缘必须放到美学区的龈下[23]。

在牙齿磨切完成以后，预备面应该抛光，确保瓷修复体最大限度地贴合，从而减少粘接剂的成膜厚度（图28）。此外，必须使用数码相机记录基牙的颜色，好方便与牙科技师进行沟通。

最终印模

基牙牙龈处边缘完成线的位置将会决定是否需要使用排龈线。当完成线位于龈上，终印模时不应该使用排龈线，保持牙龈在其自然的位置。修复体颈部过凸会改变牙齿的自然穿龈轮廓、促进菌斑聚积、牙龈发炎，因此慢慢引起牙龈萎缩[24]。

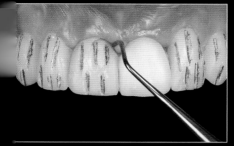

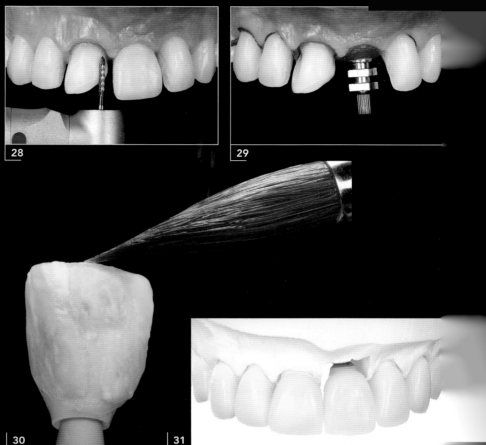

图27　在修复体原型上进行牙齿预备可以确保釉质保存的最大化。

图28　在制取终印模前对牙齿预备面进行抛光。

图29　定制的印模帽连接到种植体上，在印模前放置排龈线。

图30　种植支持的氧化锆冠上分层堆塑长石质瓷粉。

图31　精修和抛光后的长石质瓷冠和贴面。

当牙齿预备延伸到龈下，就必须使用排龈线让软组织移位，暴露边缘完成线。在这种情况下，要用双线排龈印模技术推开唇侧和邻面的牙龈，如果有必要，让技师为粘接性修复体创造出新的穿龈轮廓。定制的印模帽连接到种植体上，拍X线片确认位置正确。本病例中使用的是一步法双线排龈印模技术（图29）。

临时修复体

将种植体支持的临时修复体连接到种植体上，其他预备的牙齿在椅旁制作临时修复体。基牙使用35%的磷酸点酸蚀，然后用酸蚀–冲洗粘接剂涂抹后光照固化。事先准备好的印模用化学固化的多功能甲基丙烯酸树脂填充后，放在基牙上直到固化完成。所有多余的部分用手术刀片去除，打开龈外展隙便于患者用牙线清洁邻面[25]。

修复体制作

瓷贴面用长石质瓷制作（Creation CC,Creation Willi Geller）。种植体上部的冠是在氧化锆基底上堆塑长石质瓷粉制成（图30）。其他修复体用分层堆塑的方法制作，这样技师可以通过不同颜色和半透明度的瓷来遮盖右侧中切牙的变色。烤瓷结束后，在修复体精修和抛光过程中，就呈现出自然外观的表面形态（图31）。

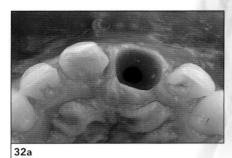

32a

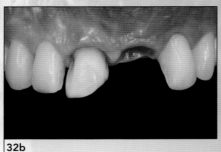

32b

图32a、b 去除临时修复体后，牙齿预备体和种植位点的切端与唇侧观。

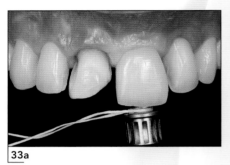

33a

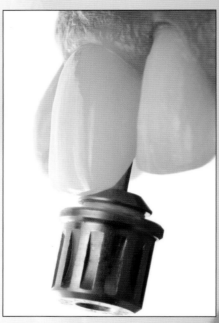

33b

图33a、b 在开始粘接贴面之前，螺丝固位的种植上部冠安装到位。

修复体试戴和种植冠的安装

取下临时修复体，牙齿预备面用抛光杯蘸取浮石粉-水混合粉浆低速抛光，用轻柔的方式去除唾液残留物以及所有菌斑，防止引起牙龈撕裂（图32a、b）。试戴时，分别用临床检查和X线片来确认冠和贴面的就位与接触点是否正确。

种植上部冠用35Ncm（图33a、b）的最终扭矩拧紧，螺丝通道入口用PTFE胶带和纳米树脂封闭（Filtek Supreme Ultra, 3M ESPE）。

瓷修复体凹面的粘接准备

当患者在表格上签字表示对颜色和形态满意后，就将贴面拿到一边准备粘接。

贴面的凹面用蒸汽喷头清洁，去除试戴糊剂和其他杂质。所有贴面都用9%氢氟酸酸蚀（Porcelain Etch, Ultradent）90秒，流水中冲洗60秒，然后用35%的磷酸（Ultra-Etch, Ultradent）清洁60秒，去除积聚在微孔中的晶型沉淀，凹面用气枪吹干，涂抹通用的玻璃陶瓷处理剂（Monobond Plus, Ivoclar Vivadent）60秒，多余的处理剂用强气流吹走[26]。

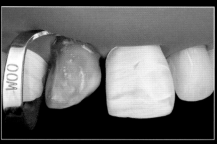

图34 预备面用35%的磷酸酸蚀。

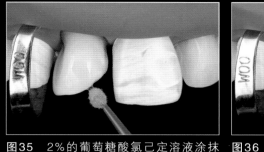

图35 2%的葡萄糖酸氯己定溶液涂抹到酸蚀后的牙本质上抑制金属蛋白酶（MMPs）的活性。

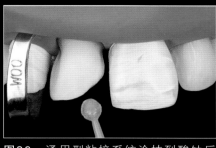

图36 通用型粘接系统涂抹到酸蚀后的牙釉质和牙本质上。

图37a、b 在溶剂完全挥发以后，通用型粘接剂可以光照固化而不干扰最终修复体的就位，是因为粘接剂层厚非常小。这项技术对于暴露的牙本质表面获得良好封闭和提高粘接强度特别重要。

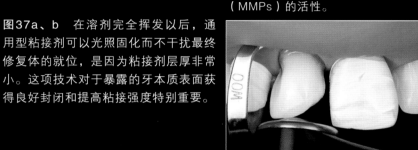

37a

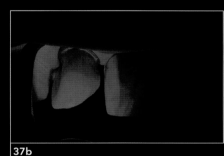

37b

贴面粘接

操作区域用橡皮障隔离，隔绝粘接过程中的龈沟液污染。一种特殊的夹子（W00）用于撑开橡皮障和牙龈，暴露中切牙的龈下颈缘，邻牙用PTFE胶带保护，牙齿预备面用27μm的氧化铝喷砂10秒。

粘接流程必须根据牙齿基底的情况选择。随着亲水型粘接系统的引入，树脂-牙本质粘接也变得可靠。树脂-牙本质粘接的低耐久性与未受保护的胶原纤维被宿主在不完全树脂渗透混合层中产生的酶水解有关[27-28]。随着时间的推移，金属蛋白酶（MMPs）[27]和半胱氨酸组织蛋白酶[29]会降解胶原纤维，促进粘接界面的水解。阻止内源性胶原溶解活性的一个策略是使用MMP抑制剂[20]。已经证明，在酸蚀后应用粘接系统前，应用葡萄糖酸氯己定有助于长期保持混合层的完整性[30]。

因此，认识到树脂-牙本质长期粘接的局限性和挑战性后，中切牙预备面用35%的磷酸（Ultra-Etch, Ultradent）酸蚀，牙本质酸蚀15秒，牙釉质酸蚀30秒（图34）。冲洗30秒以后，将2%的葡萄糖酸溶液（Cavity Cleanser, Bisco）应用于酸蚀后的牙本质上30秒，在涂粘接剂前将多余的去除（图35）。一种通用型的多种模式的粘接系统(Adper Scotchbond Universal, 3M ESPE) 在酸蚀过的牙釉质和牙本质表面涂抹20秒（图36）。粘接剂用气流吹15秒便于溶剂完全挥发[31]，然后单独光照10秒（图37a、b）。当预备面上的牙本质暴露后，粘接系统必须单独光照聚合，来确保形成可靠的树脂-牙本质混合层[32]。此外，所选的牙本质粘接剂应能产生薄的成膜厚度；否则，将会影响修复体在牙齿预备面上的密合性。因此通用型粘接系统是唯一一种能在安放修复体之前安全聚合的牙齿粘接剂。

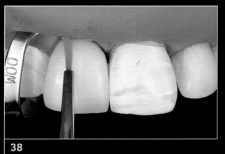
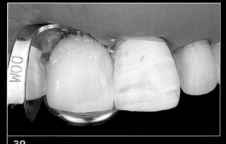
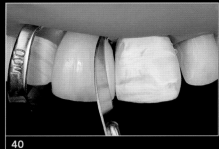

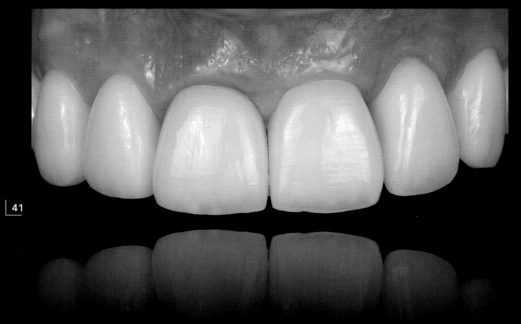

图38　在最终聚合之前，使用画笔将溢出的树脂水门汀从边缘去除。

图39　贴面粘接时最后的聚合与空气隔离。

图40　聚合后，用12号刀片用于仔细地去除多余的细小树脂水门汀。

图41　终修复体口内观。

修复体采用树脂水门汀（Variolink Veneer, Ivoclar Vivadent）粘接。当贴面就位后，多余的水门汀用画笔（图38）去除，然后光照20秒。在粘接交界面上涂一层甘油凝胶保持60秒，防止树脂水门汀在最后聚合之前产生阻氧层（图39）。将甘油凝胶冲净之后，边缘残余的水门汀使用手术刀片去除（图40）。所有其他的贴面都按照同样的方法粘接（图41）。

结论

在骨量不足的区域前牙种植修复的成功，必须依靠多学科的治疗计划。对手术和修复过程的广泛了解有助于选择最佳的骨再生/增量技术和在植入手术时对软组织进行操作。此外，定制的螺丝固位的解剖式过渡修复体的使用，允许软组织逐渐适应压力和逐步成熟，为最终修复体创造出正确的穿龈轮廓。

与新型实验室技术有关的粘接技术已取得显著进展，可以允许最大限度地保存牙体组织。超薄粘接贴面的长期成功依赖于最大限度的釉质保存，特别是在龈缘。然而，在牙齿变色时，当牙齿预备面上大量的牙本质暴露，粘接方法必须修改来确保树脂-牙本质界面的长期成功。MMP抑制剂的使用、牙本质粘接系统的选择、粘接剂溶剂的完全挥发和修复体就位前粘接系统单独聚合成为了关键的步骤，来确保树脂-牙本质界面的持久性。

致谢

感谢Faisal Alshehri，BDS，在粘接过程中提供的帮助；Nick Morozov，CDT，制作陶瓷修复体。

参考文献

[1] Jemt T, Pettersson P. A 3-year follow-up study on single implant treatment. J Dent 1993;21:203–208.

[2] Buser D, Martin W, Belser UC. Optimizing esthetics for implant restorations in the anterior maxilla: Anatomic and surgical considerations. Int J Oral Maxillofac Implants 2004;19(suppl):s43–s61.

[3] Garber DA, Belser UC. Restoration-driven implant placement with restoration-generated site development. Compend Contin Educ Dent 1995;16:796–804.

[4] Son MK, Jang HS. Gingival recontouring by provisional implant restoration for optimal emergence profile: Report of two cases. J Periodontal Implant Sci 2011;41:302–308.

[5] Soares C, Soares LM, Duarte GF, Sartori N. Maintaining the esthetics of anterior immediate implant placement. Quintessence Dent Technol 2015;38:113–125.

[6] Clavijo V, Sartori N, Phark JH, Duarte S. Novel guidelines for bonded ceramic veneers: Part 1. Is tooth preparation truly necessary? Quintessence Dent Technol 2016;39:7–25.

[7] Jung RE, Philipp A, Annen BM, et al. Radiographic evaluation of different techniques for ridge preservation after tooth extraction: A randomized controlled clinical trial. J Clin Periodontol 2013;40:90–98.

[8] Tan WL, Wong TL, Wong MC, Lang NP. A systematic review of post-extractional alveolar hard and soft tissue dimensional changes in humans. Clin Oral Implants Res 2012;23(suppl 5):s1–s21.

[9] Deeb GR, Tran D, Carrico CK, Block E, Laskin DM, Deeb JG. How effective is the tent screw pole technique compared to other forms of horizontal ridge augmentation? J Oral Maxillofac Surg 2017;75:2093–2098.

[10] Chasioti E, Chiang TF, Drew HJ. Maintaining space in localized ridge augmentation using guided bone regeneration with tenting screw technology. Quintessence Int 2013;44:763–771.

[11] Zadeh HH. Minimally invasive treatment of maxillary anterior gingival recession defects by vestibular incision subperiosteal tunnel access and platelet-derived growth factor BB. Int J Periodontics Restorative Dent 2011;31:653–660.

[12] Azer SS. A simplified technique for creating a customized gingival emergence profile for implant-supported crowns. J Prosthodont 2010;19:497–501.

[13] Marinello CP, Meyenberg KH, Zitzmann N, Lüthy H, Soom U, Imoberdorf M. Single-tooth replacement: Some clinical aspects. J Esthet Dent 1997;9:169–178.

[14] Kim TH, Cascione D, Knezevic A. Simulated tissue using a unique pontic design: A clinical report. J Prosthet Dent 2009;102:205–210.

[15] Paul SJ, Jovanovic SA. Anterior implant-supported reconstructions: A prosthetic challenge. Pract Periodontics Aesthet Dent 1999;11:585–590.

[16] Alani A, Corson M. Soft tissue manipulation for single implant restorations. Br Dent J 2011;211:411–416.

[17] Bernardon JK, Sartori N, Ballarin A, Perdigão J, Lopes GC, Baratieri LN. Clinical performance of vital bleaching techniques. Oper Dent 2010;35:3–10.

[18] Fradeani M (ed). Esthetic Rehabilitation in Fixed Prosthodontics. Vol 1: Esthetic Analysis: A Systematic Approach to Prosthetic Treatment. Chicago: Quintessence Publishing, 2004.

[19] Sartori N, Peruchi LD, Phark JH, Duarte S Jr. The influence of intrinsic water permeation on different dentin bonded interfaces formation. J Dent 2016;48:46–54.

[20] Mazzoni A, Angeloni V, Sartori N, et al. Substantivity of carbodiimide inhibition on dentinal enzyme activity over time. J Dent Res 2017;96:902–908.

[21] Gürel G. Predictable, precise, and repeatable tooth preparation for porcelain laminate veneers. Pract Proced Aesthet Dent 2003;15:17–24.

[22] Sartori N, Alsamman R, Bocabella L, et al. The adhesive restorative complex (ARC) concept. Quintessence Dent Technol 2017;40:48–65.

[23] Sulikowski AV, Yoshida A. Clinical and laboratory protocol for porcelain laminate restorations on anterior teeth. Quintessence Dent Technol 2001;24:8–22.

[24] Ferencz JL. Maintaining and enhancing gingival architecture in fixed prosthodontics. J Prosthet Dent 1991;65:650–657.

[25] Vailati F, Belser UC. Full-mouth adhesive rehabilitation of a severely eroded dentition: The three-step technique. Part 2. Eur J Esthet Dent 2008;3:128–146.

[26] Tian T, Tsoi JK, Matinlinna JP, Burrow MF. Aspects of bonding between resin luting cements and glass ceramic materials. Dent Mater 2014;30:e147–e162.

[27] Breschi L, Mazzoni A, Ruggeri A, Cadenaro M, Di Lenarda R, De Stefano Dorigo E. Dental adhesion review: Aging and stability of the bonded interface. Dent Mater 2008;24:90–101.

[28] Pashley DH, Tay FR, Yiu C, et al. Collagen degradation by host-derived enzymes during aging. J Dent Res 2004;83:216–221.

[29] Nascimento FD, Minciotti CL, Geraldeli S, et al. Cysteine cathepsins in human carious dentin. J Dent Res 2011;90:506–511.

[30] Carrilho MR, Geraldeli S, Tay F, et al. In vivo preservation of the hybrid layer by chlorhexidine. J Dent Res 2007;86:529–533.

[31] Fu J, Saikaew P, Kawano S, et al. Effect of air-blowing duration on the bond strength of current one-step adhesives to dentin. Dent Mater 2017;33:895–903.

[32] Lührs AK, Pongprueksa P, De Munck J, Geurtsen W, Van Meerbeek B. Curing mode affects bond strength of adhesively luted composite CAD/CAM restorations to dentin. Dent Mater 2014;30:281–291.

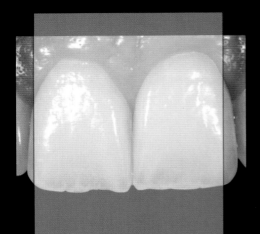

强壮

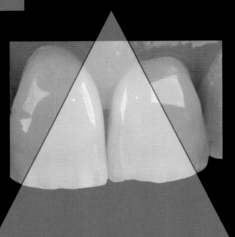

活力

细腻

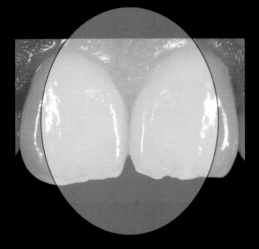

冷静

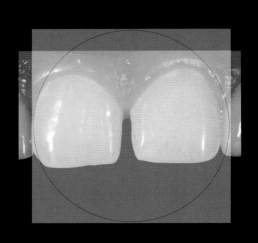

个性化笑容的艺术和塑造：
笑容的可视化特征（VIS）

The Art and Creation of a Personalized Smile:
Visual Identity of the Smile (VIS)

Galip Gürel, DDS, MSc[1]
Braulio Paolucci, DDS[2]
Georgi Iliev, DMD[3]
Dimitar Filtchev, DMD, PhD[4]
Adriano Schayder, CDT[5]

[1]Private Practice, Istanbul, Turkey; Visiting Professor, New York University, New York, New York, USA.
[2]Private Practice, Barbacena, Brazil.
[3]Assistant Professor, Department of Prosthetic Dental Medicine, FDM, MU-Sofia, Bulgaria.
[4]Associate Professor, Department of Prosthetic Dental Medicine, FDM, MU-Sofia, Bulgaria.
[5]Dental Technician, Well Lab, São Paulo, Brazil.

Correspondence to: Dr Galip Gürel, Tesvikiye cad. Bayer apt 63/6, Nisantasi, Istanbul, Turkey. Email: galipgurel@galipgurel.com. info@galipgurel.com.

可视化地将患者的个人特性，以及各种元素综合进微笑设计，可以帮助牙医提供给患者既符合美学法则也契合个人特征的修复体。这样也可以积极地调动患者的情绪行为和自信，并因此积极地配合治疗。

这篇文章的目的是，除了阐述已经随着时间被确认的美学法则外，治疗的情感表达、组成微笑的形态和线条这些因素也应该在制订治疗计划的时候被考虑进去。可视化的语言要素联合3D软件可以立即生成3D诊断蜡型设计的STL文件，生成的个性化设计在微笑设计治疗的时候是强有力的工具。

美学和个性

人类的大脑会对人的形象产生迅速的反应从而形成第一印象。第一印象和社交活动是有明确联系的。外表是很重要的，并且有些脸部的特征在目标适应性行为中是尤其重要的[1-2]。

神经系统学和认知心理学领域的研究表明，脸部特征会被观察者无意识地捕捉并且由此产生感官，从而影响对一个人的认知。对人脸的快速观察就会产生深刻的第一印象[3-4]。

对患者而言，牙科治疗的美观性变得越来越重要[5]。不管治疗是否复杂，患者总是追求更美观的结果。但是，由于有时微笑设计和患者的个性不协调，患者经常会对结果不满意。患者会觉得修复的牙齿不属于他（她）。如果没有足够的知识，这样的不协调是很难被辨认的[6]。大量应用一些专业的美学知识，特别是局限于技术和材料层面上的知识，往往会误导想要提供患者好结果的专业人士。尽管是牙科美学的最高目标，但真正的美的实现比表面上更为复杂。

美这个概念的定义是：视觉原理和要素共同产生的令人愉快的印象。因此必须合理、逻辑性地分析学习美的要素[7]。美，从另一个角度说，是对感官上复杂的情绪总和，多数时候包含了我们已知的美学原则，但有时候也并不都由这些原则组成，最重要的一点是，美是基于个性化的。

美是人类感官的结果（视觉、嗅觉、触觉、听觉、味觉）。感官可以被理性地评价，但是也包含着情绪性、下意识和不可预测的成分。对美的感觉是人类与生俱来的天赋。牙科的操作，和人类其他实践一样，应关注其结果与整体的协调。牙科中的美学不仅仅是对称性、比例和排列。美，是关于自然和艺术学问，美学是对生理和心理的科学研究并建立视觉组织基础，通过这种基础，有意识地构建一个美丽的形象。美学和个性是其中最重要的两个支柱。

认真堆砌美学要素并不能产生真正的美。对称性是脸部和微笑美学的基本要素，但是有的研究表明，如果过于严格施行对称性原则，会造成不自然的结果，降低了结果的吸引力[8]。

美学参数通常代表给定人群中的平均特征，这些特征随性别和年龄的变化而变化。它们是诊断和治疗方案的重要参考，但如果过于严格应用，可能不足以满足部分患者的满意度。他们的使用必须相对化，并考虑到术前特性、个性和个人偏好。为了了解微笑设计与情感接受之间的关系，笔者从2007年开始研究视觉主义（Visagism）的概念及其在牙科和微笑设计中的应用[9]。

视觉主义

"视觉主义"一词来源于法语中的"脸"一词，它从脸的构成特征、构成要素之间的审美关系以及脸的视觉表达等方面来描述对脸的研究。视觉主义的概念是由造型艺术家Philip Hallawell定义的，它用个性化的个人形象来表达一个人的身份感的艺术[10-11]。他的工作主要集中在人物画上，他研究脸部的视觉语言，创作出更具写实表现力的绘画作品。他极大地促进了视觉主义的发展，将面部特征的视觉表达与Carl Jung的原型理论联系起来，这些特征由线条、形状和颜色决定[12]。这种联系表明，面部特征会产生影响人们感知方式的感觉，或者对面部的快速观察会产生显著的第一印象[13]。

原型符号

Carl Jung生命的最后几年致力于研究世界各地不同的文化和文明，并在西方理性主义和东方神秘主义之间建立联系。他观察到，某些符号和图像在所有文化中都有相同的含义。Carl Jung创造了"原型符号"来定义这些符号。他那本令人惊叹的

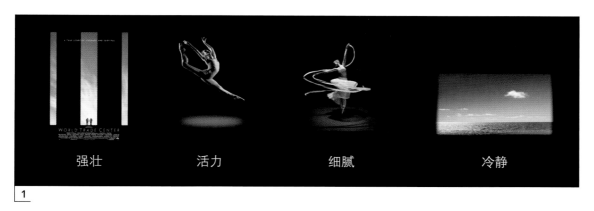

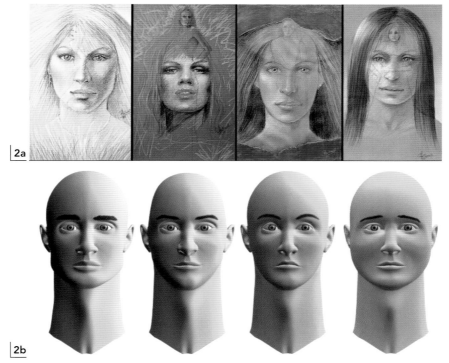

图1　通用视觉语言：垂直线代表强壮、力量；斜线代表活力；圆线代表温和、细腻；水平线代表稳定、冷静。

图2a　Philip Hallawell的作品。面部的视觉表现，从其几何类型来看，与个人身份感有内在联系。

图2b　根据原型和个人表情理论，有4种基本的面部类型（从左到右：强壮、活力、细腻、冷静）。

书——《人与符号》介绍了各种文化中的一些普遍符号，无论其背景、种族、宗教和地理位置如何[12]。考虑图1所示线条的普遍意义。

在Hallawell的工作中，他认为面部类型和它们特定的几何结构代表了典型符号，这些符号被观察者的大脑自动识别，产生了对被观察个体惊人的情感印象。因此，根据Hallawell的说法，从几何类型来看，面部的视觉表现与个人的身份感有着内在的联系（图2a、b）。

人的气质

Hallawell把视觉语言元素的表达与气质类型联系起来。为此，他考虑了希波克拉底（公元前460—370）关于人类气质的理论。西医之父希波克拉底认为，每个人都是4种不同气质类型的气质混合体，即胆汁质、多血质、忧郁质和黏液质，每个人都能分辨出一种或两种以上的主导气质。以下是每个气质的主要行为心理特征：

· 胆汁质：支配性的，坚定的，客观的，爆发性的，紧张的，领导的，热情的。
· 多血质：外向，善于交际，热情，活泼，开朗。
· 忧郁质：内向的，有组织的，完美主义的，艺术的，抽象的，胆小的。
· 黏液质：外交的，和平的，神秘的，精神的，顺从的，谨慎的，倾向于服从的。

笔者决定重新命名这些气质，以表示每种气质的含义。因此，"胆汁质"一词被"强壮"所取代，"多血质"被"活力"所取代，"忧郁质"被"细腻"所取代，"黏液质"被"冷静"所取代[8]。

这种方法有助于与患者沟通，因为"胆汁质"或"忧郁质"等术语通常不被患者接受或理解。新术语还与下面描述的微笑设计类型建立了直接关联。

视觉语言

每种颜色、线条或形状都有特定的情感含义。原色和线条是视觉语言中最基本的元素。后者可分为直线和曲线，直线又可分为垂直线、水平线和斜线。这些线条的情感表达取决于它们与万有引力定律的关系[14]。水平线，因为它们和重力一致，表示稳定、被动和平静，而垂直线是和重力相反的活动，表示力量和强大，就像斜线代表不稳定、运动和动力的感觉一样。曲线与精致、性感的女性联系在一起。

线的组合生成最基本的形式，并将它们自己的表达传递出去。因此，垂直矩形通过垂直元素在水平方向上的优势来表示强壮，三角形表示活力，椭圆形表示细腻，正方形通过垂直元素和水平元素之间的平衡来表示稳定性与不稳定性（图3）。这些基本形状可以在面部轮廓中观察到，也可以在中切牙的形状和牙齿的3D中观察到，从而观察到切牙轮廓（图4）。对于Hallawell来说，通过各自的情感意义，线条和形态可以与气质联系在一起，因此矩形和垂直直线的表达方式与胆汁质（强壮）特征相一致；斜线和三角形与多血质（活力）有关，圆形线条和卵圆形代表忧郁质（细腻）类型，水平线和圆形代表黏液质（冷静）气质。

微笑的视觉识别

应用于微笑设计主要视觉语言知识，如牙齿形状、切缘位置、牙间比率或显露程度，以及牙齿在牙弓中的3D位置，确定了4种主要表现形式的微笑设计类型（图5）：

· 强壮型：主要由矩形牙齿组成，中切牙和尖牙相对侧切牙（径向对称）上的优势很强，也包括殆面观切牙在3D牙弓中的线形位置。
· 活力型：三角形或梯形的牙齿形态、标准显露程度、倾斜的切缘位置和具有角度的3D牙弓位置。
· 细腻型：椭圆形牙齿形态，中等显露程度，弯曲的切缘位置，标准的3D牙弓位置。
· 冷静型：平滑的正方形牙齿形态，比较少的牙齿暴露（通用对称），水平切缘位置，以及在牙弓上的3D直线或标准牙齿定位。

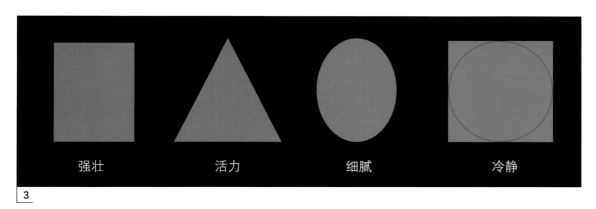

3

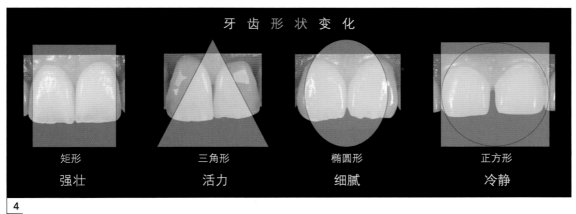

4

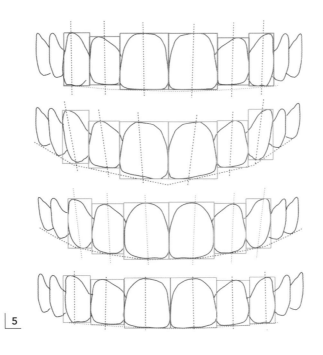

5

图3　线的组合生成最基本的形态，将它们自己表达出来。

图4　这些基本形状可以在天然牙列的面部轮廓中观察到，特别是切牙的形状。

图5　这些绘画，用最基本的表达，展示4种气质类型的视觉表现。自上而下：强壮型、活力型、细腻型、冷静型。

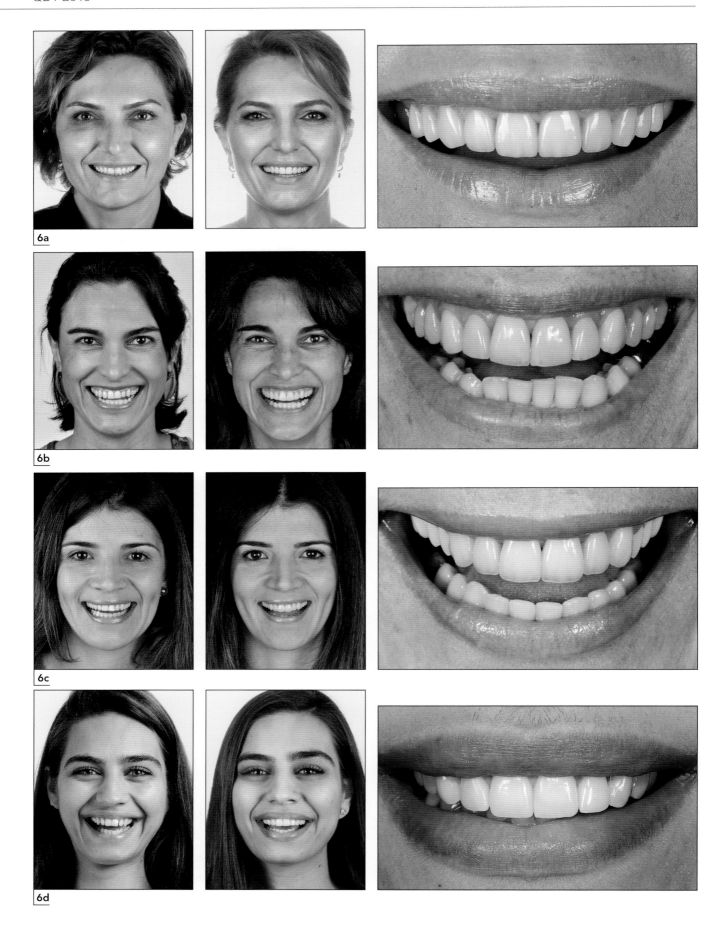

6a

6b

6c

6d

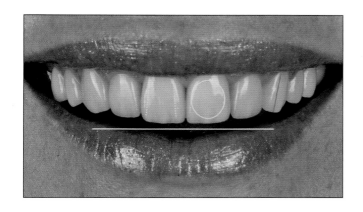

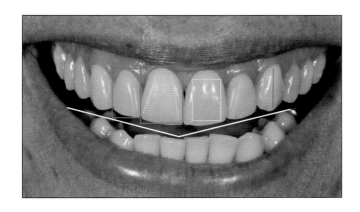

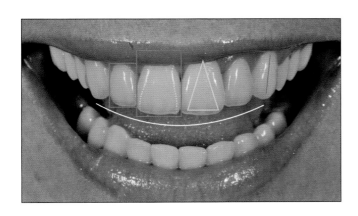

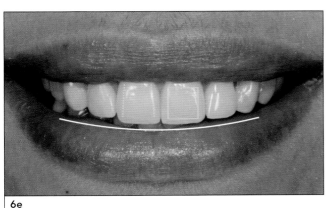

6e

图6a～d　4种不同的病例前后对比。每个病例中患者都非常开心。每一个微笑都是专门为这些不同患者的个人面部感知和个性反应而设计的。如果其中一个微笑不符合患者的个性，那么最终的结果将是失败的。

图6e　每个微笑有多个变量：切缘轮廓（白色）、牙齿形态（黄色）、暴露量（绿色）和牙长轴（红色）。为了创造个性化的微笑，必须精心选择上述线条、线条角度和曲线的组合，并且在患者之间会有显著的差异。Rebel软件的算法根据患者的面部感知和个性，从这些无限可能性中选择理想的参数。

认知心理学、生物学和神经科学等学科已经揭示了面部特征和气质对身份构成的影响，认为它们是不同的元素，在每个人的一生中协同地、不断地相互作用，定义了它们的独特性。为了更好地融入每个牙科患者的个体内容，美学修复必须超越既定的美学规则，必须包括与面部类型和个性相一致的信息。每一个人的面部形态都呈现出独特的特征组合。

通过大量的微笑设计元素（如切缘轮廓、暴露量和牙长轴），以及形态作为子元素（如每颗牙齿的形态细节），有必要建立在牙科科学文献的基础上，它应该由面部类型决定，并且可以在视觉上代表每位患者的独特个性，不局限于他们的个人偏好和表情（图6a～e）。

这些都是标准操作，有可复制性且所有专业人员都可使用，Paolucci等[9]阐述了微笑设计定制的概念，称为"微笑的视觉识别（VIS）"，它是从不同知识基础（如美学和功能性基本原理、艺术视觉语言、面部识别，还有个性类型学）的关联中发展而来的。为了客观地应用这一概念，开发了Rebel软件程序。

开始阶段可视化最终结果

开始治疗之前，有必要直接可视化最终的结果。然后根据结果去设定治疗步骤。这种事先的可视化操作有很多优势[15]。直接诊断饰面是和患者进

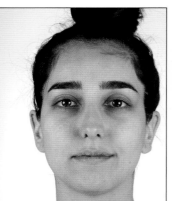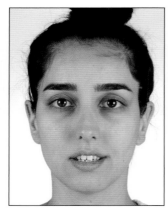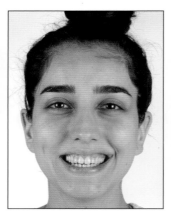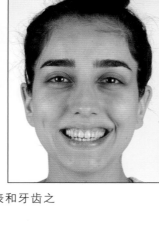

图7 患者对她的微笑感到不满意。她的主诉是外表和牙齿之间的小间隙。她还有狭窄的颊廊。

行沟通的非常好的方式。然而，牙医在使用实体模型时并没有尝试许多不同的设计选项，而是直接地进行设计，牙医需要有个框架进行设计。

Rebel 软件

Rebel软件能够进行面部阅读和个性评估，评估患者的个人偏好，并将这些信息转换成数学语言。通过预先编程的算法，最初创建了一个2D微笑设计。该软件能够自动将这个2D微笑设计转换为3D定制模型。模型生成是由一个定制的3D库生成的，专门为Rebel的简化而开发。每个模型都根据建议的牙齿配置进行个性化设置[16]。

Rebel系统实际上是一个虚拟实验室，它将2D设计转换为3D，并立即创建一个数字化诊断蜡型。2D设计是通过将脸部感知和患者的个性与微笑设计相关联而创建的，通过应用算法来计算切缘轮廓、牙长轴、暴露量的最佳组合，以及从数千种可能性中挑选出单颗牙齿形态的算法。听起来可能很复杂，但这是获得最好的3D数字化诊断蜡型的最简单方法之一。换句话说，Rebel是一个非常复杂的基于人工智能的软件，它为最终用户提供了非常简单的使用方式（牙医和牙科技师）。

案例演示：Rebel工作流程

这个病例中的患者对她的笑容感到不满意。她的主诉是牙齿之间的空隙，其次是她的露龈笑。一个反的微笑线和有点狭窄的颊廊（图7和图8）。

在完成以下3个简单步骤后，所有必要的信息都将传送到Rebel数字化中心：

1. 单颗中切牙诊断饰面的数字扫描。
2. 全脸的照片。
3. 简单的调查问卷。

单颗中切牙诊断饰面和口内数字扫描

单颗中切牙诊断饰面
首先在一颗（或两颗）中切牙上创建一个树脂

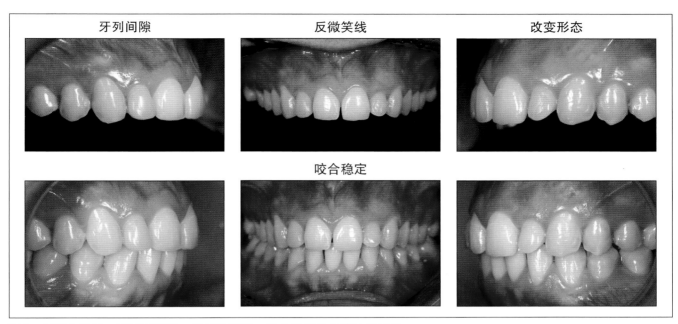

牙列间隙　　　　　反微笑线　　　　　改变形态

咬合稳定

图8　仔细分析后，可以观察到一条反微笑线，其中切牙的长度比尖牙短。

图9　所有美学病例的治疗，应从确定上颌中切牙的切缘位置开始。一颗（或两颗）中切牙的树脂诊断饰面确定了切缘的位置（垂直向）和颊面的位置（颊舌向）。这个简单的诊断饰面是数字3D扫描中切牙树脂诊断饰面连同完整的上颌弓。

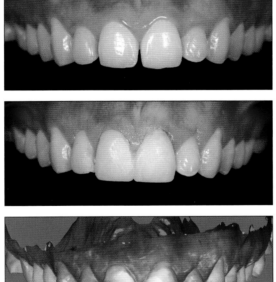

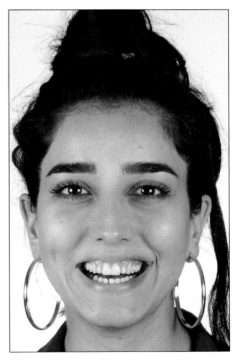

诊断饰面，以确定垂直向切缘位置和颊舌向位置。这和其他任何直接诊断饰面没有区别。然而，Rebel的这个模型的设计不需要常规的细节，这意味着牙医不需要选择牙齿的形状（方圆形、尖圆形、卵圆形等）、牙齿长轴的角度、表面纹理等。Rebel这个

基于人工智能的软件将根据患者的面部感知和个性提供新微笑设计的细节。这将允许任何一个牙医从基础诊断饰面开始着手并获得一个高完成度的诊断蜡型（图9）。

如果牙医不想做诊断饰面，也可确定需要加长的切缘长度和颊面的量（比如，颊侧加厚0.3mm）。（借助牙周探针将牙齿的真实长度与上唇位置联系起来）将这些数据文件发给Rebel软件。

口内数字扫描

一旦完成，中切牙的诊断饰面可以用任何口腔内扫描仪进行数字扫描，以创建STL文件。大多数口腔扫描仪已经自动将3D模型转换为STL文件。如果牙医在诊所中没有口腔扫描仪，可以制作上颌的印模（建议在中切牙上完成诊断饰面后），并将其发送到最近的技工室（任何具有CAD/CAM机器的技工室都将具有数字扫描仪）。牙科技师可以扫描这个印模，上传STL文件到Rebel软件。

全脸的照片流程

该软件需要有5个特定的全脸照片，用于患者的面部识别，并将口腔内3D数字扫描与面部特征联系起来。这5张照片（图10）描述如下。

全脸息止位照

这张照片是软件中自动面部识别的部分，而部分新的Rebel微笑设计将基于患者的这种面部感知。在技术上讲，患者的前额和耳朵必须是可见的，这一点非常重要。如果患者有长头发，需要把脸部露出来。患者的头必须平视前方（不要向右、向左或向上/向下倾斜），眼睛必须与地平线平行，嘴唇分开。软件会自动检查所需的全脸图像，如果不可接受，牙医会收到立即更换的信息。

全脸微笑照

保持患者在同一位置，眼睛睁开，与地平线平行，头部直立。这一次让患者用柔和的微笑来保持嘴唇的分开（如果可能的话，显示上颌切牙的切缘）。

全脸正面12点钟位置照

拍摄这张照片有两种简单的方法，它显示上颌中切牙和牙弓位置与下唇线的关系。第一，也是最简单的选择，就是让患者保持同样的姿势，让他/她在保持笑容的同时，把脸向前弯曲45°。第二，牙医可以让患者仰卧躺在牙科手术椅上，移动到12点钟的位置，保持微笑；然后牙医可以从45°拍摄照片。

全脸拉钩开口照

患者需要握住拉钩，再次确认眼睛平行于地平线，保持头直立，并保持牙齿（上颌和下颌）分离，咬合平面平行于地平线。

全脸拉钩咬合照

重复上述相同的程序；但是，这次应该牙齿咬合。

调查问卷

通过软件中的问卷调查，不到1分钟就可以完成问答，问答将显示患者的性格和人品。因为每个人的气质类型都是由4种主要气质的独特特征和对其精确而实用的评价相结合来定义的，所以有必要使用一份具体的问卷。

通过问答确定最佳牙齿形态。该问卷是根据流行的心理测验进行个人自我评估的。第一个问题是Dellinger的适应性测验[17]，另外3个问题是关于人格特质，这种特质根据Eysenck和Eysenck的理论及问卷调查得出[18]。用计算机算法对问卷进行检查，以确定患者的性格。根据问答的数据，软件算法会自动计算出患者的气质。这种气质是强壮型、活力型、细腻型和冷静型的结合。在这个过程之后，牙医和/或技术人员将完全了解患者的面部感知与个人特征（图11）。

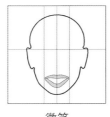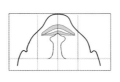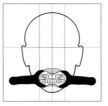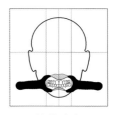

| 息止位 | 微笑 | 12点钟位置 | 拉钩开口 | 拉钩咬合 |

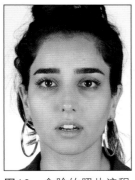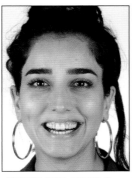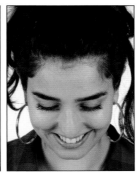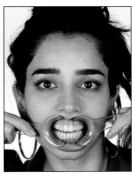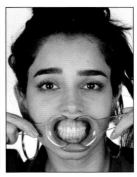

图10 全脸的照片流程。需要拍摄的5张照片：（1）息止位照；（2）微笑照；（3）12点钟位置照；（4）拉钩开口照；（5）拉钩咬合照。

牙医会将这3个重要文件发送给Rebel数字化中心，患者还将被要求描述与临床病例有关的任何特定需求，例如颊廓、表面不规则、表面纹理强度等，或者在需要时选择提供一些可选的特征（图12）。

Rebel 数字化中心

一旦所有这些信息被发送到Rebel数字化中心，软件将立即创建新的Rebel微笑设计，首先将其转换为2D格式和3D设计。在这样做的同时，Rebel软件将决定新的微笑设计的主要元素，如切缘轮廓、暴露量、牙齿长轴和牙弓形态，以及选择理想的牙齿形状与患者的面部感知和个性相协调。

Rebel拥有一个非常庞大的数字牙齿库，由天然牙齿的理想形状和顶级牙科技师的诊断蜡型设计组成。此外，该软件还会选择两种与患者的面部感知和个性相匹配的主要形状（即矩形、尖圆形、卵圆形、方圆形），并根据百分比将所选两种主要形状混合并塑造成理想形状。例如，如果面部和个性的整体感觉是70%活力型和30%细腻型的组合，软件会选择理想的尖圆形和卵圆形，并将根据百分比融合在一起，牙齿的主要轮廓是尖圆形，但也有卵圆形的外观。

一旦该设计被自动放置在患者的数字扫描的原始数据上，就形成一个新的Rebel数字化诊断蜡型的即刻STL文件（图13a、b）。

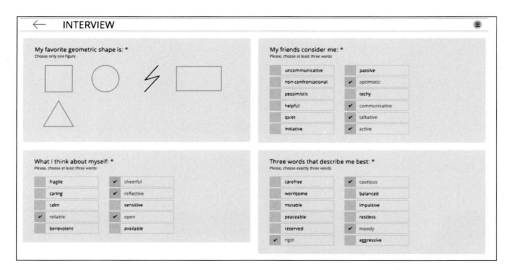

图11 基于问答数据，软件算法自动计算气质，即患者希望被感知的方式。气质是强壮型、活力型、细腻型、冷静型的结合。

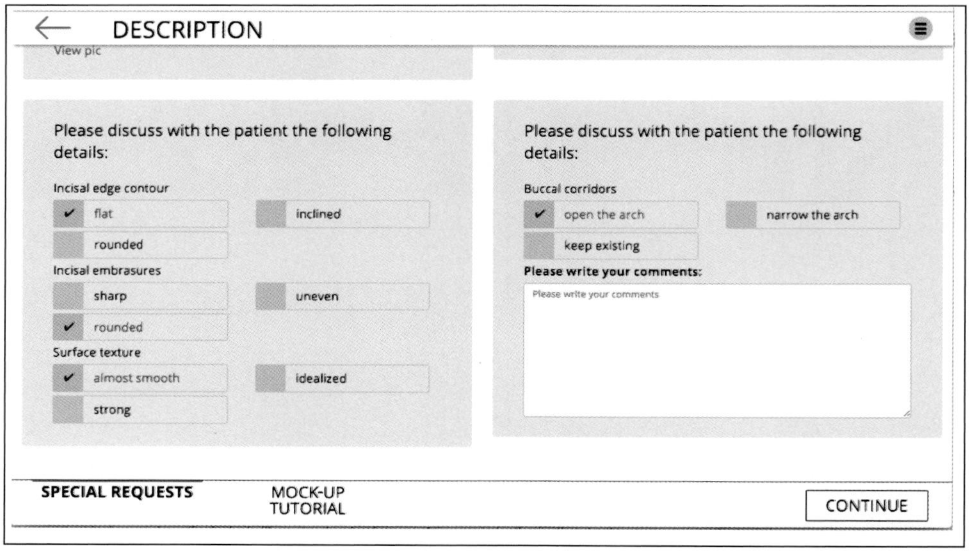

图12 Rebel数字化中心允许牙医提供有关细节的附加信息，例如切外展隙的最终设计、表面纹理和颊廊的预期外观，然后由Rebel软件计算和设计。

图13a 面部识别和个性测试的结果都对应于动态设计。Rebel现在已经准备好将这些读数转换成一个可视化的3D数字化诊断蜡型。

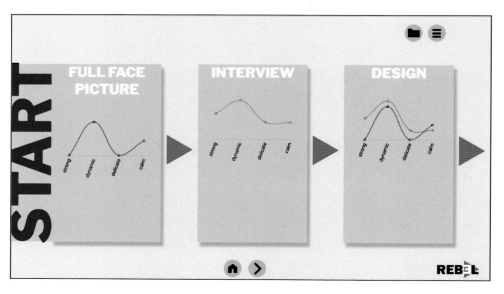

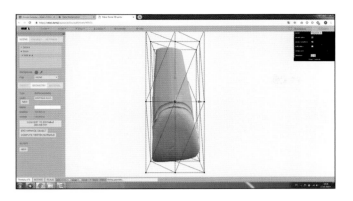
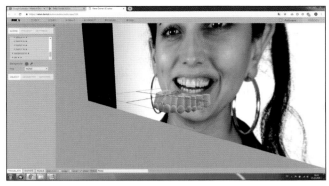
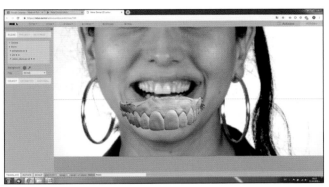
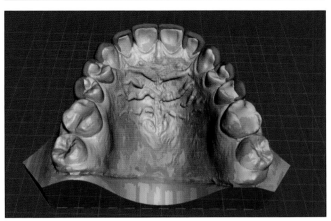

图13b　由于照片中牙齿的唇面大小与口腔中牙齿的实际大小不对应，因此需要使用计算机程序进行微笑设计以辨别这种差异。在微笑设计中忽略这一点可能会导致提供给技工中心的信息出现错误，并导致最终修复的体积和尺寸不匹配。数学模型允许重新计算2D测量的参数，并确定牙齿的真实3D尺寸，为数字化诊断蜡型提供精确的参数。Rebel使用的数字规划软件为牙医和技师提供了最终设计的2D预览，该设计在几秒钟内将患者的面部感知和个性联系起来。然后，Rebel Simplicity软件可以通过一个完整的自动数字工作流程，在15分钟内从其3D库中适应单颗牙齿形态，从而立即重新计算和重新创建个性化的牙齿3D模型。每个模型都是根据所提出的2D牙齿形态生成的。用户可以在浏览器中可视化3D模型，也可以下载模型以供牙科技工室使用。

回到椅旁

　　然后通过电子邮件将STL文件发送给牙医，准备进行3D打印。在STL文件被3D打印后，牙医可以很容易地将这个设计转移到患者的口腔中，方法是在数字化诊断蜡型制备硅橡胶阴模。这种硅橡胶阴模越硬，转移就越精确，复制所有细节（如提供理想牙齿形态的线角、表面纹理等）。更重要的是，

消除牙龈组织上出现的凌乱的多余物质（图14）。

　　这种转移应该立即完成，这样牙医可以在开始牙齿准备之前，按照美学预评估临时修复（APT）对新设计进行评估，或者作为最后的诊断饰面。通过这种方式，不仅可以实现理想的3D微笑设计，而且还可以为牙医和患者之间重要的3D交流提供机会。最终的美学设计可以在这个时候被验证（图15a～c）。

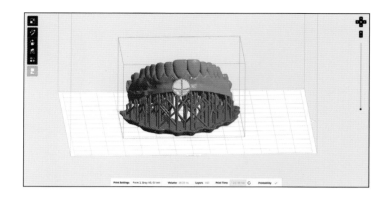

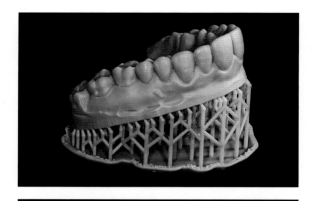

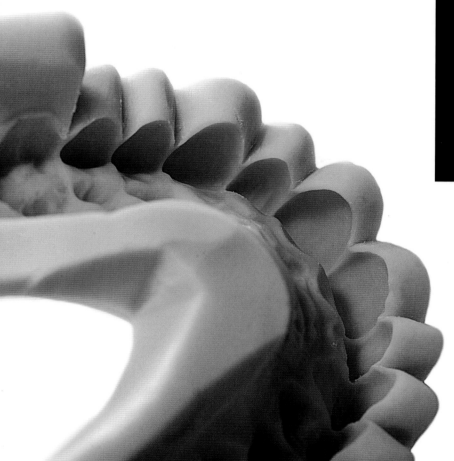

图14　收到技工室电邮回来的STL文件后，牙医可以使用3D打印机（Form 2，Formlabs）将其打印出来。得到3D打印的模型后，牙医可以在该数字化诊断蜡型上制作硅橡胶模型，选用临时冠材料（如Luxatemp，DMG）很容易地转移到患者口内。

Rebel的另一个特点是它以一种不一样的方式设计微笑。这意味着，如果一些原始牙齿位置不在最终的微笑设计牙弓位置里面，例如旋转的或唇面突出的牙齿，则不管这些牙齿的位置如何，都将创建一个设计。这将创造两大优势。首先，牙医将能够在不打磨（美学预打磨）原始牙齿的突出部分的情况下，在患者口腔内放置硅橡胶印模，在患者口腔内创建APT。其次是它将允许牙医和患者意识到，如果要实现最终微笑，则必须要通过治疗来改变原始的状态。这是一个很好的信息共享工具，为双方提供了沟通治疗计划的平台。牙医现在直观地与患者讨论正畸治疗的必要性，以便更好地用微创的方法将这些牙齿位置微调，而不需要大量调磨落在牙弓以外的牙齿。

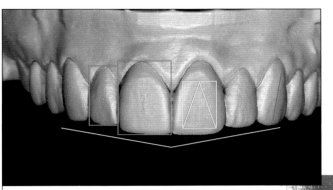

15a

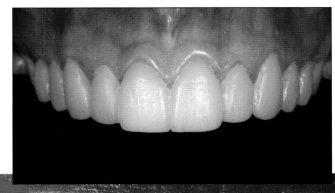

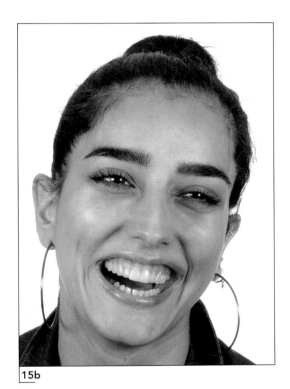

15b

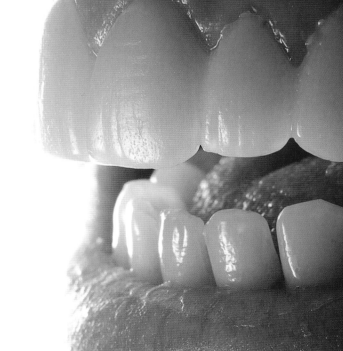

15c

图15a　显示了这种个性化微笑设计中如何使用的斜线、线角和三角形和梯形，突出了患者的活力型特性。牙齿形态选择是以尖圆形为主体结构，用方圆形稍作修改。中切牙的暴露量很大，有一个三角形切缘轮廓，其次是长轴稍微倾斜的尖牙。

图15b、c　为美学预评估临时修复（APT）或最终间接诊断饰面，由Rebel 100%数字化设计，作为患者口腔内的3D数字化诊断蜡型。它现在反映了她的个性和面部感知的活力型气质。

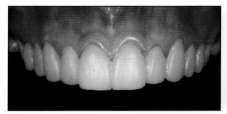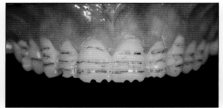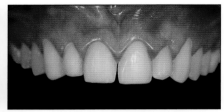

图16a~c　在确认了APT的美学结果（从Rebel 3D数字化诊断蜡型）后，牙医可以开始在APT基础上预备牙齿。

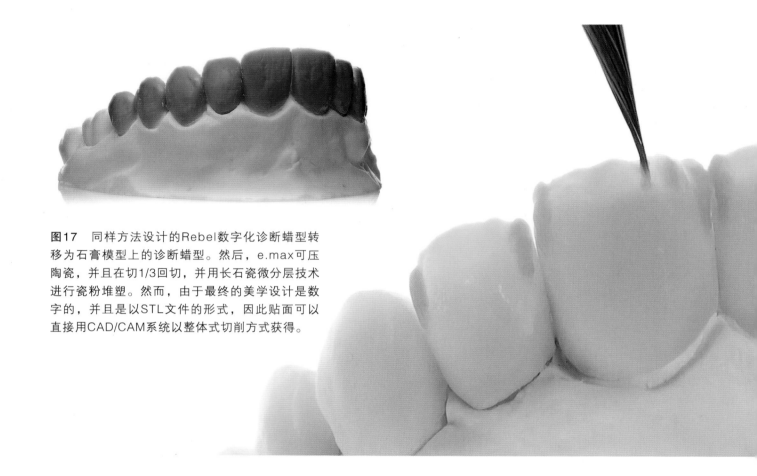

图17　同样方法设计的Rebel数字化诊断蜡型转移为石膏模型上的诊断蜡型。然后，e.max可压陶瓷，并且在切1/3回切，并用长石瓷微分层技术进行瓷粉堆塑。然而，由于最终的美学设计是数字的，并且是以STL文件的形式，因此贴面可以直接用CAD/CAM系统以整体式切削方式获得。

APT上的牙体预备

一旦最终设计得到牙医和患者的认可，牙医可以开始通过APT预备牙齿（图16a~c）[19]。

APT，是一个非常具体的参考，不仅将允许最大程度的瓷粉空间，而且能让牙科实现微创的牙体预备。釉质预备的成功率可提高到98.8%，相对的大量预备后牙本质暴露或造成牙根面暴露而使成功

率降低至68%。

病例完成

最终的瓷贴面可以通过传统或数字化方式进行制作。按照传统方法，技工室可以使用可压陶瓷或长石瓷生产这些贴面。在本病例中，选择的材料是e.max可压陶瓷，切1/3回切，并使用微分层技术堆

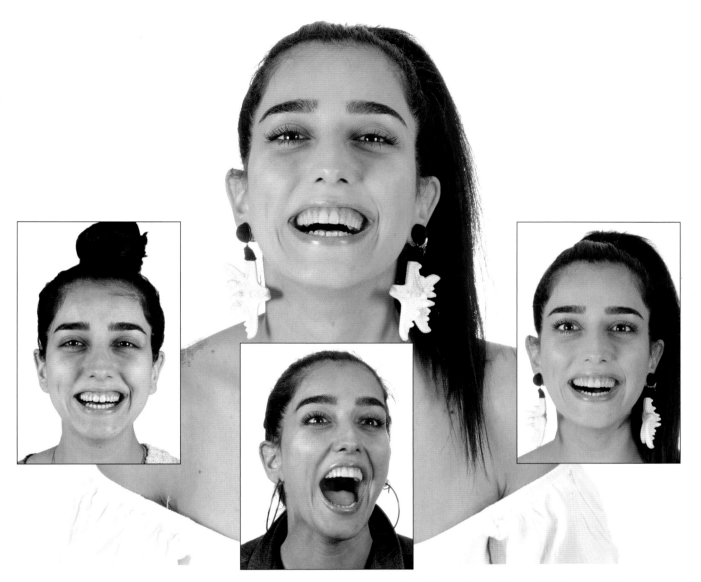

图18 最终效果：戴入e.max全瓷贴面后。患者对于新的微笑设计极其满意，她是这样说的，她觉得已经自然到她仿佛已这么微笑好几年了。小照片，从左到右：治疗前，APT，最终贴面。

塑长石瓷（图17）。

结论

美是这个宇宙的基础。对美的追求比单纯基于美学总结的原则更复杂、更深刻。它的应用对患者的生活有着积极、深入和无形的影响，这应该是牙

科美学的目标。和谐的原则是美学与美的联系。它是美学原则与感觉、情感、意义相契合，从而与整体相协调的结果。

在微笑设计中，将美学的基本规则与患者面部分析和个性结合起来，创造出更加自然和个性化的微笑（图18）。然而，在牙科治疗中，由于缺乏一种客观的方法来评估人格并将其纳入微笑设计，所以这一点受到了限制。使用Rebel软件，临床医生

可以通过结合现代数字化技术和经典的处理原则，以简单、实用、个性化的方式达到可预见的美学效果，并且影响患者的情绪、个性、行为和自信。与以往牙医凭空设计不同，Rebel做出的微笑设计中提供了各种细节，并且为后面的细微调整提供了可能。

笔者的临床经验表明，患者的接受率和成功率在85%～90%，但是，如果由于任何原因，主观结果不能满足患者的要求，牙医总是可以根据患者的需要对设计的APT进行细微的修改。

参考文献

[1] Davis LG, Ashworth PD, Springs LS. Psychological effects of aesthetic dental treatment. J Dent 1998;26:547–554.

[2] Rhodes G. The evolutionary psychology of facial beauty. Annu Rev Psychol 2006;57:199–226.

[3] LeDoux J. The Emotional Brain: The Mysterious Underpinnings of Emotional Life. New York: Simon and Schuster, 1998.

[4] McCrae RR, Costa PT Jr. Personality and Individual Differences, vol 36. United Kingdom: Elsevier, 2004:587–596.

[5] Hajtó J. A Beleza Natural dos Dentes Anteriores. São Paulo: Santos, 2008.

[6] Paolucci B. Visagismo e odontologia. In: Hallawell P (ed). Visagismo Integrado: Identidade, Estilo, Beleza. São Paulo: Senac, 2009:243–250.

[7] Baumgarten AG. Aesthetica (c.1750). Paris: L'herne, 1989.

[8] Paolucci B, Calamita M, Coachman C, Gürel G, Schayder A, Hallawell P. Visagism: The art of dental composition. Quintessence Dent Technol 2012;35:187–200.

[9] Paolucci B, Gürel G, Coachman C, et al. Visagismo: A Arte de Personalizar o Desenho do Sorriso. São Paulo: Vm Cultural, 2011.

[10] Hallawell P. Visagismo: Harmonia e Estética. São Paulo: Senac, 2003.

[11] Hallawell P. Visagismo Integrado: Identidade, Estilo e Beleza. São Paulo: Senac, 2009.

[12] Jung CG. Man and His Symbols. New York: Dell, 1968.

[13] Willis J, Todorov A. First impressions: Making up your mind after 100-ms exposure to a face. Psychol Sci 2006;17:592–598.

[14] Arnheim R. Visual Thinking. Oakland, CA: University of California Press, 1969.

[15] Gürel G, Morimoto S, Calamita MA, Coachman C, Sesma N. Clinical performance of porcelain laminate veneers: Outcomes of the aesthetic pre-evaluative temporary (APT) technique. Int J Periodontics Restorative Dent 2012;32:625–635.

[16] Yankov B, Iliev G, Filtchev D, et al. Software Application for Smile Design Automation Using the Visagism Theory. Proceedings of the 17th International Conference on Computer Systems and Technologies, CompSysTech'16, June 23–24, Palermo, Italy. ACM International Conference Proceeding Series, vol. 1164. New York: ACM Inc, 2016:237–244.

[17] Dellinger S. Communicating Beyond Our Differences: Introducing the Psycho-Geometrics® System. Tampa, FL: Prentice-Hall/Jade Ink, 1989/1996.

[18] Eysenck H, Eysenck S. Manual of the Eysenck Personality Questionnaire. London: Hodder and Stoughton, 1975.

[19] Gürel G. The Science and Art of Porcelain Laminate Veneers. London: Quintessence, 2003.

[20] Gürel G, Sesma N, Calamita MA, Coachman C, Morimoto S. Influence of enamel preservation on failure rates of porcelain laminate veneers. Int J Periodontics Restorative Dent 2013;33:31–39.

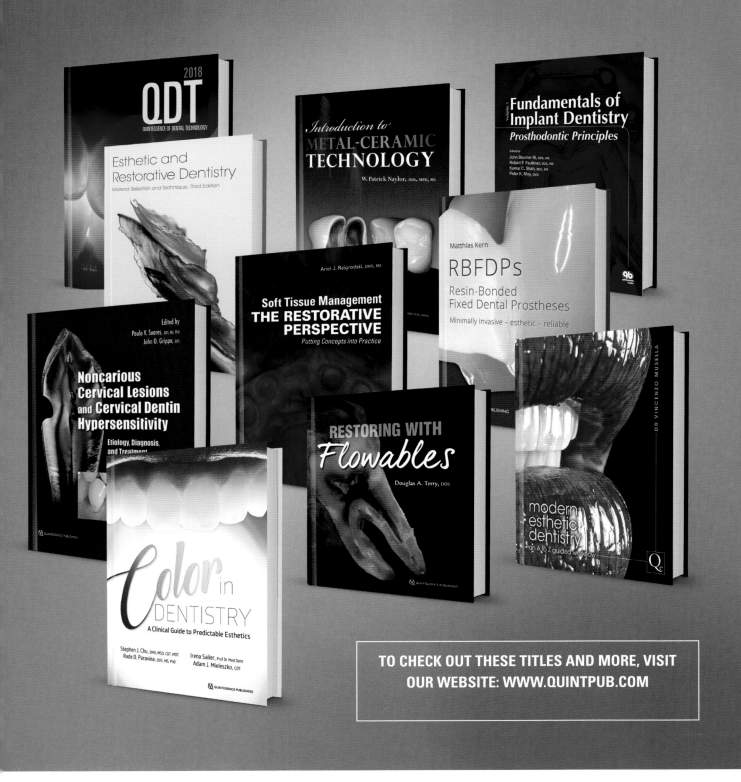
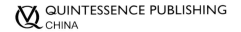

生物材料最新进展
BIOMATERIALS UPDATE

Josef Schweiger, CDT, MSc[1]
Johannes Trimpl, CDT[2]
Clemens Schwerin, MDT[3]
Jan-Frederik Güth, PD Dr Med Dent[4]
Daniel Edelhoff, Prof Dr Med Dent, CDT[5]

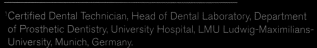

[1]Certified Dental Technician, Head of Dental Laboratory, Department of Prosthetic Dentistry, University Hospital, LMU Ludwig-Maximilians-University, Munich, Germany.

[2]Certified Dental Technician, Department of Prosthetic Dentistry, University Hospital, LMU Ludwig-Maximilians-University, Munich, Germany.

[3]Master Dental Technician, Department of Prosthetic Dentistry, University Hospital, LMU Ludwig-Maximilians-University, Munich, Germany.

[4]Associate Professor, Department of Prosthetic Dentistry, University Hospital, LMU Ludwig-Maximilians-University, Munich, Germany.

[5]Director and Chair, Department of Prosthetic Dentistry, University Hospital, LMU Ludwig-Maximilians-University, Munich, Germany.

Correspondence to: Josef Schweiger, Department of Prosthetic Dentistry, University Hospital, LMU Ludwig-Maximilians-University, Goethestr. 70, D-80336 Munich, Germany.
Email: Josef.Schweiger@med.uni-muenchen.de

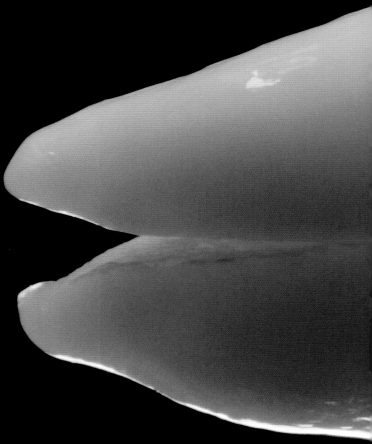

增材制造：基于材料选择的牙科应用

Additive Manufacturing: Applications in Dentistry Based on Materials Selection

今天，"3D打印"被广泛认为是所有增材制造工艺的同义词。但是，专家们认为这个名称被误用了，因为3D打印是指更大范畴的增材制造中的某种特定技术[1]。实际上，如果仔细考虑3D打印，很明显它只涵盖了增材工艺中的一小部分[2-3]。

在德国工程师协会发布的VDI（Verein Deutscher Ingenieure）指导3404文件，或者在ISO/DIN 17296文件中可以找到明确的分类。基于上述标准，不同的增材工艺可以分为两大类：①粘接工艺；②沉积工艺。

粘接工艺是指先铺设一层完整的材料（液体、粉末或固体），然后根据物体的外形轮廓充分固化。这点适用于：

· 立体光固化和直接光加工。
· 选区激光熔化，直接金属激光烧结。
· 间接3D打印（粘接喷射）。
· 分层物体制造。

沉积工艺是指通过喷嘴或打印头连续地或者以液滴形式输送材料，然后逐线或逐点地一层层沉积。这包括：

· 熔化沉积成型。
· 直接3D打印。
· 3D挤压粘接。
· Polyjet技术，是指使用打印头沉积光敏树脂液滴。

不是所有以上提到的技术都适用于牙科应用。目前应用在牙科领域的技术包括立体光固化、直接光加工、Polyjet技术和激光烧结。

3D打印的历史

实际上，3D打印不是一个新概念了。第一台工业增材制造设备在20世纪80年代投入市场。Charles Hull（3D系统公司创始人）、S. Scott Crump（Stratasys公司创始人）、Hans J. Langer和Hans Steinbichler（EOS公司联合创始人）可以称得上是3D打印的先驱。第一个快速原型（RP）的专利由Charles Hull在1984年申请[4]。

从此这项技术得到了难以置信的高速发展，更多的终端产品被制造出来。由于所谓的熔化沉积成型技术[5]专利保护在2009年到期，3D打印机也开始涌入消费品市场。最终这种发展趋势也全力进入到了牙科领域。

目前增材制造在牙科已经应用超过20年。首先采用增材制造的是种植导板，由Materialise公司在20世纪90年代通过光固化技术制造出来。同样，Align Technology公司也采用光固化技术来制作模型，然后通过热成型生产称为Aligners的正畸装置。在2002年11月，BEGO公司首先使用了激光烧结设备制造非贵金属基托，这在那时候可谓轰动一时。

3D打印——期望、技术成熟度曲线和生产力

大家对增材制造技术的期望值很高。因此认为增材制造具有巨大的市场潜力。Gartner技术成熟度曲线（图1）[6]提供了目前技术进步和发展趋势的图形化说明，显示出某种特定技术（如3D打印）在一定时期内的公众关注水平。

技术成熟度曲线分为4个阶段，首先是"技术萌芽"阶段。其后紧接着是公共关注度的显著提升，最终达到最高值"期望膨胀顶点"。如果在这个点有更多的期望出现，将变得不切实际。接着是"泡沫破裂"阶段和"稳步爬升"阶段，这段时期内公众关注度下降但是技术被进一步开发。在"生产高峰"阶段，技术得到认可并被广泛采用。每种3D打印技术也服从技术成熟度曲线的模型。

传统制造工艺例如铸造，或者是3D打印工艺这

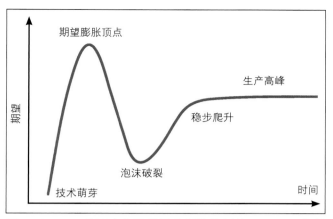

图1 Gartner公司（位于美国康涅狄格州的Stamford）技术成熟度曲线。

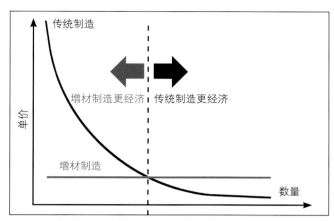

图2 3D打印用于小批量产品生产时的商业优势。

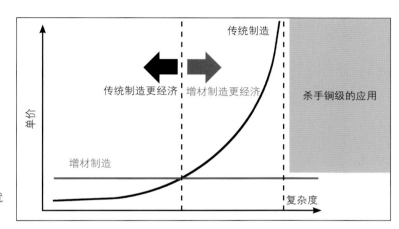

图3 零件越复杂，增材制造生产就越有效。

些用来制造产品的方法，主要依赖于产品的数量和复杂程度（图2）。所生产产品的牙位跨度越少，增材制造预期的收益越大。在牙科领域，增材制造似乎更多关注于单个口腔修复体的批量生产。口腔修复体的复杂程度也是另外一个考虑的方面。产品的复杂程度越高，3D打印越有效（图3）。另外，有些零件只能用增材技术制造出来，例如曲线形内孔。这种现象被定义为"杀手铜级的应用"。

牙科技工室里的增材制造

上面描述的技术不是所有都可以用在牙科技工

室。在下面的文章中，笔者描述了3D打印的适用范围及其潜在的应用，这些应用在牙科被认为是合适并且是商业可行的，或者具有显著的应用开发潜力。这些优势与其说是来源于技术本身，不如说是依赖于采用的材料类型——金属、树脂或陶瓷。

增材制造和金属

金属增材制造在2002年成功应用于牙科。德国BEGO公司拥有专利的牙科激光烧结技术来加工非贵金属合金材料，这在当时被认为是革命性的。

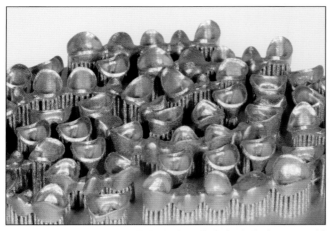

图4 在以往15年中，激光烧结工艺在制造非贵金属冠桥方面得到根深蒂固的应用。

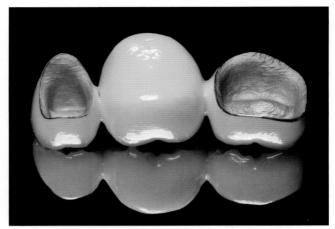

图5 激光烧结的修复体在牙冠内部和边缘有些微缺陷，这是由于沿Z轴生产的工艺引起的。

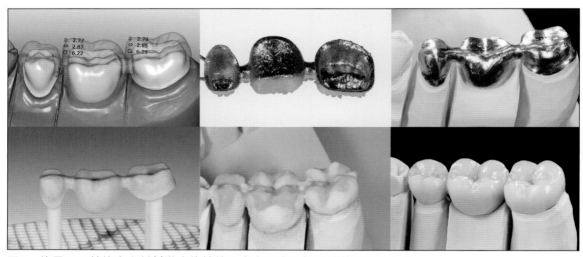

图6 使用EOS钴铬合金材料激光烧结的义齿由于表面粗糙使其更容易上瓷。

激光烧结非贵金属牙冠和牙桥

从那开始，激光烧结技术被一致采用作为生产钴铬合金（CoCr）单冠、固定修复体和基底的制造方法。通过所谓"后处理"工艺的优化，目前可以生产出无应力且完美密合的长钴铬合金支架。由于大量生产单元可以放置在一个基板上同时制造，每个单元的生产时间可以缩减到区区几分钟（图4）。因此，这种工艺是极其经济有效的，在制造非贵金

属固定修复体方面得到根深蒂固的应用。

在接下来的步骤中，对整个基板进行热处理，目的是为了消除内应力。这一步在多数生产中心是自动化完成的，但是，支撑结构仍需要手工去除。

激光烧结的非贵金属冠桥基底在物理和机械性能上与铸造修复体相当。比起铸造或切削加工的修复体，激光烧结的产品具有更粗糙的表面；当激光烧结的冠桥产品使用经典的工艺上瓷时，粗糙的表面或许更有利于其结合性能。激光烧结的修复体在

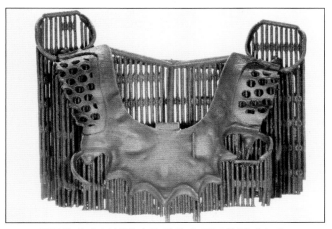

图7 用钴铬合金材料激光烧结的金属可摘活动义齿。

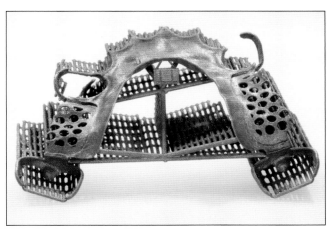

图8 "聪明"的支撑结构。

牙冠内部和边缘上呈现出台阶状，主要是由于制造工艺本身是沿着Z轴进行的（图5）。虽然这种"Z线条"是肉眼可见的，但是激光烧结的牙冠密合性是临床上可以接受的[7]。不同的研究表明，激光烧结钴铬合金牙冠比铸造的钴铬合金牙冠具有更好的边缘密合性[8-10]。而且，由于激光烧结金属基底表面粗糙，在饰面上遮色瓷的时候有更好的润湿性（图6）。

激光烧结可摘局部义齿

除了可以制造固定修复义齿，有些加工中心也直接用激光烧结技术生产可摘局部义齿。由于厂家提供了带有可摘局部义齿模块的CAD设计软件，支架的需求与日俱增。利用激光烧结技术生产可摘局部义齿（图7）比起利用蜡或树脂材料间接3D打印更行之有效，因为间接3D打印仍需要制作替代体（包埋、铸造和脱模）。尽管如此，激光烧结工艺仍存在一些问题，需要在这里指出来：

· **智能支撑结构**。需要重视支撑结构的最优位置（图8），用以防止组织面和口腔面的显著形状变形。上颌腭板口腔面对腭皱襞形态的模仿和组织面的贴合需要很好地保持下来，支撑结构也不应放置在卡环的内表面，因为会导致较差的配合精度。

· **无应力支架结构**。在制造工艺的最后，整体结构（完成品+支撑结构+基板）必须进行去应力热处理以保证支架结构内部无应力。在1000℃持续30分钟[11]。目的是去除最终产品中存在的残余应力。

· **均匀一致的结构性能和高度的机械稳定性**。支架的均匀一致性会影响产品长期的机械性能和修复体的使用寿命。慕尼黑Ludwig Maximilians大学口腔学院口腔修复系的最初研究结果表明，激光烧结的卡环比铸造卡环有更少的结构缺陷（所有孔洞/缩孔的尺寸总和）（图9a、b）[12]。这意味着从机械强度的角度来看，激光烧结的卡环有更长期的使用优势。

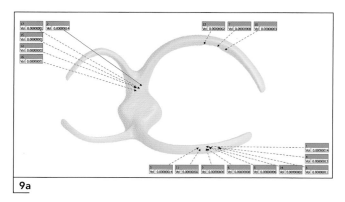
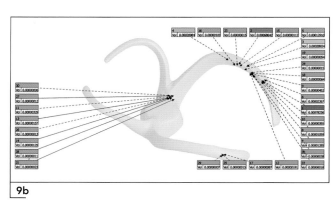

9a

9b

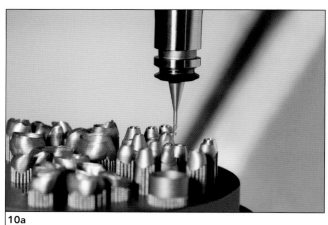
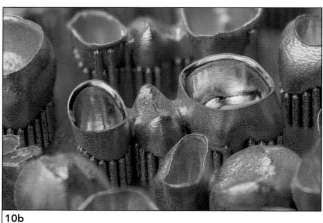

10a

10b

图9a、b　（a）激光烧结卡环比（b）铸造卡环具有更少的缺陷。

图10a、b　混合制造工艺的新应用：激光烧结和数控机床加工工艺的结合使生产非贵金属的高品质牙科假体（为自然牙或更有可能用于种植）成为可能（照片来自德国慕尼黑EOS公司和Datron公司）。

混合制造

增材制造和减材制造（数控机床切削加工）的混合制造在未来更有前景，主要体现在经济有效的生产非贵金属修复体，以及有效生产出高配合精度的产品上，比如配合用在种植体上。混合制造希望能够提供解决方案，特别是应用在种植修复领域中（图10a、b）。专注在激光烧结、数控机床切削加工和计算机辅助制造编程领域的供应商开发出各自的解决方案，包括德国公司EOS、Concept Laser、Datron、GF Machining Solution和FollowMe Technology。

增材制造和树脂

对于树脂材料的零件有各种3D打印技术。牙科主要使用的是光固化技术（SLA），这包括使用激光的光固化和所谓的数字光加工（DLP）。在这两种工艺中都是通过利用光的能量，将物体在光敏树脂液缸中固化。直接3D打印也是应用在牙科的工艺之一，多材料3D打印机（Stratasys）有它显著的特

图11　Formlabs公司的3D打印机Form 2价格实惠，可提供3D打印技术的解决方案。

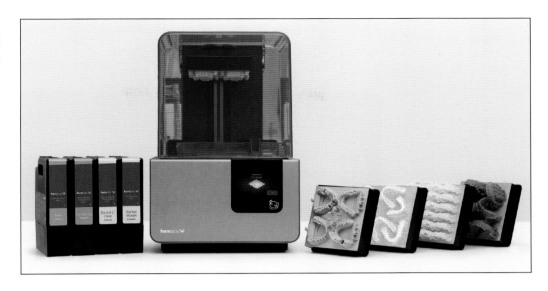

点——能同时打印多种颜色和具有不同性能的多种材料。

挤压成型的增材制造（FDM，热熔沉积成型；FFF，热熔丝制造）现阶段尚不能应用在牙科市场中。下面描述的各种技术从技术和经济角度上看更适合在牙科的应用。

激光光固化

利用激光固化液体的光固化系统是市场上出现最早的3D打印设备。Charles Hull在20世纪80年代申请了第一台光固化打印机的专利。第一台设备体积庞大而且昂贵。如今，最新一代光固化打印机已经更经济适用。Formlabs公司在两年前发布了一种牙科3D打印机（图11），这种物美价廉的设备开始涌入3D打印市场，尽管其制造零件所需时间仍然要比数字光加工（DLP）更长。

临床应用：SLA技术数字化制造诊断饰面

图12～图19显示的案例开始是在扫描的颌骨上进行的数字化诊断蜡型，就是说数字化流程起始于治疗计划的制订（图12）。要将数字化诊断设计转化为诊断饰面代型，只有在由扫描数据生成的实际模型上才能实现，最好是3D打印生成。大量的数据可以集成到数字化流程中，包括病患的影像、功能和运动、殆面、中线、鼻宽度以及笑线。载入到CAD软件里面的影像会给经验丰富的牙科技师提供重要的参考信息。然而，这种数据通常只是2D信息（图13），而设计口腔修复体需要的是3D信息。这些可以通过3D人脸扫描而获得。所有数字化信息编译在一起，然后相应地放置在正确的3D空间中。扫描软件ZZ.Scan（Zirkonzahn）可以完成这些工作。

下一步是进行数字化设计过程。由数字化设备产生的所有数据和其他信息适当地输入到CAD软件（Modelier，Zirkonzahn）中。丰富的信息可以为数字化设计带来显著优势。在牙齿数据库和人脸扫描（图14）的帮助下可以有效地完成重建工作，并且进行美学设计，由于集成了数字殆架还可以考虑其功能性。但是需要注意的是，数字化诊断蜡型还是需要传统蜡型的知识和技术。数字化诊断蜡型更应该看作是一种可以显著提高效率、可预期性和提

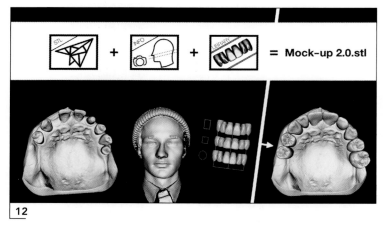

12

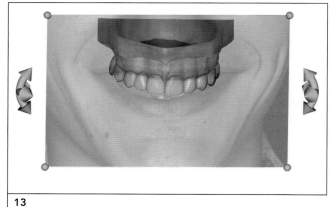

13

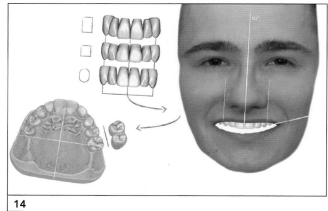

14

图12　在数字化流程中可以整合大量信息到CAD的设计中。

图13　将头像照片输入CAD软件中，这样可以给牙科技师提供2D病患信息。

图14　在牙齿数据库和人脸扫描的帮助下，可以有效地完成美学重建工作。由于集成了虚拟数字殆架还可以考虑其功能性。

供更多选择的工具。举例来说，如果将最终完成的数字化设计进行复制，可以很容易地通过选择不同形态的前牙牙齿，达到实现不同的美学效果。

最终的诊断饰面以STL格式存储并输入到PreForm CAM软件（Formlabs）中。在基板上完成摆放打印件的操作后，选择材料属性和分辨率，然后计算激光的3D扫描路径。打印过程是通过网络连接实现的。在打印结束时，利用铲刀小心地将3D打印的诊断饰面从打印平台上取下来，然后放置于酒精中去除多余的树脂残留，随后根据生产厂家的指导说明书进行最终光固化处理。

光固化技术（SLA）的独特特点是具有水平方向上的条纹，这主要是由Z轴（Z线）方向生产工艺和激光扫描路径导致的。这些结构出现在打印件的前端区域，就像出现在天然牙牙釉质上的生长线（Retzius条纹或釉面横纹）一样（图15、图16）。

实际的诊断饰面可以通过以下步骤进行：①将数字化设计信息转移至热成型的聚酯基板上，厚度为0.5mm（Duran，Scheu Dental）（图17）并填满牙色临时树脂（Luxatemp，DMG；Protemp 4，3M ESPE）（图18），然后放置在预先用凡士林润滑的牙上（图19）；②使用硅橡胶在打印模型上制作模板，然后填满牙色临时修复体树脂来制作。

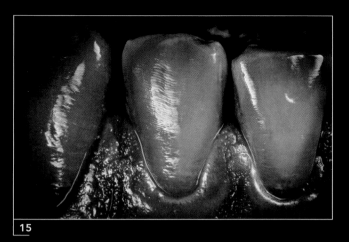

15

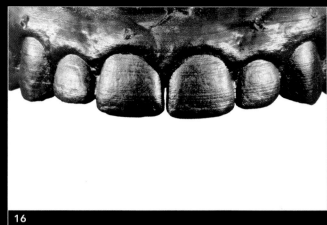

16

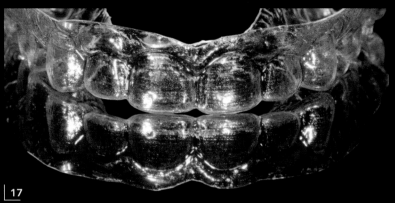

17

图15 出现在天然牙牙釉质表面上的水平生长线叫作釉面横纹或Retzius条纹。

图16 使用光固化技术（SLA）出现的水平线与Retzius条纹相似，如Formlabs的Form 2打印机，这是由于激光光束在分层制造过程中导致的。

图17 热成型0.5mm厚的诊断饰面上有肉眼可见的横线。

图18 在诊断饰面上填充临时树脂（Luxatemp，DMG）。

图19 病患口中最终的诊断饰面。

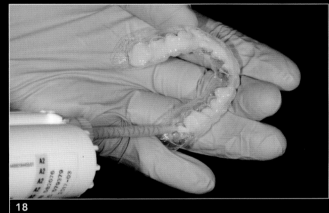

18

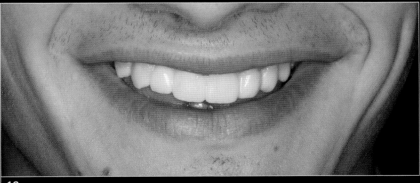

19

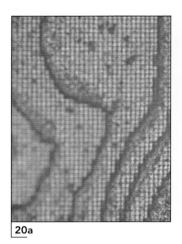
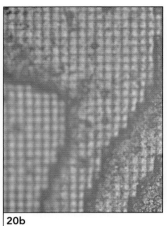
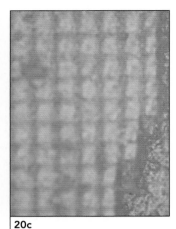

20a

20b

20c

图20a～c 数字光加工（DLP）过程中的光学图形（a）由大量细小方形镜面（边长为16μm）通过光学镜头直接投射在打印平台上（b），使得光敏材料在曝光区固化（c）。在显微镜下可以观察到在打印零件上出现的方形图案。

数字光加工

除了光固化技术（SLA）以外，数字光加工（DLP）技术也是在牙科技工室应用的增材制造工艺之一。DLP打印机和SLA打印机在设计上非常类似，主要区别在于使用的光源。在SLA打印机中光敏树脂材料在激光光束的照射下固化；而DLP打印机是采用投影技术（由Texas Instruments公司发明），利用短波长光在数字微光镜（DMD）上实现。DMD芯片是数字光加工（DLP）技术的核心，它由几组方形微观光镜组成，边长只有约16μm并可以移动。光线通过透镜直接照射在打印平台上，而打印平台浸在充满光敏树脂材料的透明液缸中（光敏材料缸）；或者光线照射在散射平面上（吸收器），可以倾斜在芯片表面的单个微光镜来实现。微光镜的运动由静电吸引力来驱动。光学图案通过光学透镜投射在打印平台上，光敏树脂材料在曝光区得以固化（图20a～c）。打印平台在每次曝光后沿Z轴运动，使得新一层的材料在下次投射图案之前流经打印完成的物体。因此，利用DLP技术生产的时间几乎可以跟实际打印的零件毫不相关，而零件沿Z轴上的尺寸实际上是最有决定性的影响因素。

DLP打印机的分辨率

每个微光镜对应1个像素。数字微光镜（DMD）只有有限的微光镜数量。打印平台尺寸越大，XY轴上的边长越大，这会导致分辨率和精准度的降低。由此，目前有3种方法来扩展打印平台：

1. **4K分辨率的DMD**。常规的DMD芯片的分辨率为1920×1080像素。4K的DMD芯片，例如D90 II UV型号（Rapid Shape）有2560×1600像素。目前主要的缺点在于高成本。

2. **可移动的DLP（W2P Engineering）**。曝光范围可以扩展到更大的区域，这要归功于可移动的DLP投影，它通过透镜在液缸下面进行扫描。可移动DLP的一个优点是在最终零件上避免出现连接线，并且在打印平台的所有区域内都是全分辨率加工，这样就确保充分利用了设备的全部加工空间。

3. **高清解析度的双同步DLP投影**。由于使用两个光源，这种方法在打印平台上会出现连接线。如果物体放置在投影的重叠区域将不能被打印出来（例如Rapid Shape D40）。

打印工艺的优化

DLP打印机在打印过程中采用不同的技术将打印的物体从液缸中分离出来，这发生在打印平台沿着Z轴提升时每次曝光之后。主要有3个不同的技术：

1. **固定时间**。打印平台的提升依据每次曝光后

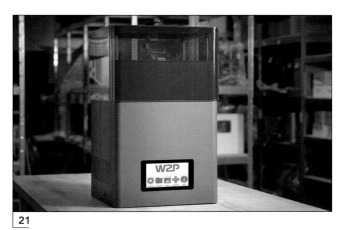

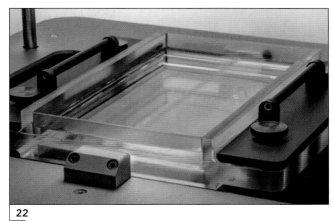

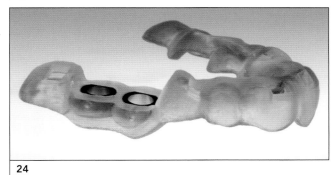

图21　数字光加工（DLP）打印机：W2P公司的Berry。

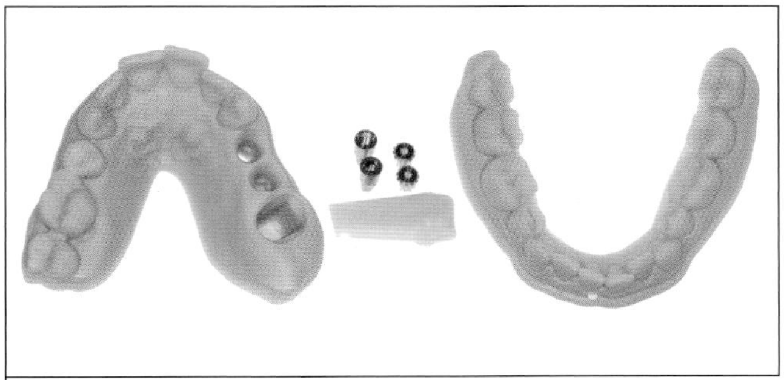

图22　Berry打印机的专利技术VAT偏差反馈系统提供更好的控制。

图23　主工作模型、分体式模型和种植牙模是DLP打印机的主要应用。

图24　种植导板也是3D打印机另外一种有意思的应用。

特定时间内的距离。距离/时间的比值在打印过程中保持恒定，甚至在需要较少支撑粘连（如支撑结构）而快速取走物体的时候也是如此。

2. 力反馈技术（Rapid Shape）。传感器监控着分离过程中的力值，距离/时间的比值通过智能控制机制来优化，从而实现最快的生产速度。例如在Rapid Shape D30 II系统中所谓的力反馈系统就是这种应用。

3. 液缸偏差反馈系统（VDFS，W2P）（图21和图22）。受专利保护的液缸偏差反馈系统利用了额外的传感器加速打印过程。另外，

材料托盘可以变形（FlexVat），从而减少了提取的力量，这样既加快了打印速度又提升的品质。

DLP打印机在牙科的应用

基于口扫数据的牙模制造。由于DLP打印机的高效率和高精度，其主要的一个应用是生产主工作模型或分体式模型。在牙科种植领域使用增材制造工艺生产牙模也是如此（图23）。牙科技工室的替代体要精准地与打印模型配合在一起，其配合性最终会影响到修复体邻接与咬合，这一点至关重要。

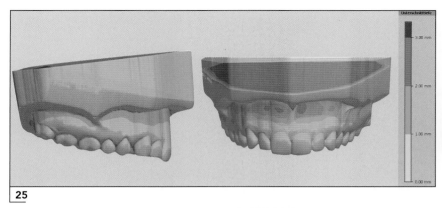
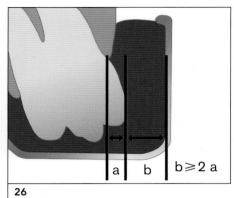

25

26

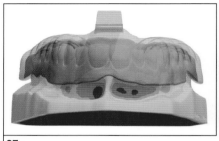
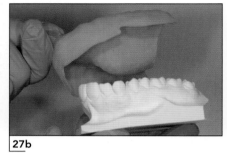
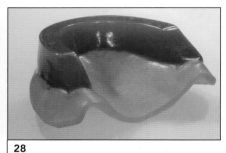

27a

27b

28

图25　基于CAD程序可以高精度地计算制作个性化托盘时填倒凹的区域大小。

图26　正确刻画的区域可以避免印模的永久变形（图片来自Abformkompendium 3M Health Care Academy, 2016）。

图27a、b　最终的个性化托盘和使用DLP生产制造的产品。

图28　3D打印生产制造的殆堤。

种植用的种植导板（图24）。目前软件的技术进步可以使医学数字影像和通信标准文件（DICOM）与来自技工室或口扫设备产生的表面网格数据（STL）相互配准。这就允许从解剖学和修复学角度设计理想的种植位置。设计位置最终在打印的种植导板上实现，种植导板在手术过程中戴入患者口内。DLP打印技术因为打印过程速度快并且生产成本低等优势而得以应用。不像减材制造工艺，用于增材制造的3D结构设计不受任何限制。

个性化牙科印模托盘。由于物体可以快速制造出来，很多人对用DLP打印技术来生产个性化牙科印模托盘更感兴趣。市场上可以获得的CAD软件可提供个性化牙科印模托盘的设计方案，在几步操作后就可以设计出最佳配合的产品。特别是在执行虚拟填倒凹的时候可以节省大量时间。而且，可以更加精确地确认填倒凹的范围（图25）。这对处理倒凹的情况尤为重要，如果印模材料没有合适的厚度就会导致印模的永久变形，产品就不准确了（图26和图27）[13]。

使用3Shape个性化印模软件来设计单个个性化印模托盘分为3个步骤：

1. **就位道和填倒凹**。就位方向和填倒凹的角度在这一步确定下来。填倒凹的结果之后仍然可以使用3D工具编辑。

2. **托盘设计**。这一步确定轮廓线和材料设定，例如基底厚度和印模材料的空间大小。

3. **最终完成**。所说的附件可以在这一步添加，例如手柄或手指支托。如果需要可以设置溢

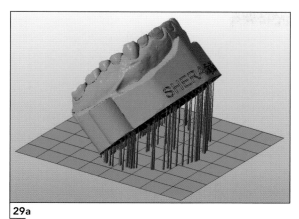
29a
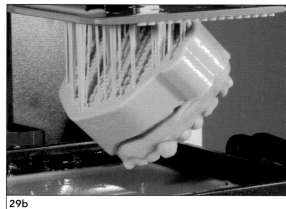
29b
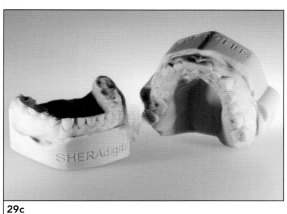
29c
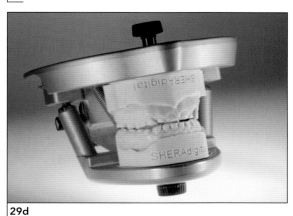
29d

图29a~d 一种有意思的应用：模拟头颅中的仿真培训模型。

出孔。随后设计信息以STL格式输出并导入到编辑软件中。

殆堤（图28）。DLP打印技术制作的殆堤比手工设计制作的更密合。这是因为手工制作使用的光固化材料会有聚合收缩，而光固化过程中的聚合收缩会带来缺陷。殆堤设计上跟个性化印模托盘类似，只是它不需要如手柄之类的附件。殆堤的"印模材料间隙"这项参数要设定为0.0mm。

尽管技术优势明显，但必须强调的是，目前用于生产个性化印模托盘和殆堤的材料比较昂贵，这意味着只有用于种植个性化托盘才是有利润的。也适合与术前数字治疗计划设计结合在一起使用，因为可以获得数字化模型并将设计的植体位置信息在打印的托盘中体现出来。

仿真培训模型

慕尼黑Ludwig Maximilians大学口腔学院口腔修复系已经研发出固定于标准模拟头颅中的仿真培训模型用于教学目的。这些模型的设计基于扫描数据和在CAD软件中集成的连接几何体（框线、防旋转几何体）。模型内部设计成中空结构并用网格加强（图29a），目的是减少重量和材料。在完成支撑结构（图29b）并执行编辑程序后，图29c中显示的模型在SHERAPrint D30打印机（Shera Lemförde）上被打印出来。由于设计好了连接几何体，可以将打印完成的模型通过螺纹连接按照正确的颌位固定到模拟头颅中（图29d）。这些模型由SHERA品牌的材料打印而成，可以在冷水条件下用牙科手机预备。

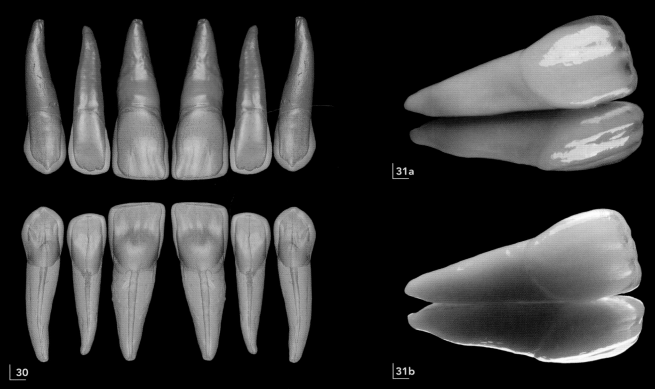

| 30 | 31a |
| 31b |

图30 牙结构数据库描述出牙齿的多个层次结构，如外层釉质表面、釉牙本质界和牙髓。这为多材料3D打印高仿自然牙提供了基础。

图31a、b 基于牙结构数据库，我们才有可能重现出天然牙的光学特性。

多材料3D打印（3D-MMP）

多材料3D打印目前是由Stratasys公司的专利技术Polyjet Technology主导的。它的关键点是通过喷头同时将多种不同材料直接打印在平台上。Stratasys从2014年开始提供多材料3D打印解决方案，其中有些设备为满足牙科技工室需求特别定制，像Objet260和Objet500牙科型号。随着多材料3D打印技术的发展，Stratasys J750设备可以同时提供6种不同机械性能的材料和高达360000种颜色[14]，效果非常显著。但是，该技术目前仅限于光敏聚合物材料。

多材料3D打印在未来一个潜在的牙科应用是生产不同材质的多层牙科义齿。完全复制生产出天然牙结构的牙冠和牙桥目前还停留在原型验证阶段，由Schweiger（图30）[15-17]开发的牙结构数据库是这项技术的核心，这包括了CAD/CAM生产义齿的开创性的数据库。此软件不仅提供了天然牙的外部几何结构，而且绘制了其内部结构（牙本质内核）。牙本质内核的形态是确保口腔修复体自然外观的决定性标准。

基于牙结构数据库，我们才有可能复制出天然牙的多层结构并利用其数据来进行增材制造，从而实现生产仿生口腔修复体的目的。这意味着修复体不仅可以反映出天然牙的3D多层结构，而且可以体现出其机械和光学的复杂特性。仿生学就是模仿自然存在的生物学特征元素，举例来说，在牙科领域，仿生学是能模仿出一颗自然健康牙齿的机械性能和3D光学特性。只有重视不同层次（牙髓，牙本质，牙釉质）的光学特性，我们才能得到理想的天然牙美学修复体（图31a、b）[18]。

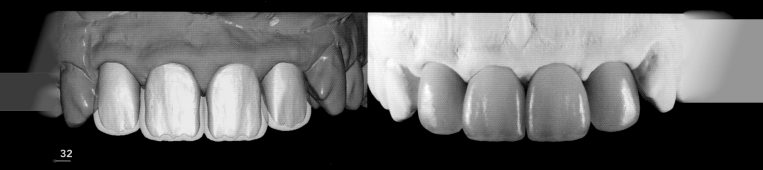

32

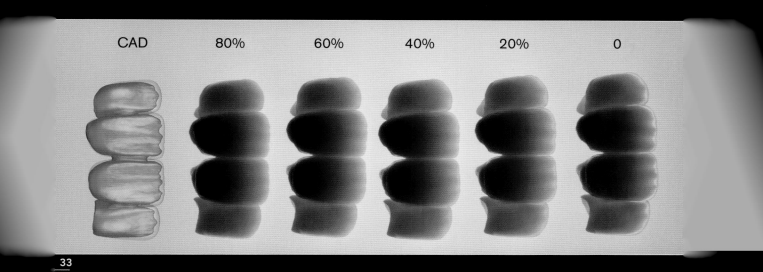

| CAD | 80% | 60% | 40% | 20% | 0 |

33

图32 （左）利用牙结构数据库设计多层结构的前牙和（右）使用多材料3D打印机生产的试戴牙冠。

图33 作为前沿项目，牙本质和透明材料按照不同比例混合在一起。每个案例中的牙本质成分比例各不相同。

应用案例：美学试戴

慕尼黑Ludwig Maximilians大学口腔学院口修复系目前的研究是将牙结构数据库的信息和atasys公司的Polyjet技术整合在一起，利用光固树脂材料来生产所谓的"美学试戴"的牙冠/桥图32）。这个概念不仅考虑到牙的功能性（咬合，音）和外观轮廓，而且还有牙的分层结构和阴影效为此目的使用的材料允许在口腔中保留最多24时，足够用来评估它的功能性和美学特性。

由于不需要制备替代体的工艺步骤，所以分打印的结果不会受到人工的影响。其机械和美学果仅仅与打印3D修复体所使用的材料组成相关。果未来可以在多材料3D打印过程中对材料组成进细致调整，打印出来的义齿产品的光学特性就杓精确。为了模仿牙釉质的组成来实现类似天然牙透光率（图33），已经开发出来不同比例的混合用于体外测试。同样地，牙本质色和半透明效果可以中不同材料混合来实现。

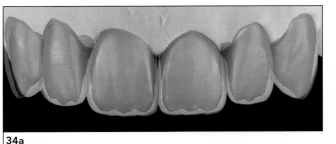
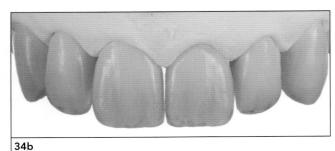
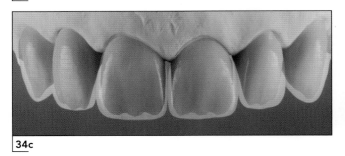

34a

34b

34c

34d

图34a~d　数字化流程中标准上颌前牙：（a）开始于CAD设计；（b）打印的试戴牙冠；（c）数字陶瓷牙冠的模拟；（d）上釉后的修复体。

数字化设计流程可以实现修复体的3D分层结构，这些信息还可以传递到随后由减材制造出来的陶瓷修复体上[19-20]（图34a~d）。

增材制造和陶瓷

目前有各种的增材制造技术生产陶瓷材料，包括：激光烧结、光固化技术（SLA）[例如基于光刻技术的陶瓷加工（LCM）]、热熔沉积成型（FDM）、直接3D打印、3D粘接喷射和分层制造技术（LOM）。

激光烧结

目前牙科的陶瓷增材制造技术应用仍处在原型试验阶段。慕尼黑Ludwig Maximilians大学口腔学

院口腔修复系联合Friedrich-Baur-Research生物材料研究学院（德国拜罗伊特）和Concept Laser公司已经证明可以使用激光烧结技术（Concept Laser公司的LaserCUSING工艺）生产二氧化锆支架。首先要在二氧化锆粉末表面做高分子材料的涂层，目的是为了在激光束照射下让二氧化锆粉末颗粒结合在一起。有机高分子粘接材料在后续的热处理过程中被去除，其余的材料得以烧结（图35~图37）并到后续工艺步骤中继续处理。

3D粘接喷射

WZR陶瓷解决方案公司是用粘接喷射技术生产多孔结构的陶瓷烧结托盘（图38）。案例中使用的材料是氧化铝（Al_2O_3）材料。理论上讲，这种增材制造方法可以生产3D多孔结构的零件，同时确保个性化的几何结构设计。烧结托盘的核心优势在

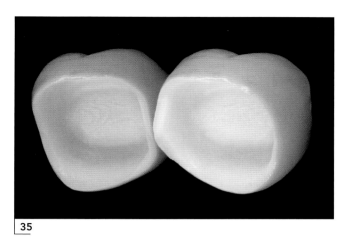

35

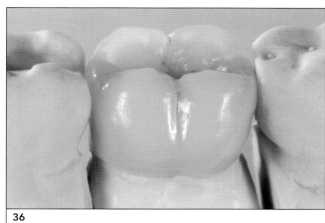

36

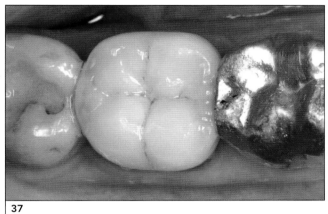

37

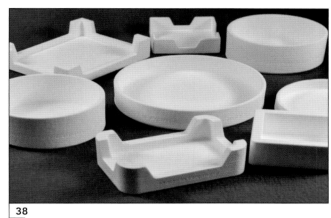

38

图35　作为一项研究项目，使用LaserCUSING增材制造工艺（Concept Laser公司）生产二氧化锆牙冠和牙桥。

图36　主工作模型上最终的二氧化锆牙冠。

图37　与饰瓷完美融合的最终的二氧化锆牙冠。

图38　具有多孔结构的氧化铝（Al$_2$O$_3$）陶瓷烧结托盘（WZR），由3D粘接喷射技术制造（图片来自德国WZR Ceramic Solutions公司）。

于烧结过程中表现出的优异热性能和抵挡热冲击的性能。多孔盘体可以减少烧结过程中热滞留对零件的直接影响，加工过程因此得以优化控制。标准托盘可用于高达1550℃的个性化烧结，不同托盘也被特别开发出来用于快速烧结曲线（快速加热和驻留）。

基于光刻技术的陶瓷加工

　　Lithoz公司的专利LCM技术可以加工不同陶瓷材料，例如长石质瓷、二氧化锆、氧化铝和碳化硅。

　　研究人员对使用磷酸三钙（TCP）材料的应用情有独钟。这种材料在口腔骨增量领域已经作为人工合成植骨材料被广泛应用。由于TCP材料和人骨中矿物成分类似，它可以在愈合阶段很容易被吸收并逐渐进行骨改建。

　　TCP颗粒是目前骨增量领域的金标准，用于填充在骨缺损处并附上一层屏障膜来维持其形态。但是，整个手术过程很耗时也需要由经验丰富的医生

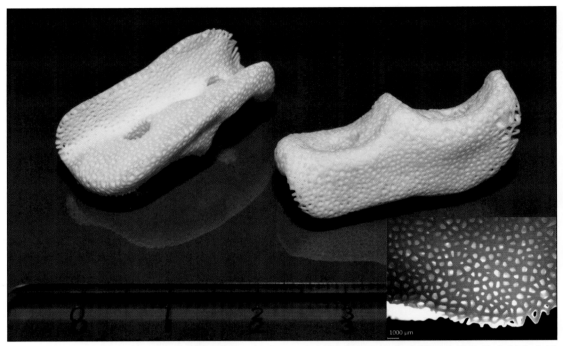

图39 利用LCM技术（Lithoz）使用磷酸三钙（TCP）材料生产出具有清晰开孔结构的定制化产品（图片来自奥地利维也纳Lithoz公司）。

来执行。在未来3D打印技术可以解决这些问题。LCM技术可以利用TCP材料制造出具有患者特定外形轮廓的多孔结构（图39）。支架结构生产出来然后固定在骨缺损处，从而避免了手术期间可能发生的调整失误，也节省了时间。

CT数据可以用来为患者提供定制式的骨植入物数字规划。LCM技术提供灵活的设计能力可以用来调整和优化支架结构的网格与孔隙，从而提高其机械稳定性和可吸收率，这些都为了帮助骨细胞和血管能够在支架结构中诱导长入。

培训和继续教育的需求

随着3D打印技术的出现，牙科技师的工作是否会变得毫无意义？在15～20年前，当CAD/CAM技术刚刚出现在牙科领域的时候，这个问题曾经出现过。但是，很显然CAD/CAM技术没有取代技师的工作。反而，对数字化技术专家的需求日益旺盛。良好的医技结合工作才能克服未来新的挑战。目前已经存在足够多的应用，包括3D种植规划和导板、全尺寸牙色的咬合夹板和数字化诊断饰面。对于数字化口腔的培训需求会与日俱增。

然而，牙科技师仍然是手艺人。好的牙科技师需要通过工作精进技艺。只要行业持续变化，该职业的前景就充满希望。牙科行业过去会，现在仍然也会对专业技能保持旺盛的需求。牙科技师越来越需要具备更多的技能，包括手工技巧、数字化技术、丰富的材料知识、解剖学知识和工匠精神。这些技能才是牙科技师最需要，对牙医和患者来说也是最重要的。

结论

不清楚是否在未来的某一天，我们只需要按下3D打印机的一个按钮就可以自动生产出永久口腔修复体。但至少数字化的增材制造技术可以作为目前众多制造手段之一，经验丰富的牙科技师凭借增材制造技术生产出高品质的口腔修复体[2]。目前还没有足够多的长期可靠的临床数据来推荐3D打印用于生产永久口腔修复体。

参考文献

[1] Kollenberg W. Keramik und Multimaterial 3D-Druck. Keram Z 2014; 66:233–236.

[2] Kieschnick A, Schweiger J, Edelhoff D, Güth J-F. Die additiven CAD/CAM-gestützten Fertigungstechnologien im zahntechnischen Labor. VDZI Sachverständigenpapier. Berlin: Verband Deutscher Zahntechniker Innungen, 2016:1–16.

[3] Schweiger J, Kieschnick A. CAD/CAM in der digitalen Zahnheilkunde. Fuchstal: Teamwork Media, 2017.

[4] Hull CW. Apparatus for production of three-dimensional objects by stereolithography. US Patent 4,575,330, 1984.

[5] Crump S. Apparatus and method for creating three-dimensional objects. US Patent 5,121,329, 1989.

[6] Gartner Hype Cycle. http://www.gartner.com/technology/research/methodologies/hype-cycle.jsp. Accessed 20 September 2018.

[7] Quante K, Ludwig K, Kern M. Marginal and internal fit of metal-ceramic crowns fabricated with a new laser melting technology. Dent Mater 2008;24:1311–1315.

[8] Huang Z, Zhang L, Zhu J, Zhang X. Clinical marginal and internal fit of metal ceramic crowns fabricated with a selective laser melting technology. J Prosthet Dent 2015;113:623–627.

[9] Lövgren N, Roxner R, Klemendz S, Larsson C. Effect of production method on surface roughness, marginal and internal fit, and retention of cobalt-chromium single crowns. J Prosthet Dent 2017;118:95–101.

[10] Xu D, Xiang N, Wie B. The marginal fit of selective laser melting-fabricated metal crowns: An in vitro study. J Prosthet Dent 2014; 112:1437–1440.

[11] EOS Gebrauchsanweisung für EOS Cobalt Chrome RPD. https://flussfisch.de/wp-content/uploads/CoCr-RPD_Instructions_for_use_06-15_de_20150626_JMK_TT.pdf. Accessed 21 September 2018.

[12] Schweiger J, Kauling AEC, Erdelt KJ, Güth JF. In-vitro evaluation of mechanical quality of casted/laser-sintered clasps for removable dentures. Poster presentation, Academy of Dental Materials, 2017. Dent Mater 2017;33(suppl):e41.

[13] Wöstmann B, Powers M. Präzisionsabformungen—Ein Leitfaden für Theorie und Praxis. Abformkompendium 3M Health Care Academy 2016;3;21.

[14] Stratasys J750 3D printer. www.stratasys.com/3d-printers/j735-j750. Accessed 21 September 2018.

[15] Schweiger J. Verfahren, Vorrichtung und Computerprogramm zur Herstellung eines Zahnersatzes. Patent No. DE 10 2010 002 484 A1, 2010.

[16] Schweiger J. Method, device and computer program for producing a dental prosthesis. Patent No. EP 000002363094 B1, 2017.

[17] Schweiger J. Method, device and computer program for producing a dental prosthesis. Patent No. US 2011 0212419 B2, 2014.

[18] Schweiger J, Beuer F, Stimmelmayr M, Edelhoff D, Magne P, Güth J-F. Histo-anatomic 3D printing of dental structures. Br Dent J 2016;221:555–560.

[19] Schweiger J, Edelhoff D, Stimmelmayr M, Güth J-F, Beuer F. Automatisierte Fertigung von mehrschichtigem Frontzahnersatz mithilfe digitaler Dentinkerne. Quintessenz Zahntech 2014;40:1248–1266.

[20] Schweiger J, Edelhoff D, Stimmelmayr M, Güth J-F, Beuer F. Automated production of multilayer anterior restorations with digitally produced dentin cores. Quintessence Dent Technol 2015;38:207–220.

Translated from the original German publication: Effizienter Einsatz von Additive Manufacturing (AM) im Dentalbereich. Der aktuelle Stand im Jahr 2018. Quintessence Zahntech 2018;44(2):2–24.

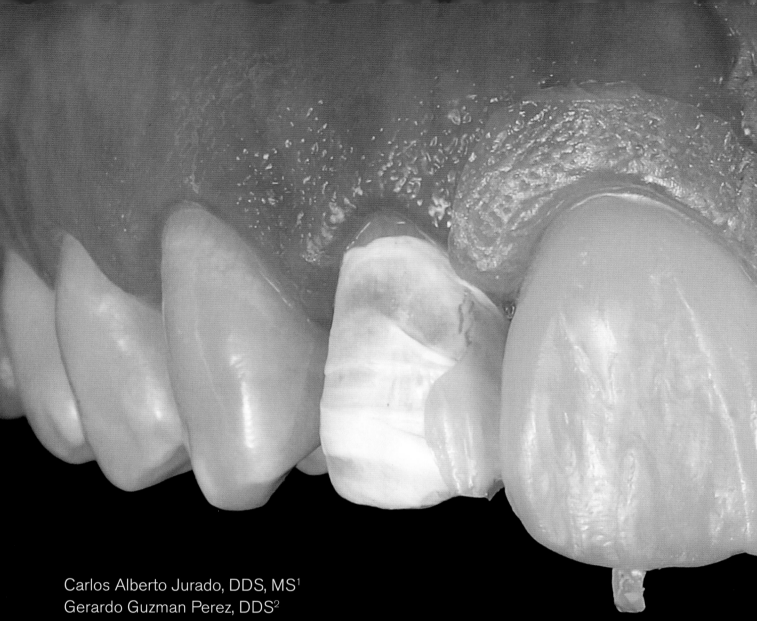

Carlos Alberto Jurado, DDS, MS[1]
Gerardo Guzman Perez, DDS[2]
Heriberto Ureta Valenzuela, DDS, CDT[3]
Jose Villalobos Tinoco, DDS[4]

[1]Assistant Professor, Department of Restorative Dentistry, School of
 Dentistry, Oregon Health & Science University (OHSU), Portland,
 Oregon, USA.

[2]Private Practice, Uriangato, Mexico.

[3]Private Practice, Culiacan, Mexico.

[4]Assistant Professor, Centro de Estudios Odontologicos (CEO),
 Queretaro, Mexico.

Correspondence to: Dr Carlos Jurado, Department of Restorative
Dentistry, School of Dentistry, Oregon Health & Science University
(OHSU), 2730 SW Moody Ave, 10N079, Portland, OR 97201-5042

作为瓷贴面蓝本的注射型树脂贴面

Injectable Flowable Composite Veneers as Prototypes for Ceramic Veneers

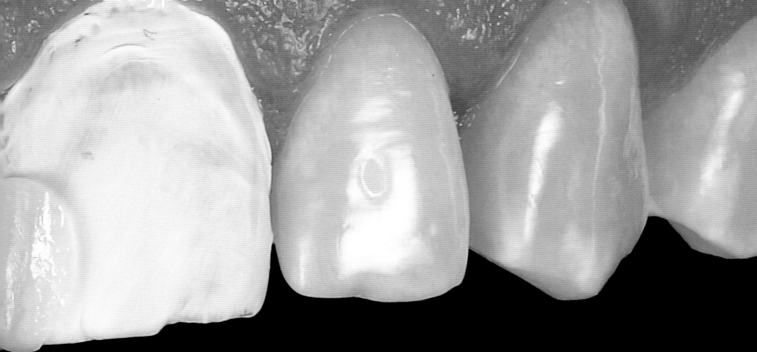

患者，牙医和牙科技师之间的良好沟通是牙科治疗的基础[1]。当今社会，患者对牙齿美容的需求越来越大，而贴面在很多情况下都是合适的方案[2]。瓷贴面的美观性和长期稳定性是已经被证明了的，而徒手堆塑的树脂贴面要求临床医生有一定的艺术技巧[3]。幸运的是，现在有一种建立在诊断蜡型基础上，并且借助流动树脂和透明硅橡胶导板完成的直接树脂贴面技术[4]。流动树脂的特性使得我们可以将诊断蜡型上每个细节都能转移到患者的口内。而且，随着流动树脂在聚合收缩和微渗漏等性能的改善，流动树脂和传统树脂几乎有一样的可靠性[5]。

基于流动树脂的塑形能力，注射型树脂贴面已经成为极受欢迎的牙科技术，并且能提供可预期的临床效果。牙医可以完整的把线角、穿龈轮廓、切端位置等数据从诊断蜡型转移到口内。因此建议患者的信息都应转移到诊断蜡型用的模型上。而关于牙齿的理想比例在前面的文章中已经阐述过了，这些美学相关的知识是对于患者评估和诊断蜡型制作的基础工具[6]。

流动树脂技术可以被用作很多临床应用，比如诊断评估、折断牙的恢复、长久的临时修复，甚至可以作为最终修复[7-8]。而且，患者、医生和技师的

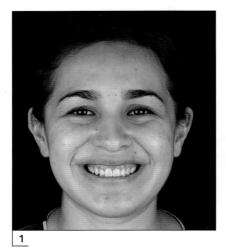

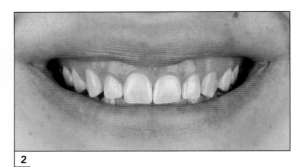

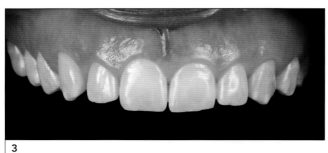

图1 初始照片。

图2 初始微笑照。

图3 初始照片显示：磨耗的牙列牙齿间隙，牙齿比例和牙龈位置不调。

沟通也可以通过这种方法得到加强，因为患者可以要求在口内做调整，然后复制口内调整过的临时牙并提交技师，可以获得良好的最终修复。在多数情况下，这样的技术甚至可以不用备牙就能实现，例如需要关闭间隙和切端加长的患者[9]。牙釉质磨耗的患者尤其适用这种方式，因为能完全保留现有的牙体结构[10]。另一个优点是患者可以不用注射麻醉就直接治疗，因此有注射恐惧的患者也是可以接受治疗的。最后不得不提的是，现在的患者对微创治疗的理念已非常接受了，所以这种少磨牙的技术更容易被患者接受。

病例报告

30岁女性患者，希望改善她的笑容（图1和图2）。临床诊断评估显示这位患者有牙列磨耗、牙齿间隙、牙齿比例不良，以及牙龈位置不佳等问题（图3）。向患者解释她的牙齿情况并告知她需要接受牙龈切除术来改善牙龈的位置并进行贴面的修复。考虑到这位患者的高美学要求，直到口内直接树脂贴面满足她的需求之前，她都不会进行最终瓷贴面的修复。这种方式另一个额外的好处是，在用流动树脂进行临时修复的过程中，患者可以有时间积攒最终修复需要的费用。

用牙周探针进行被动萌出的测量，通过测量来获得最佳的牙龈位置，然后需要瓣复位术来进行牙龈切除（图4和图5）。术后牙龈恢复2个月，然后进行评估，再进入修复阶段（图6）。

加聚型硅橡胶进行诊断性印模的制取，用4类石膏进行灌注，转移面弓上𬌗架。根据患者的要求和需要设计诊断蜡型（图7和图8）。利用硅橡胶重体加轻体（Elite P&P, Zhermack）在诊断蜡型上制作诊断导板（图9和图10）。

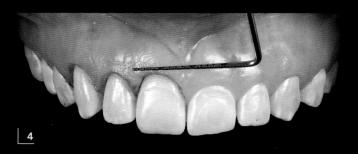

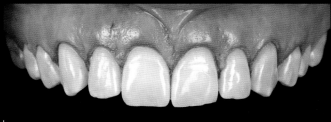

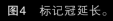

图4 标记冠延长。

图5 通过牙龈切除获得良好的牙龈位置。

图6 2个月愈合。

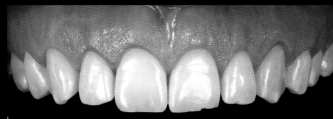

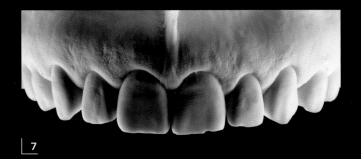

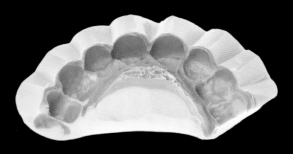

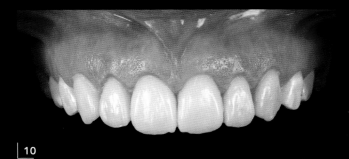

图7 诊断模型。

图8 诊断蜡型。

图9 诊断导板。

图10 诊断饰面。

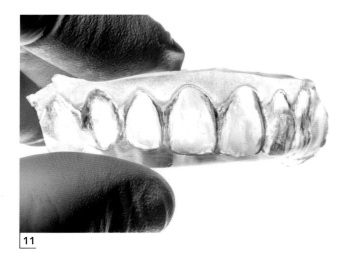

11

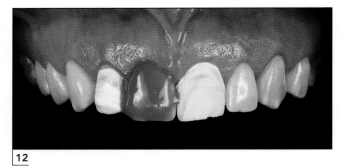

12

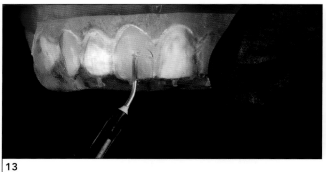

13

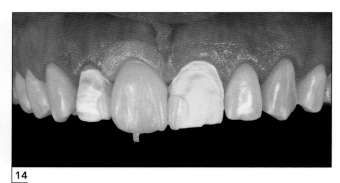

14

图11　制作流动树脂的透明导板。

图12　酸蚀。

图13　流动树脂注射。

图14　去除导板后的树脂贴面。

　　患者对诊断饰面很满意并且接受了最后的结果。在室温水浴和压力锅（Aquapres, Lang Dental）下（30psi下5分钟）重新制作一个透明硅橡胶导板（Exaclear, GC America），把透明丙烯酸树脂导板从压力锅里取出（图11），然后在每个牙的切缘制作注射孔。

　　每次只处理一个牙面，邻牙用特氟龙膜隔离（Thread Seal Tape, Loctite），然后用37%的磷酸（Total Etch, Ivoclar Vivadent）酸蚀15秒，轻吹5秒（图12），之后涂布粘接剂（Tetric N-Bond Universal, Ivoclar Vivadent）20秒，轻吹去除多余

粘接剂，光固化20秒。处理结束后，将透明硅橡胶就位，注射纳米混合填料的流动树脂A1（Tetric N-Flow, Ivoclar Vivadent）（图13），然后在不去除硅橡胶的情况下唇侧光固化（Valo LED, Ultradent）20秒，近中固化20秒，远中20秒，切缘20秒。固化全部结束以后取出硅橡胶（图14），用12号刀片（General Surgery Blade, Myco）去除边缘多余的粘接剂，然后用高速手机（Alegra Turbine TE-97, W&H）和细颗粒车针（Diamond Bur FG 859 012, Jota）对颈部形态进行成型。剩余牙齿也重复以上流程。

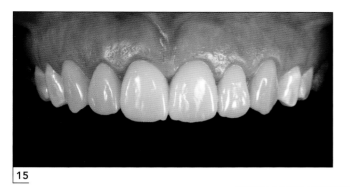

15

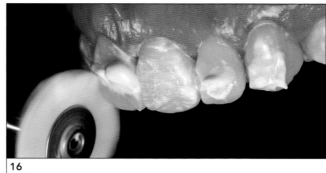

16

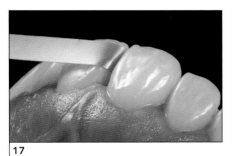

17

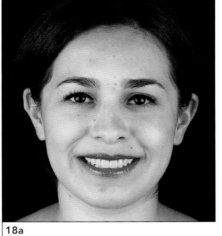

18a

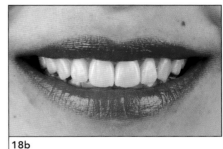

18b

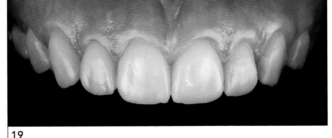

19

图15　流动树脂贴面。

图16　抛光。

图17　抛光条进行邻面抛光。

图18a、b　最终的树脂贴面。

图19　8个月复诊。

所有贴面完成后，表面涂布甘油糊剂额外固化40秒（DeOx, Ultradent），目的是去除最表面的氧阻聚层，最后用12号刀片去除多余树脂，接着用绿色和灰色的抛光头（Composite Diamond Polisher, Jota）进行初抛，然后用抛光刷（Jiffy Composite Polishing Brush, Ultradent）蘸抛光膏（Diamond Polish Mint, Ultradent）进行抛光，最后抛光用羊毛轮（Goat hair wheel, VH Technologies Ltd）终末抛光，邻接面用50µm极细的抛光条（Epitex, Orange Strip, GC America）进行抛光（图15～图17）。

注射型流动树脂贴面可完全满足患者的需求，并且可以作为最终瓷贴面修复的蓝本（图18a、b）。

8个月后复诊，患者决定接受最终的瓷贴面修复（图19）。制取新的诊断印模，上面弓𬌗架。用金刚砂车针（801 FG, Jota）（图20a、b）预备定深沟，依次进行牙体预备。#000 排龈线（Ultrapak, Ultradent）进行排龈，红标车针（FG 859 012, Jota）进行边缘精修。用抛光碟（Sof-Lex XT Disc, 3M）和抛光轮（Polishing Composite, Kit 1921, Jota）（图21a～d）进行牙面抛光。备牙导板确认

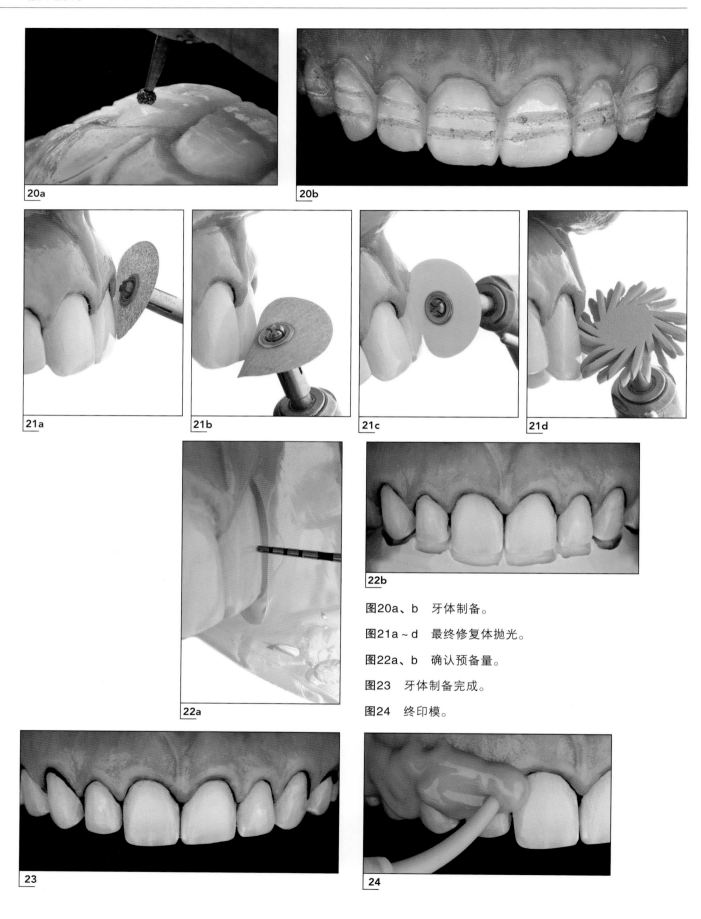

图20a、b　牙体制备。

图21a ~ d　最终修复体抛光。

图22a、b　确认预备量。

图23　牙体制备完成。

图24　终印模。

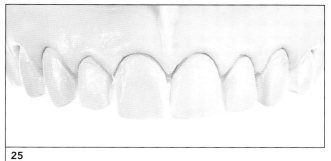

25

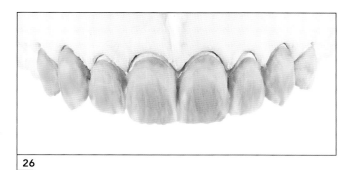

26

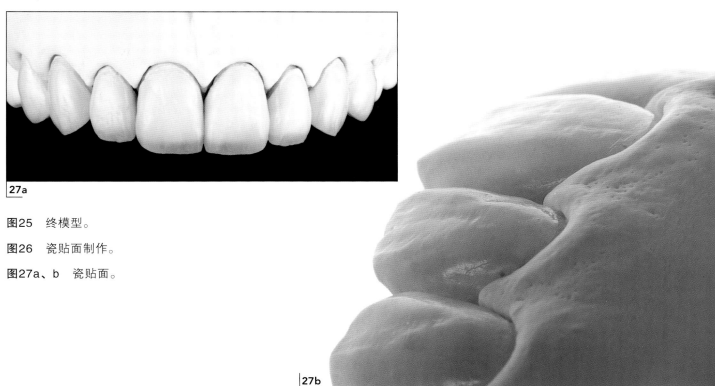

27a

27b

图25　终模型。

图26　瓷贴面制作。

图27a、b　瓷贴面。

备牙量（图22和图23）。加成型硅橡胶重体加轻体（Virtual 380, Ivoclar Vivadent）进行取模（图24）。Ⅳ类石膏（Fujirock, GC America）灌模，在模型上贴面制作（Noritake Super Porcelain EX-3, Kuraray Dental）（图25～图27）。干燥情况下试戴检查密合度和修复体在口内的外形。假如试戴没有问题，接下来进行粘接。

从第二磨牙起用橡皮障（Dental Dam, Nic Tone）隔湿，橡皮障夹（Clamp #00, Hu-Friedy）在第二磨牙固定。每颗待粘接的牙齿上用特殊的橡皮障夹（Clamp B4, Brinker, Hygenic）固定在牙龈下，然后牙面用带水、29μm的氧化铝进行

喷砂（AquaCare Aluminum Oxide Air Abrasion Powder, Velopex）。

先进行牙面处理，然后进行修复体处理，牙面用37%的磷酸（Total Etch, Ivoclar Vivadent）进行酸蚀15秒，轻吹，然后涂布牙本质处理液，轻吹，涂布低饱和度粘接剂（Variolink Esthetic LC, Ivoclar Vivadent），同样的粘接剂也涂布在修复体组织面，吹薄。就位后的修复体唇面光固化20秒，牙线清理邻面。然后腭侧、近中、远中分别固化20秒（图28～图30）。

患者对修复体形态、颜色都感觉满意（图31～图34）。

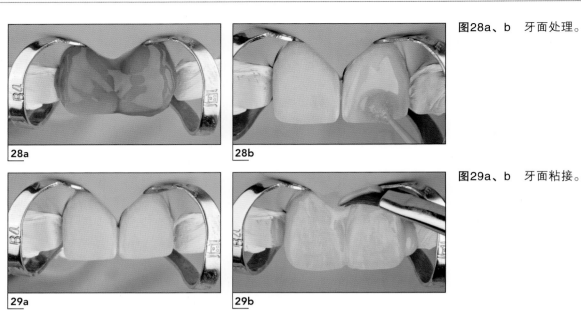

图28a、b 牙面处理。

图29a、b 牙面粘接。

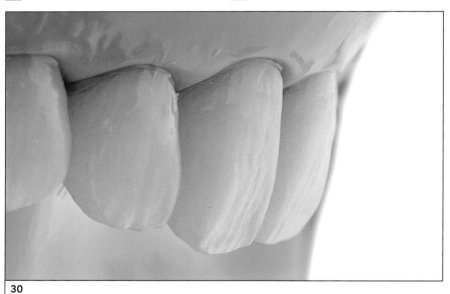

图30 贴面完成。

总结

　　流动树脂注射法被广泛应用在牙科的很多领域。这篇文章描述了在最终瓷修复前，怎么样一步一步做暂时性的流动树脂贴面。这种做法有多种好处：在最终修复前可根据患者的需求进行评估，在最终修复前患者也有时间进行资金准备，也给牙科技师提供更准确的形态信息。

　　也许，这样的方式看起来有一定的技术敏感性，但是如果遵循治疗步骤，可以得到比徒手树脂修复更可实现的结果。另外，在备牙的时候也可以作为导板，实现微创，有时候甚至是无创的预备（足够的牙釉质是长久效果的保证）。

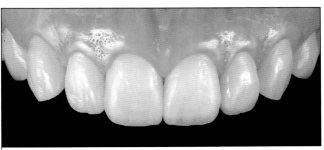

31a

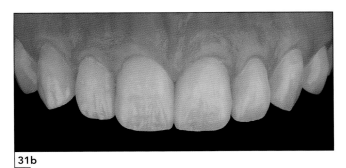

31b

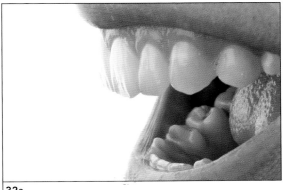

32a

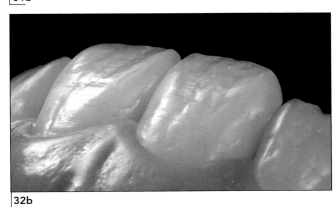

32b

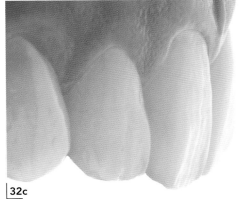

32c

图31a、b　不同光源下的瓷贴面。

图32a ~c　满意的牙齿形状和外形。

图33　最终修复微笑观。

图34　最终修复面像。

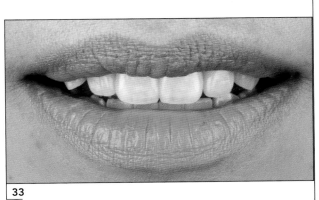

33

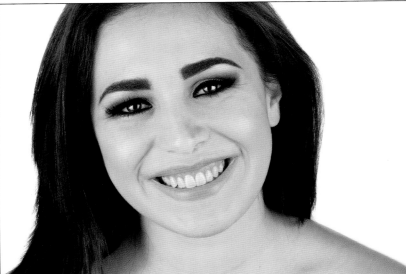

34

参考文献

[1] Derbabian K, Marzola R, Arcidiacono A. The science of communicating the art of dentistry. J Calif Dent Assoc 1998;26:101–106.

[2] Calamia JR, Calamia CS. Porcelain laminate veneers: Reasons for 25 years of success. Dent Clin North Am 2007;51:399–417.

[3] Dietschi D. Free-hand composite resin restorations: A key to anterior esthetics. Pract Periodontics Aesthet Dent 1995;7(7):15–25.

[4] Terry DA. Restoring with Flowables. Chicago: Quintessence, 2015.

[5] AlSagob EI, Bardwell DN, Ali AO, Khayat SG, Stark PC. Comparison of microleakage between bulk-fill flowable and nanofilled resin-based composites. Interv Med Appl Sci 2018;10:102–109.

[6] Duarte S Jr, Schnider P, Lorezon AP. The importance of width/length ratios of maxillary anterior permanent teeth in esthetic rehabilitation. Eur J Esthet Dent 2008;3:224–234.

[7] Terry DA, Powers JM. A predictable resin composite injection technique, Part 1. Dent Today 2014;33(4):96, 98–101.

[8] Terry DA, Powers JM, Mehta D, Babu V. A predictable resin composite injection technique, Part 2. Dent Today 2014;33(8):12.

[9] Zarone F, Leone R, Di Mauro MI, Ferrari M, Sorrentino R. No-preparation ceramic veneers: a systematic review. J Osseointegr 2018 March;10:17–22.

[10] Vailati F, Belser UC. Palatal and facial veneers to treat severe dental erosion: a case report following the three-step technique and the sandwich approach. Eur J Esthet Dent 2011;6:268–278.

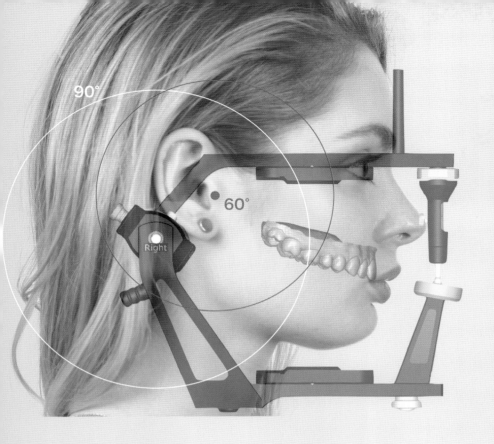

平面系统的
临床应用

Clinical
Application
of the
Plane System

Masayuki Okawa, DDS[1]
Ryu Yamazaki, RDT[2]
Koichi Yamamoto, DDS[3]

---

[1]Private Practice, Daikanyama Address Dental Clinic, Tokyo, Japan.
[2]EMIRPRIME Dental Studio, Kanagawa, Japan.
[3]Private Practice, Yamamoto Dental Clinic, Osaka, Japan.

Correspondence to: Dr Masayuki Okawa, Daikanyama Address
Dental Clinic, 17-1-301 Daikanyama-cho, Shibuya-ku, Tokyo 150-0034,
Japan. Email: info@daikanyama-dental.com

临床治疗中已经意识到了基于面部外观来制订治疗计划的重要性。对于美学修复病例，需要在依据规范成熟的美学指南对面部、嘴唇和牙齿关系进行美学分析后，才能完成诊断检查，从而制订治疗计划[1]。在现今的数字牙科时代，CAD/CAM经常被用来制作修复体。数字化技术也被用作辅助检查和诊断的工具，也用以确定治疗计划，因此多种用于美学分析的软件被开发出来[2]。但是，包含了矢状面的功能性分析难以在2D平面分析中施行，所以3D面部扫描仪与数字面弓和数字𬌗架的联合使用可以解决诸多的问题[3]。

平面系统（Zirkonzahn）包括PS1，这是一个虚拟𬌗架系统，在自然头位（natural head position, NHP）的直立位置使用平面找寻（Plane Finder）进行面弓转移；还包括一个3D扫描仪（Face Hunter），用以对面部进行数字化。这一突破性的数字化系统让临床医生可以进行功能和美学分析和诊断，以及制作CAD/CAM修复体[4]。下面的病例将展示如何应用这一系统。

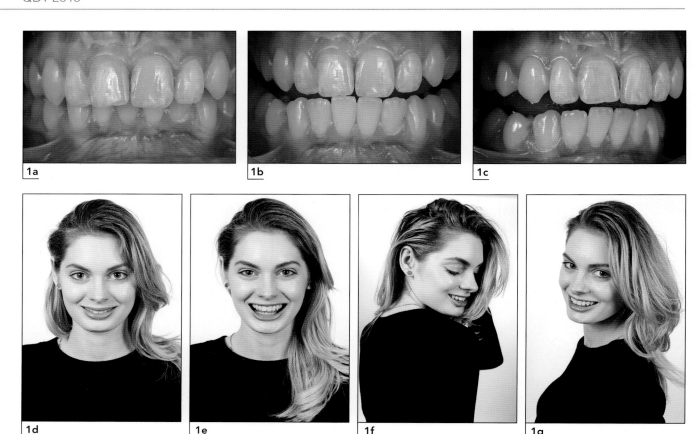

图1a～g　患者首诊时的口内和面部照片。

病例展示

这是一位23岁女性患者，职业是模特，就诊的主诉是不满意4颗上前牙的美观，其中两颗中切牙接受过根管治疗（再治疗）。图1a～g展示了患者的口内和面部照片。两颗中切牙是无活力的，上面还有不美观的树脂修复体。牙釉质发育不全导致的白斑和凹点也很明显。面下部要短于面上部。建议进行正畸治疗来纠正深覆𬌗，因为职业关系患者没有接受。

使用平面系统收集数据

图2a～f展示了使用面部3D扫描仪进行面部扫描。图中展示了对面部正前方和斜侧面的扫描。该系统需要在每一个方向上采集至少3张照片来合成3D照片。可以选择采集患者不同表情下的照片，也需要多次拍照然后合成，包括下颌息止位和微笑的照片（可张口或闭口）。本病例采集了患者下颌息止位、微笑和张口的照片。非常重要的一点是需要清楚地采集到前额和耳屏。需要在稳定的光照下，患者在距离3D相机80cm的位置进行拍照；患者要取下眼镜、扎起头发以暴露前额和耳屏。

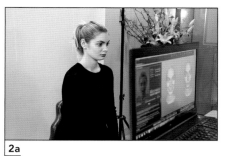

2a

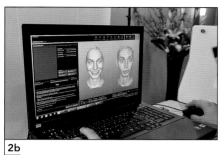

2b

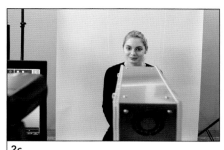

2c

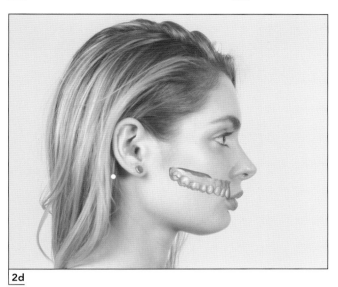

2d

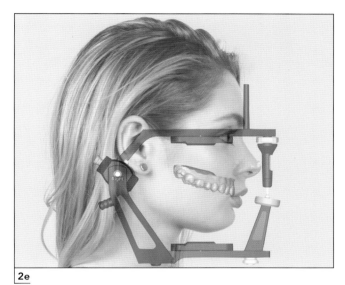

2e

图2a ~ f　使用3D照相机扫描面部（a ~ c）和使用该系统将上颌牙列的照片转移（d ~ f）。在照片中清楚地拍摄到前额和耳屏非常重要。对于PS1𬌗架，髁突轴设置在靠近如图的位置，这样在矢状面上，下颌的闭合路径接近90°[5-8]。

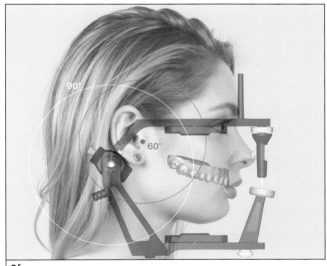

2f

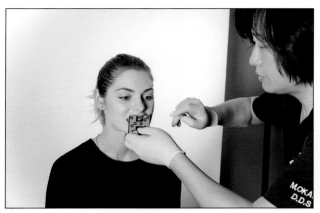
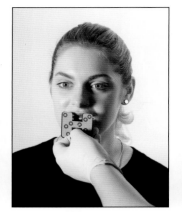
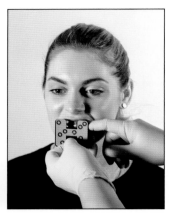

图3a～c　让患者咬到转移颌叉上来记录上颌的位置。

接下来让患者咬实到上颌转移颌叉上，同时在颌叉上打上取一般𬌗记录时用到𬌗记录材料（图3a～c）。使用3D相机扫描患者前面部和颌叉前方的标志点。将这些数据和口内扫描（使用Trios 3, 3Shape）获得的上颌记录匹配，获得上颌相对于颅骨的位置。

接下来，使用平面系统来测量NHP。目的是为了通过自然功能来确定患者的0°参考平面，即通过患者眼、颈和前庭沟系统的帮助来直观地调整患者头部的位置，使患者的视线平行于水平面[9]（图4a）。在测量前让患者保持头部自然位置来回走动10分钟进行放松。然后让患者看向水平臂顶端的镜子，在检查平面系统垂直于水平仪确定的水平面后，再让患者使用手指轻轻扶住水平臂延伸出来的部件。患者的这一头位就称为其NHP，然后将水平系统和患者面部一起扫描（图4b、c）。必须保证患者的面部和标记都被妥善扫描，以为在软件中重建0°参考平面时要用到位于仪器臂侧面的标记。让患者去下仪器站立放松后，再一次扫描NHP。尽管

NHP是可重复的和基本固定的，最好是多次扫描取平均值[10-13]，面部扫描、颌叉转移和口内扫描的数据（图5）都一起送到技工室。

在技工室将数据导入扫描软件内（图6）进行合成和匹配。应使用前额和鼻梁（成为T区域）作为参考点，而不是颊部或下颌，来合成3D数据。因为颊部和下颌会随着患者的表情而改变。如图7a～d所示，技师输入指令将橙色区域作为参考点来进行3D数据合成。

完成面部数据合成后，接着导入颌叉数据（图8a～c）。将颌叉上的咬合记录与口内牙列扫描数据进行匹配（图8d）。通过将颌叉前方的标记和面部数据匹配，上颌的位置就在面部的3D数据中重建了出来（图9a、b）。

在确定了上颌与颅骨的关系后，将上颌牙列上𬌗架。在软件中标记骨性中线、上颌第一磨牙的中央窝，及鼻翼–耳屏线（图10和图11）。在屏幕上进行数据选择后，上颌牙列就会依据平均NHP自动上𬌗架。

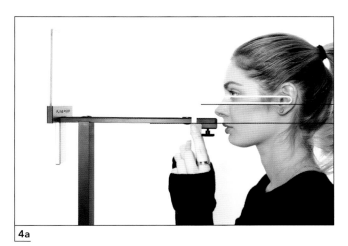

4a

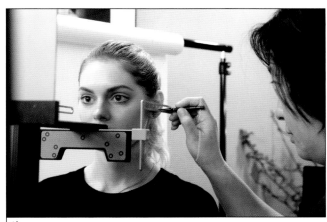

4b

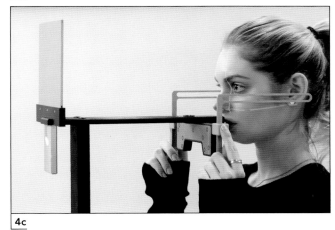

4c

图4a ~ c 使用平面系统测量NHP。仪器臂平行于地面，被认为是0°参考平面。参照该平面来记录NHP。如图b所示，依据NHP来标记0°参考点。

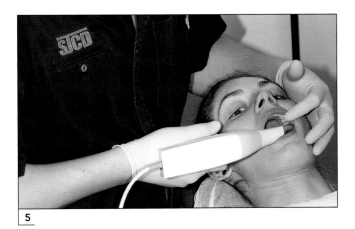

5

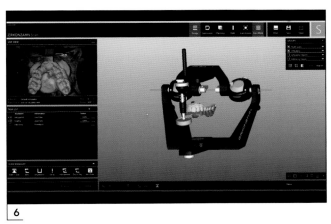

6

图5 牙列和上腭提前用口内扫描仪扫描（Trios 3, 3 Shape）。扫描上腭非常的重要，因为上颌牙列依据上腭中线上𬌗架而非牙列的中线。

图6 面部数据，上颌位置和口内扫描导入到软件中。

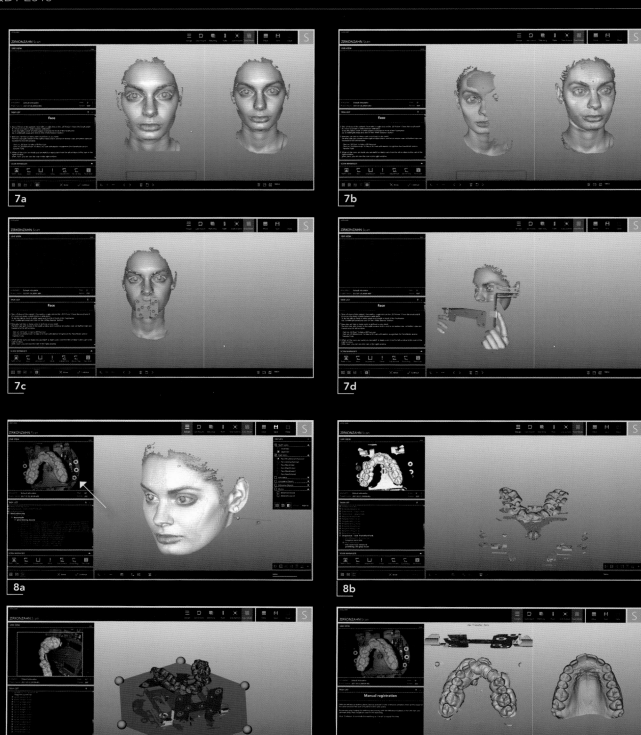

图7a ~ d　面部数据粘贴到3D模型上。同时完成颌叉的位置和平面系统标记的转移。

图8a ~ d　扫描颌叉。这一步完成上颌位置的精确转移。实时视频和扫描结果在图a黄色箭头指示的窗口内显示。

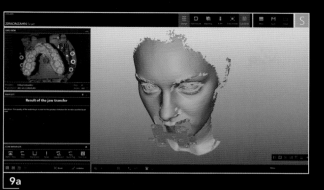

9a

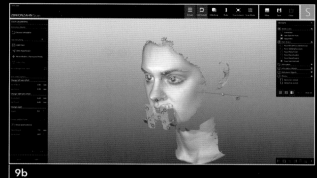

9b

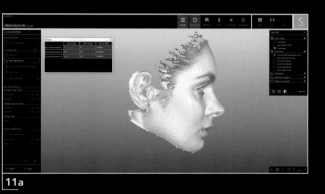

10

11a

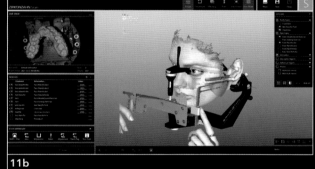

11b

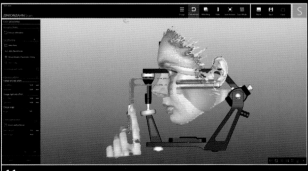

11c

图9a、b　完成上颌位置的转移。

图10　在显示器上选择上腭的中线和上颌第一磨牙的中央窝，使得上腭可以依据骨性中线上殆架。

图11a～c　（a）使用平面系统捕获数个NHP。所选数据的平均值被设置为NHP；（b、c）在数据上确认NHP和0°参考平面。当需要为无牙颌患者设置理想的殆平面，就可将Camper平面设置为参考平面。

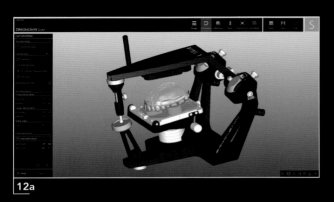

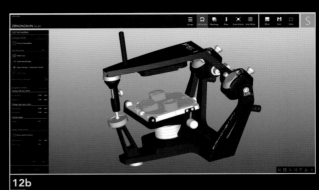

12a

12b

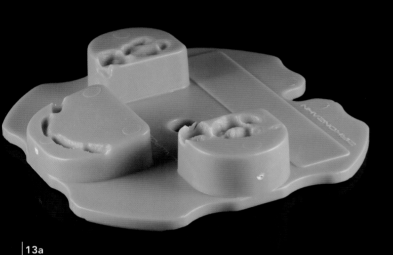

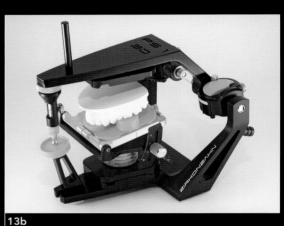

13a

13b

图12a、b　根据虚拟𬌗架上上颌的位置来设计𬌗板，以在指定𬌗架（后文所示）上重复。

图13a、b　（a）切割的𬌗板；（b）使用𬌗板将上颌上到指定𬌗架（PS1，Zirkonzahn）。

将上颌牙列上到虚拟𬌗架上后，就设计和制作𬌗板将该位置关系转移到PS1𬌗架上（图12a、b）。在软件中设置𬌗板的位置，上颌位于其上，且有印记刻入。切割出带有这些数据的𬌗板。图13a、b展示了完全切割出的𬌗板及上𬌗架前后的情况。𬌗板的切割时间为10～15分钟。

诊断饰面

诊断饰面是将治疗目标的可视化工具，诊断蜡型同理。完成两颗上颌中切牙的根管再治疗和树脂修复后，在Modellier软件中制作诊断饰面的诊断蜡型（图14a、b）。决定治疗上颌中切牙和侧切牙共两颗牙齿。

图14a、b　上颌中切牙接受根管再治疗和树脂修复。（a）术前；（b）术后。

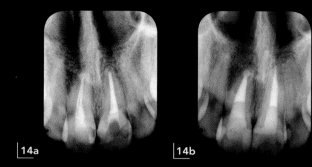

14a　　　14b

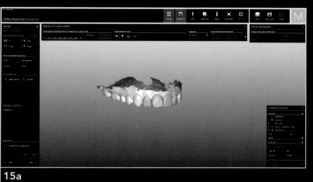

15a

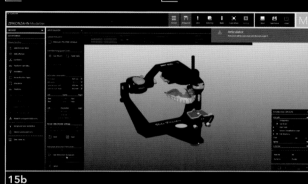

15b

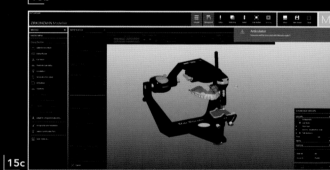

15c

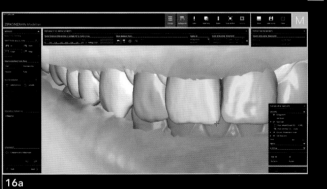

16a

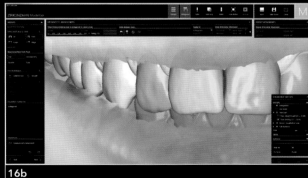

16b

图15a～c　开始制作临时修复体的诊断蜡型。蓝色代表牙齿原有形态，黄色代表诊断蜡型。

图16a～c　诊断蜡型的放大图像。可以设置各种形状。因为可以看到提前扫描的嘴唇，所以过程非常接近真实状况。

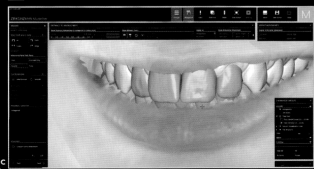

16c

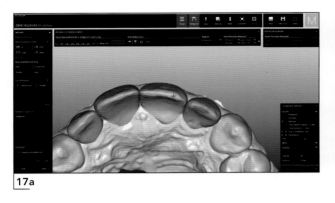
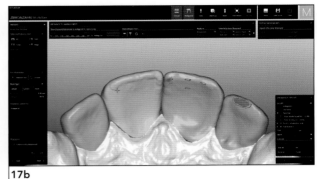

17a

17b

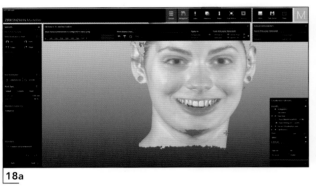
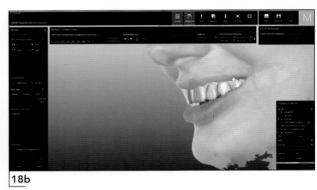

18a

18b

图17a、b　图中展示了与下颌牙齿的咬合接触。设计可以依据前伸（a）和侧方（b）运动来更改。

图18a、b　在真实模型上展示诊断蜡型。可以选择VITA比色板。

虚拟诊断蜡型如图15和图16所示。𬌗架为全可调。原始牙冠如蓝色所示，诊断蜡型如黄色所示。可以在制作诊断蜡型时参考3D相机捕获的患者嘴唇，这非常有帮助。还可以显示诊断蜡型与对颌牙齿的咬合接触轻重（图17a、b），及检查各个方向上运动的咬合干扰。黄色标记让技师不管是在虚拟模型还是真实模型上的工作都很容易。但是，牙色更易于检查与面部的协调性。Modellier软件有"真实模型"可以满足这一要求（图18a、b）。这一模块集成了VITA比色系统，还可以选择有更多信息和更真实的术后图片。这一模块中还可选择石膏模型，这使得在石膏模型类似的表面上观察修复体表面特征更容易。

完成的诊断蜡型如图19a～c所示。可以得知需要在戴入诊断饰面前提前预备右上中切牙。完成诊断饰面的设计后就可以切割模型来制作诊断饰面。模型使用空白模型块（Zirkonzahn）切割出来（图20a、b）。

依据Modellier软件，对包括右上中切牙在内的3颗牙齿进行提前预备，依据技工室制作的导板进行（图21和图22）。诊断饰面使用饰面树脂（Reveal，Bisco，Morimura）制作[14]，通过将树脂打入透明的硅橡胶（Reveal Clear Matrix，Bisco，Morimura）导板并光固化来完成（图23和

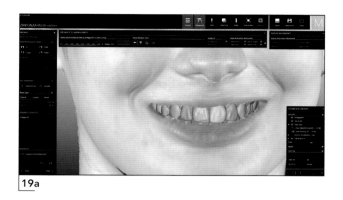

19a

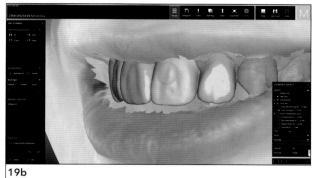

19b

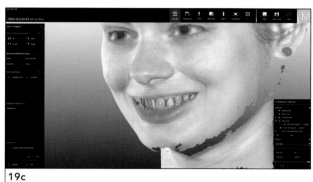

19c

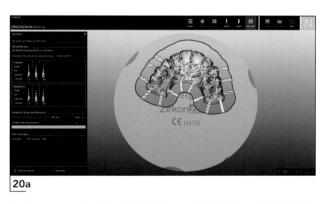

20a

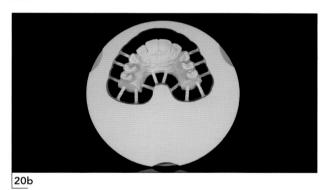

20b

图19a～c 完成的诊断蜡型。可清楚得知，在诊断饰面之前需要提前预备牙齿（a，中切牙的白色区域）。（b、c）最终形态。

图20a、b 用于制作诊断饰面的模型使用空白模型块（Zirkonzahn）切割出来。

图24）。

依照患者的要求和功能性因素考量来修改与复诊诊断饰面，同时与患者和技师进行讨论。笔者（Okawa）倾向于与患者和技师合作，在该阶段多次调整饰面的形态。该病例的牙冠形态为方形且牙颈部较宽。通过与技师（Yamazaki）讨论，决定打开两颗中切牙的切角间隙以使形态更自然，也得到了患者的同意。患者要求保持右上中切牙略微不齐的牙轴，稍微唇倾，以保持她的个性。她还拒绝了制作表面特征和渐变。她对修改和复诊后的诊断饰面形态满意。进行口内扫描，将形态转入软件中，使用该数据制作最终修复体的蜡型。

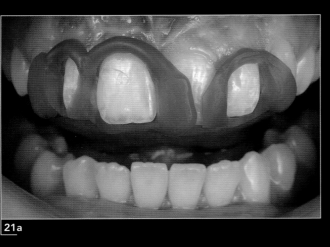

21a

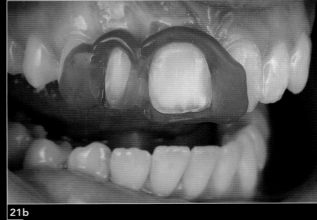

21b

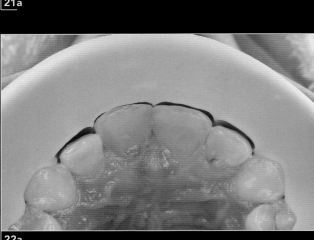

22a

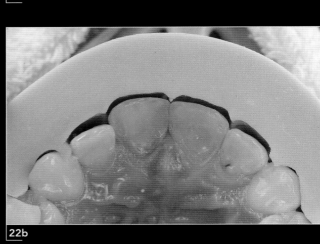

22b

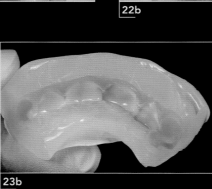

23a

23b

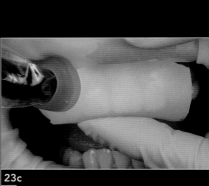

23c

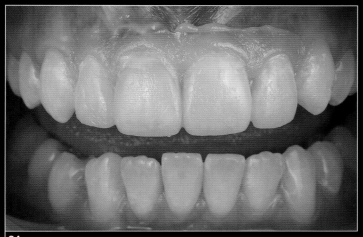

24a

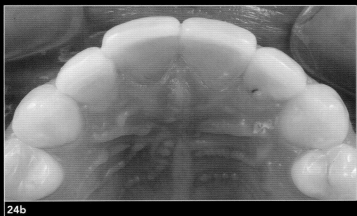

24b

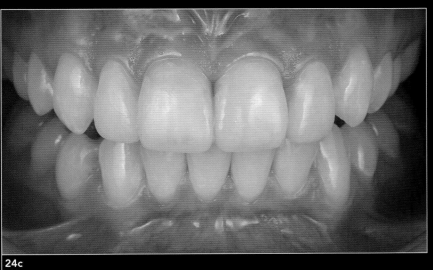

24c

图24a～c （a）光固化后去除透明硅橡胶模板；（b）去除多余的树脂；
（c）去除多余的树脂，调𬌗抛光后的诊断饰面。

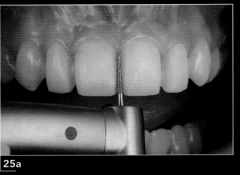

25a

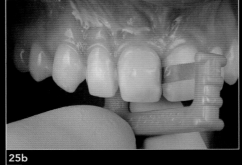

25b

图25a 直接在诊断饰面上进行预备[15]。先预备邻面先导沟。

图25b 打开邻接（Contac EZ, Morimura）又不影响牙齿的弧度是非常重要的，因为口内扫描仪无法识别瓷贴面预备时紧的邻接[17]。

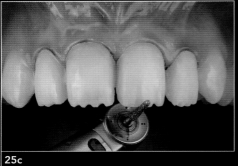

25c

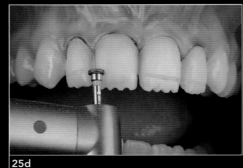

25d

图25c 切端指示沟。

图25d 唇面指示沟。

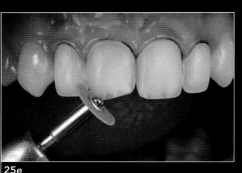

25e

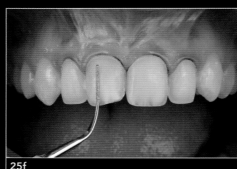

25f

图25e 使用Soflex XT抛光碟（3M）圆钝锐角。

图25f 使用EMS超声头，D-PL3/H-PL3（EMS，Shofu）完成最终预备。

基牙的预备和临时修复体

在显微镜下直接穿过诊断饰面[15]进行基牙的预备（图25～图27）。最终修复体是位于4颗上颌切牙上的瓷贴面，在右上中切牙上使用三明治贴面技术以补偿因其旋转造成的去除过多的牙釉质[16]。与技师讨论后，选择IPS Empress CAD Multi（Ivoclar Vivadent）作为修复材料。

使用扫描的最终预备体的数据（图28a）来制作聚甲基丙烯酸甲酯（PMMA）临时修复体。依据唇侧的贴面设计右上中切牙腭侧的贴面并先研磨。在放置腭侧贴面后，再对基牙进行扫描，设计也切割研磨唇侧的修复体[17]。对诊断饰面进行扫描并用做蜡型的数据，研磨并戴入临时修复体（图28a～d）。并据此制作工作模型。依照口内扫描数据制作CAD/CAM模型并用作该病例的工作模型（图29）。

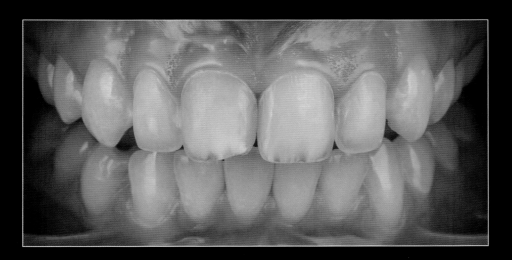

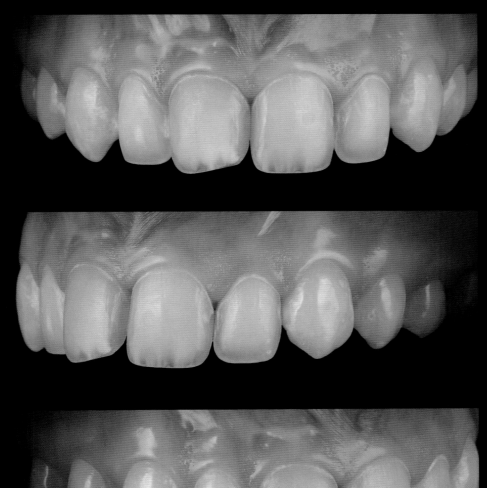

图26a～d　完成对基牙的预备。

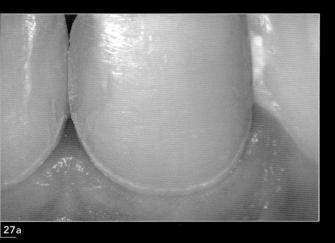

27a

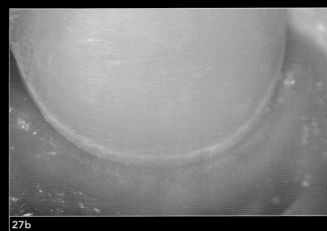

27b

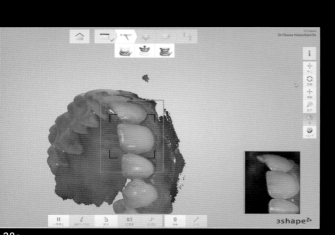

28a

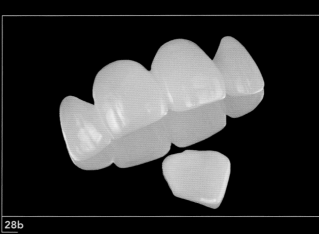

28b

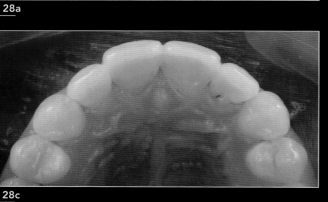

28c

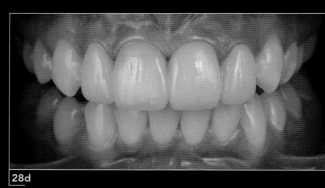

28d

图27a、b　预备体的放大显微镜下的照片。

图28a　对最终预备体进行口内扫描（Trios 3，3Shape）。

图28b　使用临时树脂粘接剂粘接PMMA临时修复体，修复体连接在一起以增加强度和固位力。右上中切牙有一个腭侧贴面，这是应用了三明治技术。

图28c　戴入PMMA临时修复体后的腭侧观。

图28d　戴入PMMA临时修复体后的唇侧观。

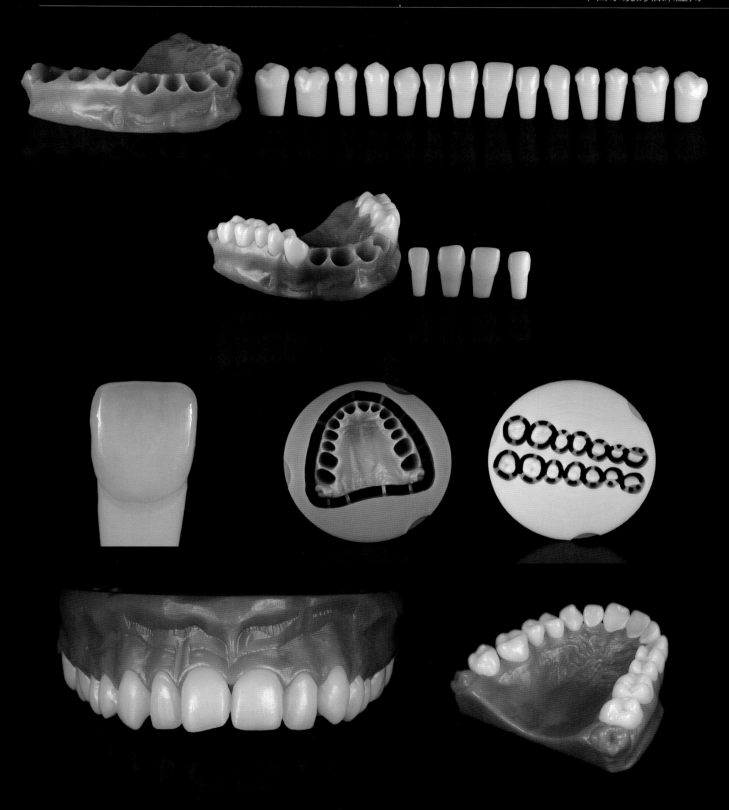

图29　制作最终修复体的CAD/CAM工作模型。使用现有的未打开邻接的扫描模型无法制作分离的模型。因此，工作模型依据Geller模型的数据用Zirkonzahn Temp Basic切割制作，先依照扫描获得数据切割出模型。PMMA是一个能代表牙龈和牙齿真实颜色的很好材料，使获得基牙的颜色变得简单。

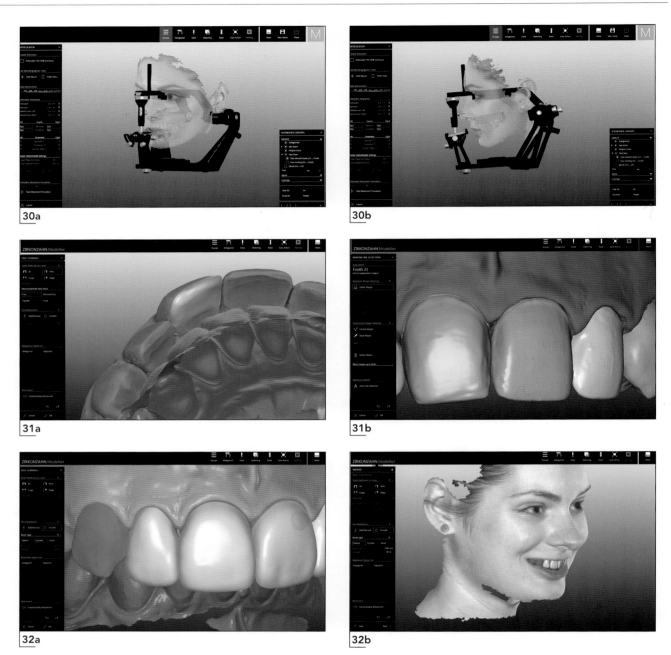

图30a、b　面部的3D图像可以与上颌及下颌在虚拟殆架上重叠。

图31a、b　最终修复体的设计。（a）设计右上中切牙的腭侧贴面；（b）确定唇侧边缘。

图32a、b　完成最终修复体的设计。

最终修复

　　最终修复体的制作与临时修复体相同。腭侧贴面依据扫描数据使用IPS Empress CAD Multi（Ivoclar Vivadent）制作。通过在模型上试戴调整后进行扫描。对扫描数据、临时修复体设计数据匹配后设计唇侧贴面，依据最终修复体的材料来设置参数（图30~图32）。

图33 在嵌套软件中确认研磨数据。可以在任意位置切割图像。通过确认切割和设计数据的匹配可以预防研磨错误。

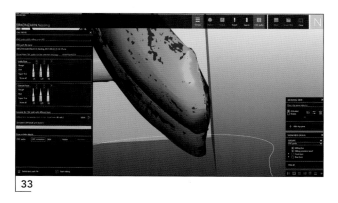

33

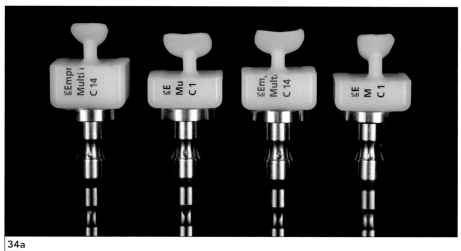

34a

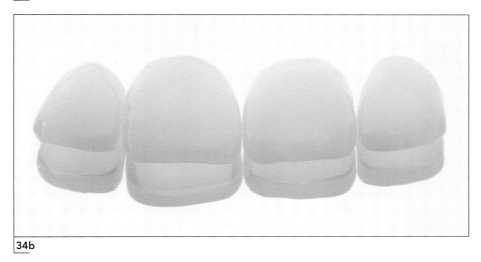

34b

图34a、b 使用IPS Empress CAD Multi（Ivoclar Vivadent）制作IDE的最终修复体。

在进一步确认设计的修复体研磨的可行性后才进行研磨，还通过嵌套软件中的模拟确认了有适当的厚度（图33）。

通过研磨、调整边缘、上釉和抛光最终完成修复体制作（图34a、b）。最终贴面修复体戴入后的口内和口外照片如图35～图38所示。

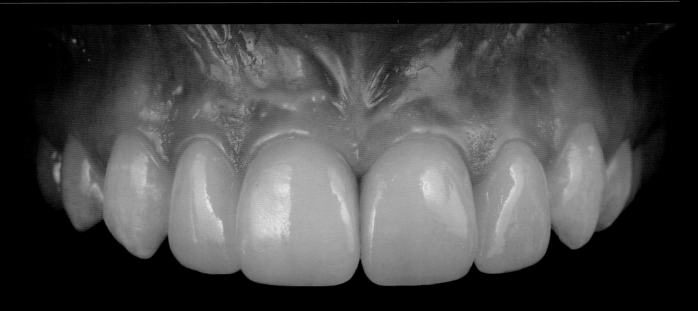

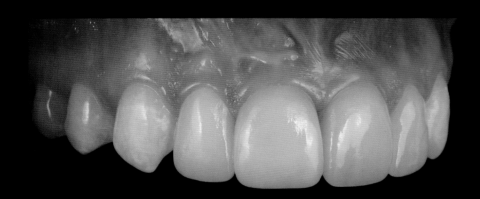

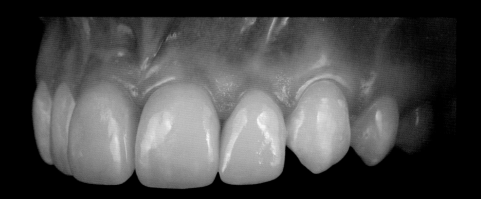

图35a ~ c　最终修复体口内照。

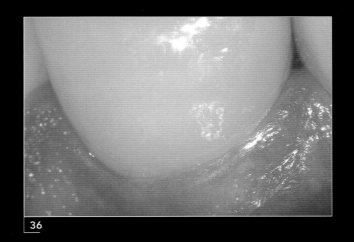

36

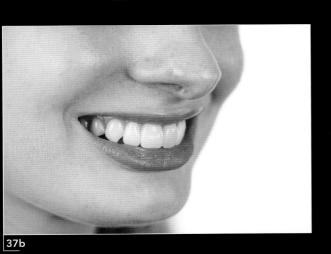

37a

37b

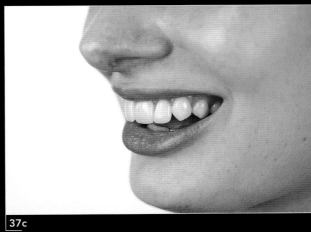

37c

图36　戴入后即刻显示最终修复体有良好的表面密合性。

图37a~c　最终修复体与嘴唇保持协调。

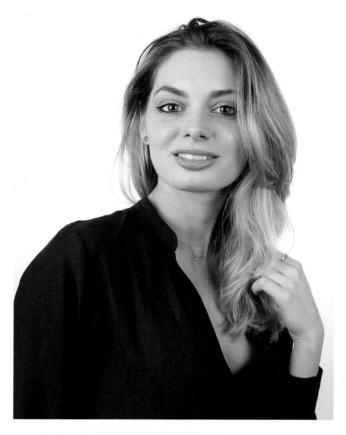
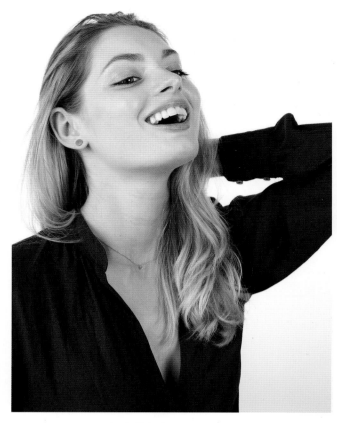
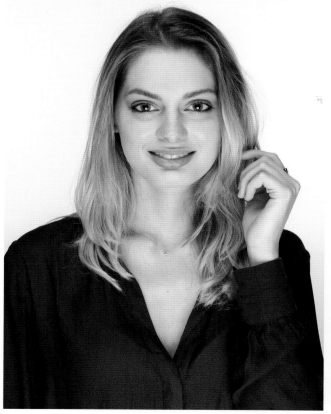
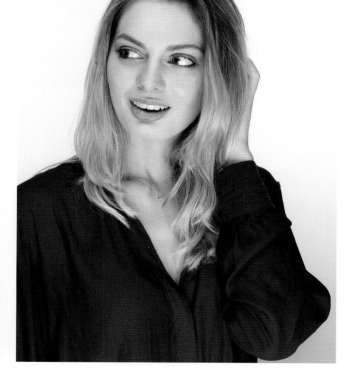

图38 最终修复体戴入后的面部观。

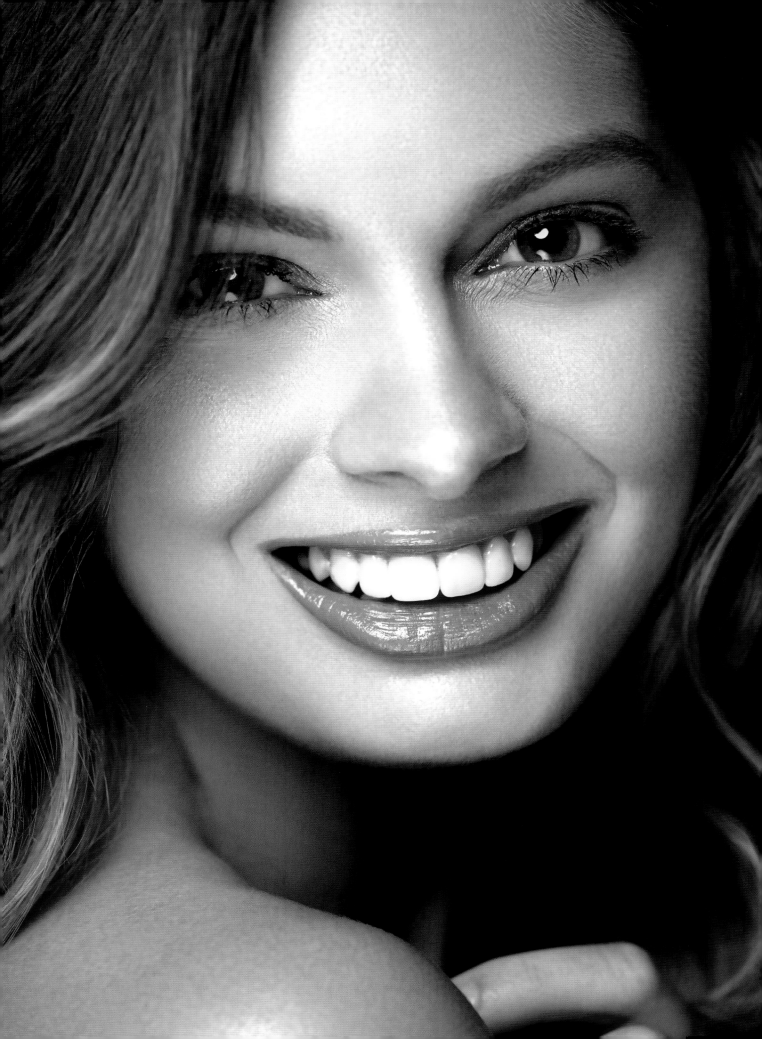

结论

牙医和技师获得每一位患者的准确数据对于制作精确、美观和功能良好的修复体非常重要。CAD/CAM的机械精度已得到巨大的改善，精确地复制密合性、邻接区域和𬌗面形态已经成为现实。如果上下颌相对于颅骨的位置无法在模拟软件中精确重复，那么CAD软件的巨大优势将荡然无存。

使用该平面系统，通过测量患者在自然头位时上颌的位置和从3D照片中模拟理想𬌗平面的位置，可以制作美观和功能良好的修复体。通过分享3D照片，患者、牙医和技师之间的沟通更加高效。这一系统是结合了美学与功能的突破性工具。尽管本文献中的病例仅应用到了上颌前牙的修复，它还可以更好地用于更加复杂的病例，如美观要求很高的需要改变垂直距离的全口重建病例。

参考文献

[1] Okawa M. Esthetic analysis to manage complicated restorative case [in Japanese]. The Quintessence 2005;24(9):3–6.

[2] Cofar F, Cofar I, Stumpf L, Popp I, Pineda A, Dooren EV. State of the Art—RAW: A digital workflow. Quintessence Dent Technol 2017;40:6–25.

[3] Plaster U, Hrezkuy S. A case report: Occlusion and facial appearance were attempted to be improved by maxillary bone anchorage bridge [in Japanese]. Practice in Prosthodontics 2017;50:522–533.

[4] Plaster U. Mastering the occlusal plane: Udo Plaster and Zirkonzahn's PlaneSystem® offers laboratory technicians the third dimension in patient analysis. Inside Dent Technol 2014;5(1):64–65.

[5] Ogawa T, Koyano K, Suetsugu T. Characteristics of masticatory movement in relation to inclination of occlusal plane. J Oral Rehabil 1997;24:652–657.

[6] Ogawa T, Koyano K, Suetsugu T. Correlation between inclination of occlusal plane and masticatory movement. J Dent 1998;26:105–112.

[7] Ogawa T, Koyano K, Suetsugu T. The relationship between inclination of the occlusal plane and jaw closing path. J Prosthet Dent 1996;76:576–580.

[8] Ogawa T, Koyano K, Umemoto G. Inclination of the occlusal plane and occlusal guidance as contributing factors in mastication. J Dent 1998;26:641–647.

[9] Plaster U. Naturliche Asymmetrien und die patientenindividuelle Wiedergabe der Okklusions- ebene ohne traditionellen Transferbogen. Quintessenz Zahntech 2013;39:1266–1280.

[10] Ferrario VF, Sforza V, Serrao G, Ciusa V. A direct in vivo measurement of the three-dimensional orientation of the occlusal plane and of the sagittal discrepancy of the jaws. Clin Orthod Res 2000;3:15–22.

[11] Cooke MS. Five-year reproducibility of natural head posture: A longitudinal study. Am J Orthod Dentofacial Orthop 1990;97:487–494.

[12] Peng L, Cooke MS. Fifteen-year reproducibility of natural head posture: A longitudinal study. Am J Orthod Dentofacial Orthop 1999;116:82–85.

[13] Nouri M, Mir M, Akbarzadeh A, Marami A. Three-year reproducibility of natural head position: A longitudinal study. J Dent Tehran Univ Med Sci 2006;3:178–183.

[14] Paolucci B, Calamita M, Coachman C, Gürel G, Shayder A, Hallawell P. Visagism: The art of dental composition. Quintessence Dent Technol 2015;35:187–200.

[15] Okawa M. Minimally invasive full-mouth rehabilitation for dental erosion. Quintessence Dent Technol 2016;36:57–77.

[16] Vailati F, Belser UC. Classification and treatment of the anterior maxillary dentition affected by dental erosion: The ACE classification. Int J Periodontics Restorative Dent 2010;30:559–571.

[17] Okawa M. Minimally invasive full mouth rehabilitation adapted to digital dentistry [in Japanese]. QDT 2017;42(11):32–62.

Originally published in Japanese in *The Japanese Journal of Esthetic Dentistry*, 2018 issue.

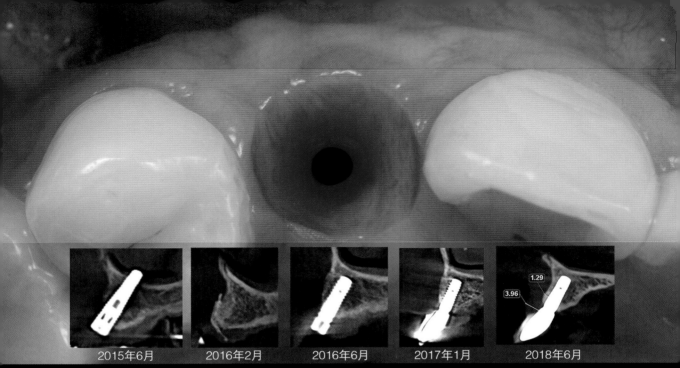

2015年6月	2016年2月	2016年6月	2017年1月	2018年6月

上颌前牙区失败植体再次植入怎样获得最佳美学效果：对临床外科及修复因素的考量

Optimizing Esthetic Results for Implant Removal in the Anterior Maxilla:
Surgical and Prosthetic Considerations for this Clinical Challenge

Ivan Contreras Molina, DDS, MSc, PhD[1]
Gil Contreras Molina, DDS[2]
Dean Morton, DDS, MSc[3]

---

[1]Private Practice Limited to Prosthodontics, Implants, and Periodontal Plastic Surgery, Morelia, Mexico.

[2]Private Practice, Morelia, Mexico.

[3]Professor and Chair of the Department of Prosthodontics, Assistant Dean for Strategic Partnerships and Innovation, Director of Interdisciplinary Implant Center, Indiana University School of Dentistry, Indianapolis, Indiana, USA.

Correspondence to: Dr Ivan Contreras Molina, Privada Plan Ayutla #39, Col Chapultepec sur, Morelia, Mexico. Email: drivancontreras@gmail.com

近几年，关于即刻种植理念的转变以及口腔种植治疗的广泛开展，临床中出现了越来越多的3D位置不理想的种植体，其中很大一部分是由于术前诊断错误及医技沟通不足等医源性因素造成的。植体的3D位置没有以修复为导向，可能是由于术前未按照最终修复体的3D位置进行设计，未建立理想的𬌗平面，或者是手术过程中未使用导板导致的植入方向及轴向的偏差[1]。这类错误导致的并发症主要表现为植体周围没有足够的软硬组织、牙龈的退缩、基台的暴露以及龈乳头的塌陷。如果前牙区种

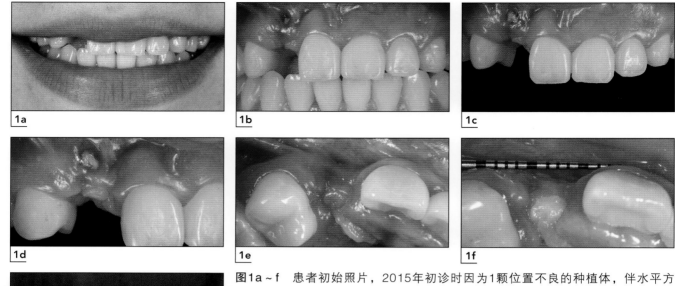

图1a~f 患者初始照片，2015年初诊时因为1颗位置不良的种植体，伴水平方向组织塌陷，软组织穿孔，移植材料暴露。

图2 CBCT证实种植位置不良。植体根尖位于鼻窦底部，与鼻底黏膜接触，植体位置偏颊，颊侧骨壁缺失。

植没有遵循相应的治疗原则，结果可能是美学效果的欠缺，甚至无法完成最终修复。

为了弥补植体3D位置的偏差，临床上有一些措施可以帮助达到更好的美学效果，包括使用角度基台，人工牙龈，冠延长术以及结缔组织移植术[2]。对于极端的病例，还有一个选择是取出错误的种植体。然而，取出植体通常意味着更大的软硬组织缺损，需要更多的重建性手术[3]。因此，在前牙区，为了获得植体长期稳定的美学效果，外科及修复的技术敏感性要求都非常高。

本文展示的是一例植体3D位置不理想造成的前牙美学缺陷，是如何通过外科的、修复的各个步骤进行种植体周围软硬组织的重建，最终达到一个可

以接受的美学效果。

病例报告

一位21岁女性患者，右上侧切牙植体3D位置不理想造成的美学缺陷（图1a~f）。尽管植体近远中的龈乳头高度还比较理想，但是植体的轴向偏唇侧的角度过大，出现Seibert Ⅲ类骨缺损[4]，同时伴有软组织的穿孔及生物移植材料的暴露。CBCT显示植体根方穿透窦底，并且没有完整的窦膜覆盖（图2）。

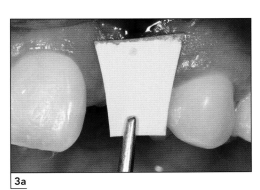
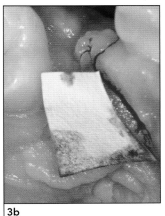
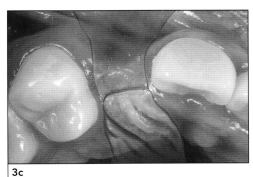

图3a ~ c　用颊腭侧膜片法测量需要的结缔组织瓣的长度并确定垂直切口的位置。

治疗计划

根据该病例的复杂情况，我们为患者制订了初步的多学科治疗计划，以期达到最佳的美学效果，维护种植体周围组织的健康。

1. 取出种植体同期GBR，同时腭侧转带蒂瓣增加颊侧角化龈的面积和厚度[5]。
2. 制作诊断蜡型作为种植导板并制备马里兰桥作为临时修复体。
3. 种植体再次植入，同期从腭侧取结缔组织做软组织移植，利用窄颈的个性化愈合基台支撑唇侧软组织[6]。
4. 植体植入后4个月制作临时修复体，进行植体周围软组织塑形。
5. 临时修复戴入后3个月进行牙龈修整，取终印模，比色。
6. 技师制作最终修复体。
7. 戴入最终修复体。

第一阶段

口内硅橡胶取模制作马里兰桥。手术取出植体

的同时进行腭侧带蒂结缔组织移植，腭侧软组织瓣可以增加颊侧牙龈的厚度，改善牙龈的质量，修复软组织穿孔，防止不可吸收膜的暴露，特别是在一期愈合期间。腭侧带蒂结缔组织移植手术首先需要利用修剪膜片的方法确定移植物的长度以及垂直切口的位置（图3a ~ c）。先沿牙槽嵴顶向腭侧做两条垂直的松弛切口，略呈梯形发散，切至骨面，勾画出蒂部的外形并尽量保留两侧龈乳头的牙龈组织（图4a）。垂直切口的长度取决于颊侧瓣需要的长度。沿牙槽嵴顶做半厚瓣水平切口，连接两侧的垂直切口，同时作为分离腭侧半厚瓣的起点。当半厚瓣制备完成（图4b），沿瓣的两侧边缘切至骨面，并在瓣的腭侧根方做水平切口（图4c），将软组织瓣进行冠根向的松解，从骨面剥离，保持瓣的完整及蒂部的血供（图4d）。最后，将松解的软组织瓣对折塞入唇侧上皮及牙槽嵴顶之间（图4e）并进行缝合（图4f）[6]。

使用Nobel植体取出套装（Nobel Biocare USA）取出种植体，同时植入Bio-Oss骨粉，钛膜覆盖进行引导性骨再生（图5）。术后10天（图6a ~ c），在唇侧穿孔区可见新生角化龈，同时牙龈颜色得到改善。术后8个月，可以看到缺牙区仍存在软组织缺损（图7a ~ c）。CBCT检查骨愈合情况（图8）。

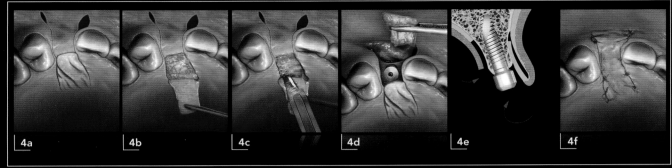

4a 4b 4c 4d 4e 4f

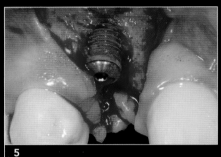

5

图4a　两个平行的垂直切口，从嵴顶位置向腭侧延伸切至骨面，在嵴顶位置做水平半厚切口连接两侧的垂直切口，保留缺损区两侧的龈乳头。

图4b　从嵴顶水平切口向腭侧行半厚瓣剥离，暴露结缔组织瓣。

图4c　将腭侧暴露的结缔组织瓣全层剥离。

图4d　将剥离开的结缔组织瓣翻转至颊侧。

图4e　将腭侧结缔组织瓣向颊侧翻转的示意图。

图4f　瓣的缝合。

图5　取出植体，在骨缺损区放置小牛骨粉颗粒（Bio-Oss，Geitslich）和钛膜（Neobiotech）。

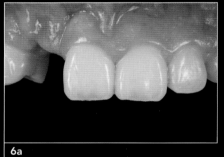

6a

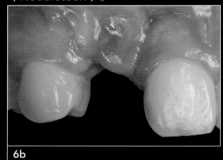

6b

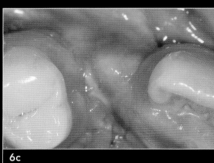

6c

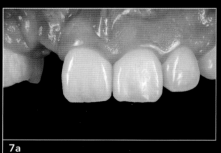

7a

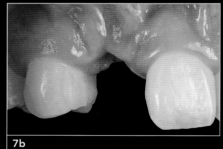

7b

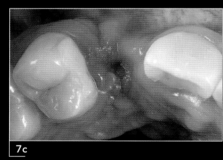

7c

图6a～c　术后10天正面、侧面及𬌗面观，显示唇侧增加的角化龈组织，缺损区软组织质和量的改善及穿孔的关闭。

图7a～c　术后正面、侧面及𬌗面观显示仍然有软组织的缺损需要进一步改善。

图8　GBR术后8个月的CBCT，显示钛膜的影像。

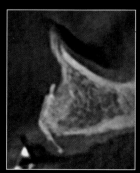

8

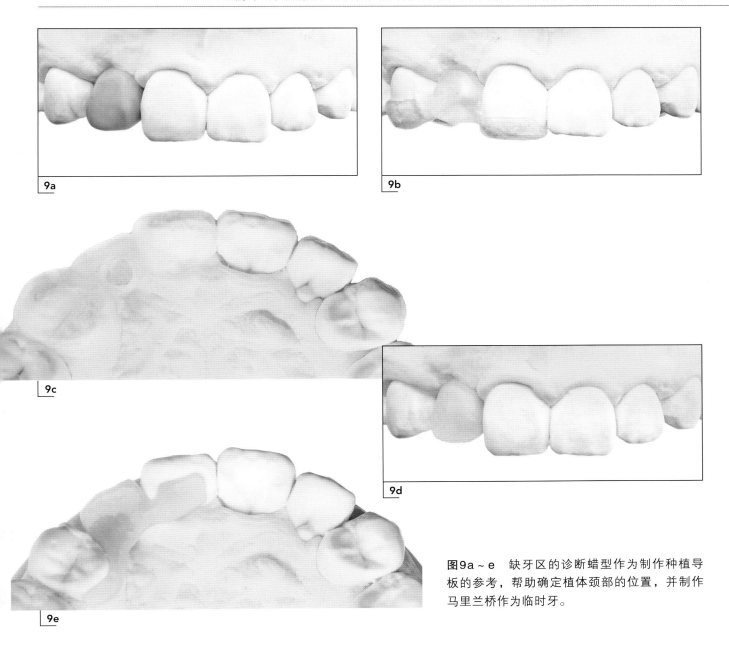

9a

9b

9c

9d

9e

图9a～e　缺牙区的诊断蜡型作为制作种植导板的参考，帮助确定植体颈部的位置，并制作马里兰桥作为临时牙。

第二阶段

参照对侧同名牙制作传统的诊断蜡型，作为种植体植入方向的引导。为了获得最佳的修复体穿龈轮廓，确定植体颈部的冠根向位置最为重要，一般需要位于最终修复体颊侧边缘下方3mm[7]。用丙烯酸树脂复制牙齿蜡型作为种植体植入手术的导板，并制作马里兰桥作为临时修复体（图9a～e）。

第三阶段

沿相邻牙做沟内切口，并在缺牙区牙槽嵴顶做倒V形切口翻开颊侧瓣，更好地塑造龈乳头的轮廓（图10和图11）。使用丙烯酸树脂导板，作为种植体植入时冠根向及颊舌向的参考（图12a、b）。选择Straumann 3.3mm×10mm骨水平种植体，植入后没有即刻修复。根据术者的经验，颊侧瓣和龈

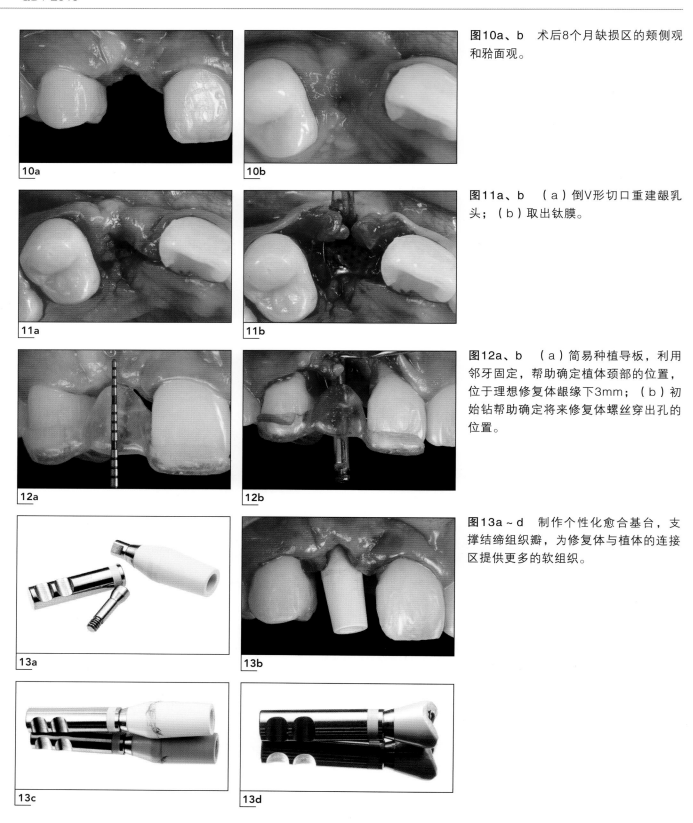

图10a、b 术后8个月缺损区的颊侧观和殆面观。

图11a、b （a）倒V形切口重建龈乳头；（b）取出钛膜。

图12a、b （a）简易种植导板，利用邻牙固定，帮助确定植体颈部的位置，位于理想修复体龈缘下3mm；（b）初始钻帮助确定将来修复体螺丝穿出孔的位置。

图13a～d 制作个性化愈合基台，支撑结缔组织瓣，为修复体与植体的连接区提供更多的软组织。

乳头如果没有复位到初始位置，愈合过程中很容易出现软组织坏死。种植体植入后如果使用即刻临时修复体，修复体的轮廓会阻碍软组织瓣的复位。因

此，术者使用了个性化的愈合基台以保证龈乳头复位到理想的位置，同时完成软组织的初步塑形（图13a～d）。个性化基台可以为软组织瓣提供足够的

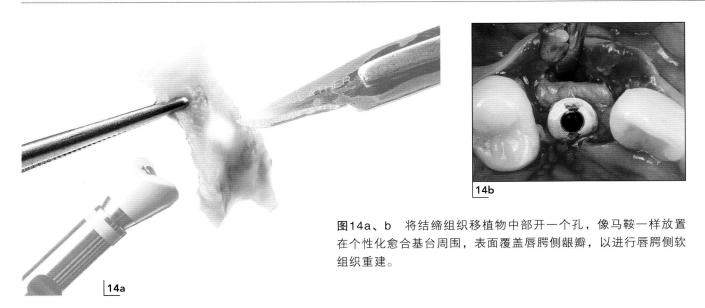

图14a、b　将结缔组织移植物中部开一个孔，像马鞍一样放置在个性化愈合基台周围，表面覆盖唇腭侧龈瓣，以进行唇腭侧软组织重建。

图15a、b　植体植入及软组织移植术后即刻，在龈乳头位置用5-0缝合线进行简单缝合，以保证足够的软组织血供，防止组织坏死。

图15c～e　树脂粘接马里兰桥临时牙。

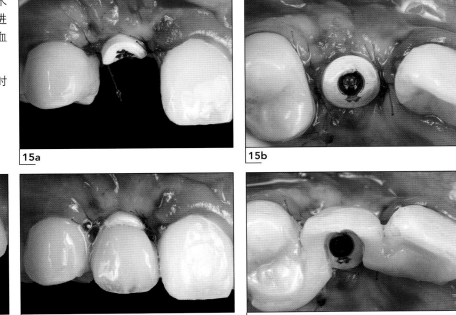

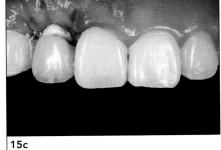

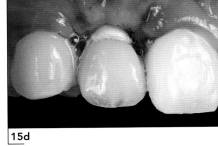

支撑，改善3D方向的组织缺损，在修复体及种植体的连接界面获得更好的水平向及垂直向的丰满度[6]。

从上颌腭侧牙龈制取带上皮的结缔组织瓣，去除上皮组织后，中间位置制作一个卵圆形孔，使牙龈瓣可以顺利地穿过植体上方连接的基台（图

14a、b），制取的结缔组织瓣约12mm×8mm，足够支撑植体周围的组织塌陷。在龈乳头位置简单缝合（使用5-0缝合线）来固定龈瓣，将龈瓣放置在最初设计的位置以利于软组织的再血管化，最大限度地避免移植物的坏死（图15a～e）。

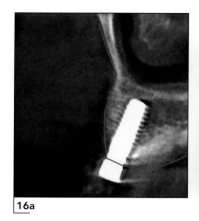

16a

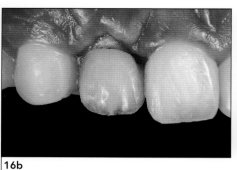

16b

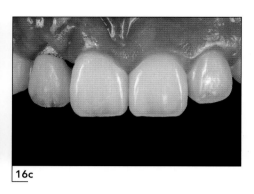

16c

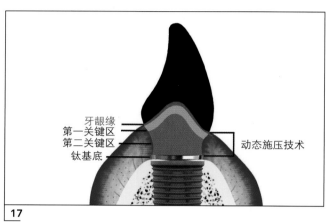

牙龈缘
第一关键区
第二关键区
钛基底

动态施压技术

17

图16a 植体植入后4个月CBCT，显示植体位于正确的位置。

图16b、c 临时修复体周围组织的口内观。

图17 个性化印模法复制修复体颈部第一关键区和第二关键区的外形。

第四阶段

种植体植入后4个月，拍CBCT确认植体在正确的位置愈合良好（图16a）。在临时牙阶段针对种植体周围组织的处理对获得最终的修复效果起到非常关键的作用（图16b、c）。2010年，Su等[8]指出在龈缘下方软组织包绕的临时冠与基台连接的第一关键区和第二关键区形成植体的穿龈轮廓。2013年，Wittneben等[9]指出必须要用个性化印模的取模方法复制种植体周围组织的形态（图17）。制取个性化印模的几个目的：制作有足够支撑的穿龈轮廓；形成与相邻牙连贯和谐的牙龈形态，确定植体龈缘的位置，龈乳头的塑形，牙龈弧线顶点的高度及宽度。临时冠颈部的形态需要复制天然牙的结构，才能够形成正确的穿龈轮廓[10]。

对软组织的支撑和设计需要根据不同的病例

情况进行相应的调整。当不需要对软组织进行较大调整时，可以设计多种个性化的穿龈轮廓；当需要将软组织向冠方移动时，可以设计凹形的穿龈轮廓（在第一关键区和第二关键区进行相应的调整）；当需要对第二关键区的组织提供足够支撑时，可以设计凸形的穿龈轮廓。当使用凸形穿龈轮廓时需要非常小心，避免唇侧凸度过大超过生理范围，否则容易造成牙龈的水肿，最终导致龈缘的退缩。所有的穿龈轮廓类型都需要与患者的牙龈生物类型相匹配，保证有建立生物学宽度必需的最小牙龈厚度，保证边缘骨吸收小于2mm（图18a~c）[11-12]。

使用马里兰桥制作临时修复体，确认正确的切缘位置[16]，之后再延期负重。取初印模后调整临时冠的穿龈轮廓，在第二关键区形成凹面，以利于软组织的冠方移动，确保后期获得稳定的龈缘位置（图19a~g）。

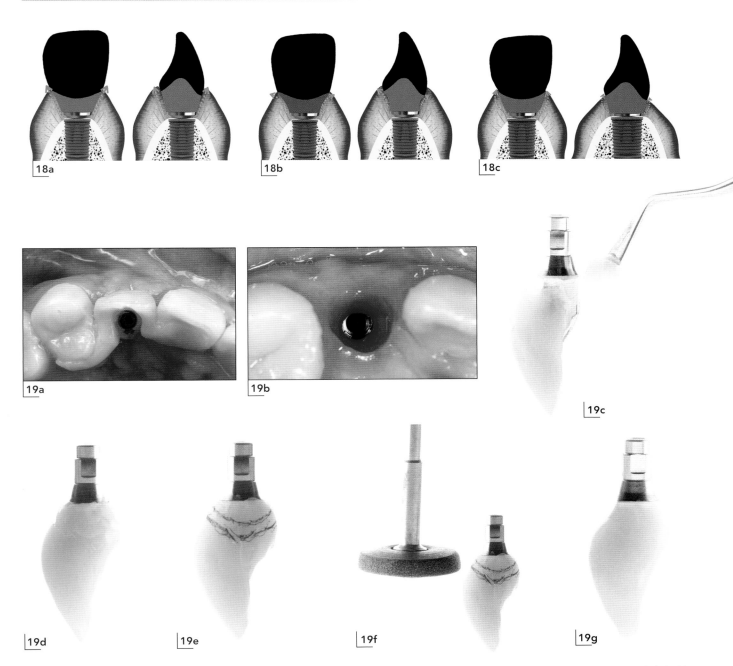

图18a~c （a）如果不需要组织改建可以选用个性化穿龈轮廓；（b）如果需要组织向冠方移动可以选用凹形的穿龈轮廓；（c）如果需要为软组织提供足够的支撑可以用凸形的穿龈轮廓。

图19a~g 利用临时修复体马里兰桥进行植体的负载，确定正确的切缘位置，根据植体周围组织的状态调整穿龈轮廓的外形。

第五阶段

　　2个月后分析牙龈曲线的顶点位置。重新调整临时冠的颈部外形（图20a~d），并进行前牙区牙龈切除术使相邻牙的龈缘位置保持同一水平。牙龈愈合后患者回到诊所进行最终的评估及后续治疗（图21a~c）。使用传统的转移杆制取终印模（图22和图23）。这种取模方法可以有效地防止取模时软组

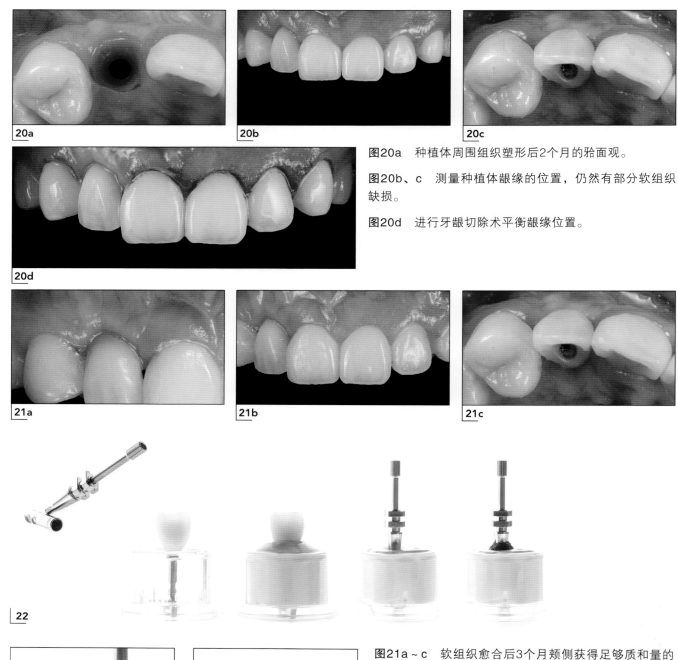

图20a 种植体周围组织塑形后2个月的𬌗面观。

图20b、c 测量种植体龈缘的位置，仍然有部分软组织缺损。

图20d 进行牙龈切除术平衡龈缘位置。

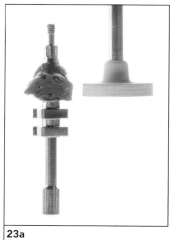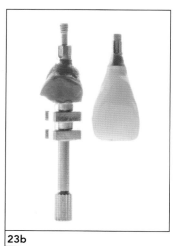

图21a～c 软组织愈合后3个月颊侧获得足够质和量的角化龈，更佳的牙龈顶点外形。

图22 个性化调整临时修复体的穿龈轮廓。

图23a、b 打磨抛光，注意个性化转移杆龈缘的位置与临时修复体的龈缘位置保持一致。

图24a～f　个性化转移杆制作前（a）和制作后（b）；（c）X线片确认转移杆就位；（d～f）用个性化转移杆在口内取模。

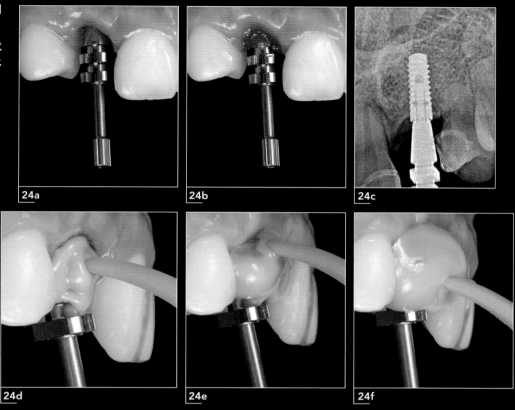

图25a～d　牙齿及软组织比色，使用灰色卡及滤光片。

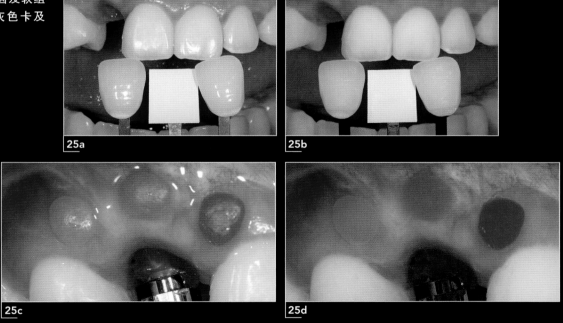

织的塌陷，精确地转移牙龈袖口的外形，准确地复制临时冠的穿龈轮廓，获得最佳的正式修复体（图24a～f）。使用VITA比色板（VITA USA）和牙龈树脂（Zirkonzahn）为技师传递准确的软硬组织比色情况（图25a～d）。

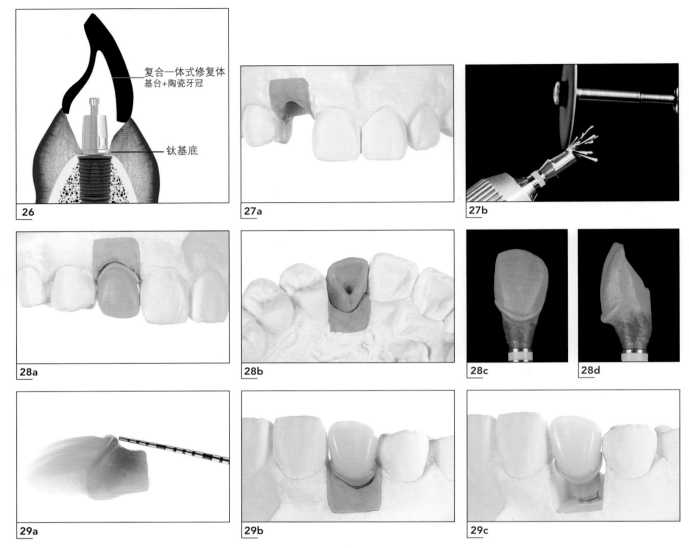

复合一体式修复体
基台+陶瓷牙冠

钛基底

26

27a

27b

28a

28b

28c

28d

29a

29b

29c

图26　复合基台包括两部分结构：①与植体连接的钛基底；②钛基底与瓷的粘接结构。

图27a、b　（a）超硬石膏灌制模型并复制软组织外形；（b）钛基底的研磨。

图28a～d　最终的诊断蜡型制作。

图29a～c　试戴最终的瓷修复体，确认龈下3～4mm的外形形成正确的穿龈轮廓。

第六阶段

正式牙冠如果想要获得满意的美学效果，尤其是牙齿及牙龈的完美形态，需要一些比较复杂的操作步骤。首先要用超硬石膏灌制模型，并且在牙龈区域使用硅橡胶。需要在植体与基台的连接区域使用钛基底（图26）。这种复合一体式修复体可以提供更好的抗力形，同时形成视觉上更美观的基底层（图27a、b）。Jung等[13]指出，一个粗的钛基台会造成很大的美学风险，在龈缘容易透出青灰色。他们的研究发现，如果牙龈厚度为2～3mm，纯钛基台会有牙龈透青的情况，而二氧化锆基台不会出现这种情况，即使只是做了二氧化锆的镀层。如果牙龈厚度超过3mm，则不需要考虑牙龈透青的问题[13]。

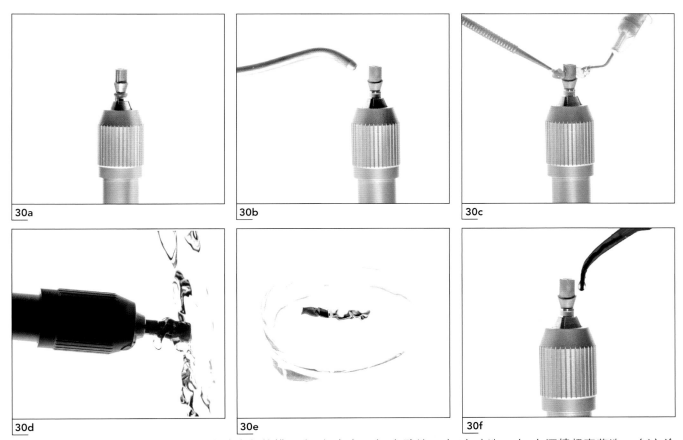

图30a ~ f 钛基底的表面处理：（a）涂布保护蜡；（b）喷砂；（c）酸蚀；（d）冲洗；（e）酒精超声荡洗；（f）涂布硅烷处理剂。

技师采用基台二氧化锆镀层的技术（e.max ZirCAD, Ivoclar Vivadent），复制临时冠的穿龈轮廓。基台的选择应该具有良好的生物相容性，以获得长期的稳定。重新评估临时冠外形后，我们磨除部分临时冠的颈部组织，在穿出区域增加牙龈瓷，获得跟对侧同名牙同样的龈缘高度。这种混合的修复技术为先制作蜡型，再使用Dental Wings CAD/CAM软件翻制成二氧化锆（图28a ~ d）。最终的正式牙冠采用加饰瓷的全瓷冠（e.max Ceram, Ivoclar Vivadent）（图29a ~ c）。

第七阶段

当牙冠的颜色以及修复体的位置已经确认后，就要开始进行最后的粘接程序。首先进行钛基底和内核的粘接，钛基底先使用27μm的二氧化铝颗粒以2.8bar（280kPa）的压力进行喷砂处理，表面冲洗干净后磷酸酸蚀，再放在酒精里超声振荡5分钟。表面干燥后，涂布硅烷处理剂，加热以去除溶剂，稳定硅氧烷共价键（图30a ~ f）[14]。修复体的内侧面先用铅笔进行标记，在穿龈部分涂布甘油，使用27μm的二氧化铝颗粒以2.8bar（280kPa）的压力进行喷砂，距离修复体10mm，持续大约20秒，直到铅笔的标记消失。然后将修复体放在酒精中超声振荡5分钟[15]。采用玻璃离子粘接剂（FujiCEM2, GC）进行口外粘接（图31和图32）。修复体在口内使用氯己定（Siegfried）进行消毒后[16]，加扭力至35N，用特氟龙膜封闭螺丝孔，表面覆盖复合树脂。

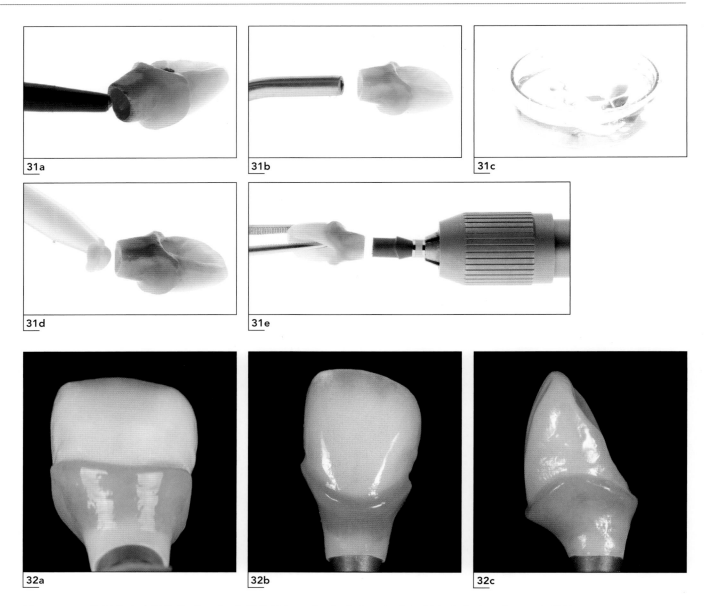

图31a~e　修复体内表面的处理：（a）铅笔标记；（b）喷砂；（c）酒精超声荡洗；（d、e）粘接。

图32a~c　混合结构的基台实现正确的穿龈轮廓。

最后拍X线片确认修复体完全就位。在口内进行调𬌗，确认颜色。调整牙冠外形进行牙龈组织的塑形。

　　1个月后随访，修复体牙冠呈现自然外观，获得了良好的美学效果，患者非常满意（图33和图34），17个月后随访依然保持稳定（图35和图36）。

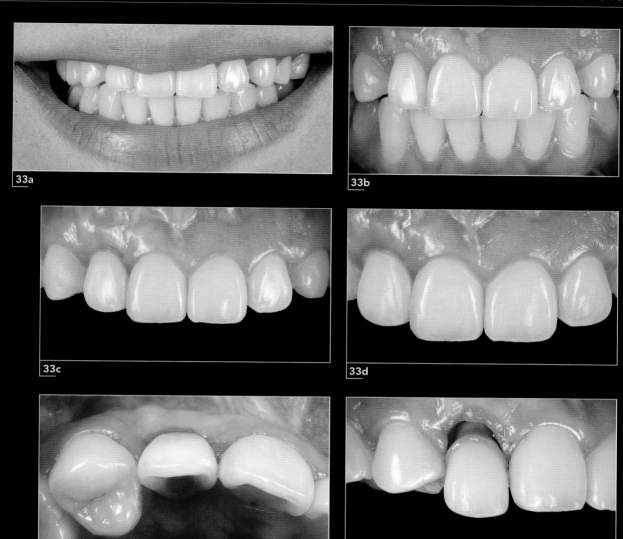

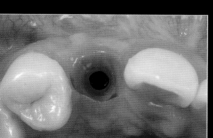

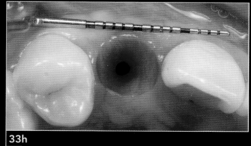

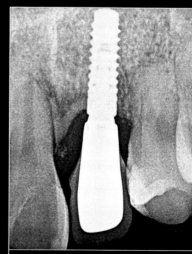

图33a～i 修复体戴入后1个月。显示种植体周围组织的外形得到进一步改善（最终的X线片）。

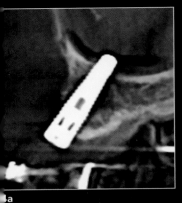
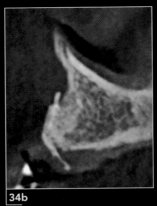
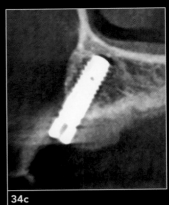
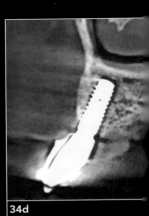

34b 34c 34d

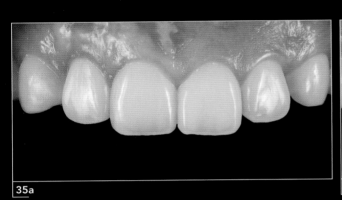
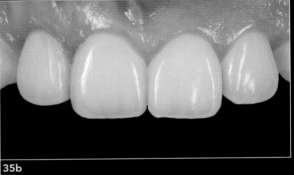

35a 35b

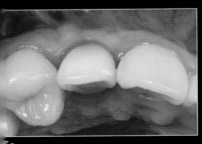
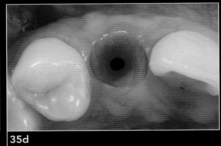
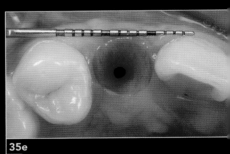

35d 35e

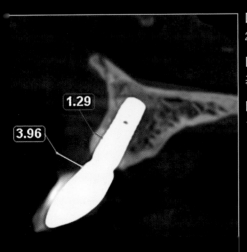

图34a～d 治疗的时间进度：（a）2015年6月；（b）2016年2月；（c）2016年6月；（d）2017年1月。

图35a～e 治疗结束后17个月随访，组织进一步改建，获得与对侧同名牙基本一致的外形轮廓。

图36 2018年6月CBCT显示唇侧牙龈厚度为3.96mm，骨壁厚度为1.29mm。

结论

　　本文病例强调了种植治疗前的术前诊断和美学分析的重要性。在外科和修复阶段进行的牙周及种植体周围软组织的整塑过程，保证了牙龈的形态及厚度，使最后的全瓷修复体呈现出完美的软硬组织轮廓，获得良好的美学效果。

致谢

　　感谢Mr Juan Delgado对瓷修复体的制作，Dr Kyle Stanley对本文的校对。

参考文献

[1] Watanabe F, Hata Y, Mataga I, Yoshie S. Retrieval and replacement of a malpositioned dental implant: A clinical report. J Prosthet Dent 2002;88:255–258.

[2] Gehrke SA. Correction of esthetic complications of a malpositioned implant: A case letter. J Oral Implantol 2014;40:737–743.

[3] Kassolis JD, Baer ML, Reynolds MA. The segmental osteotomy in the management of malposed implants: A case report and literature review. J Periodontol 2003;74:529–536.

[4] Seibert JS. Reconstruction of deformed, partially edentulous ridges, using full thickness onlay grafts. Part I. Technique and wound healing. Compend Contin Educ Dent 1983;4:437–453.

[5] El Askary AES. Reconstructive Aesthetic Implant Surgery. Hoboken, NJ: Wiley-Blackwell, 2003.

[6] Gamborena I, Sasaki Y, Blatz M. The "Slim Concept" for ideal peri-implant soft tissues. Quintessence Dent Technol 2017;40:26–40.

[7] Kan JYK, Rungcharassaeng K, Deflorian M, Weinstein T, Wang HL, Testori T. Immediate implant placement and provisionalization of maxillary anterior single implants. Periodontol 2000 2018;77:197–212.

[8] Su H, Gonzalez-Martin O, Weisgold A, Lee E. Considerations of implant abutment and crown contour: Critical contour and subcritical contour. Int J Periodontics Restorative Dent 2010;30:335–343.

[9] Wittneben JG, Buser D, Belser UC, Brägger U. Peri-implant soft tissue conditioning with provisional restorations in the esthetic zone: The dynamic compression technique. Int J Periodontics Restorative Dent 2013;33:447–455.

[10] Van Dooren E, Soares C, Bocabella L, Clavijo W, Clavijo V. Analog protocol for obtaining the ideal soft tissue support and contour in anterior implant restorations. Quintessence Dent Technol 2016;39:37–46.

[11] Linkevicius T, Apse P, Grybauskas S, Puisys A. The influence of soft tissue thickness on crestal bone changes around implants: A 1-year prospective controlled clinical trial. Int J Oral Maxillofac Implants 2009;24:712–719.

[12] Linkevicius T, Vaitelis J. The effect of zirconia or titanium as abutment material on soft peri-implant tissues: A systematic review and metaanalysis. Clin Oral Implants Res 2015;26(suppl 11):139–147.

[13] Jung RE, Sailer I, Hämmerle CH, Attin T, Schmidlin P. In vitro color changes of soft tissues caused by restorative materials. Int J Periodontics Restorative Dent 2007;27:251–257.

[14] Molina IC, Goldberg J, Volpato CÂ, Magne P. Accelerated fatigue resistance of novel-design histo-anatomic implant restorations made of CAD/CAM bilaminar assemblies. Int J Esthet Dent 2018 (in press).

[15] Ozcan M. Air abrasion of zirconia resin-bonded fixed dental prostheses prior to adhesive cementation: Why and how? J Adhes Dent 2013;15:394.

[16] Canullo L, Penarrocha D, Micarelli C, Massidda O, Bazzoli M. Hard tissue response to argon plasma cleaning/sterilisation of customised titanium abutments versus 5-second steam cleaning: Results of a 2-year post-loading follow-up from an explanatory randomised controlled trial in periodontally healthy patients. Eur J Oral Implantol 2013;6:251–260.

粉与液：镜头展现出被掩盖的陶瓷技师精湛技艺的曼妙

Powder and Liquid:
Lens Reveals Hidden Beauty of a Ceramist's Craftsmanship

Carlos Ayala Paz, DDS, MS

Orthodontist
Cayetano Heredia University, Lima, Peru
Email: carlos_ayala_paz@hotmail.com
Website: www.flirckr.com/photos/carlos_ayala

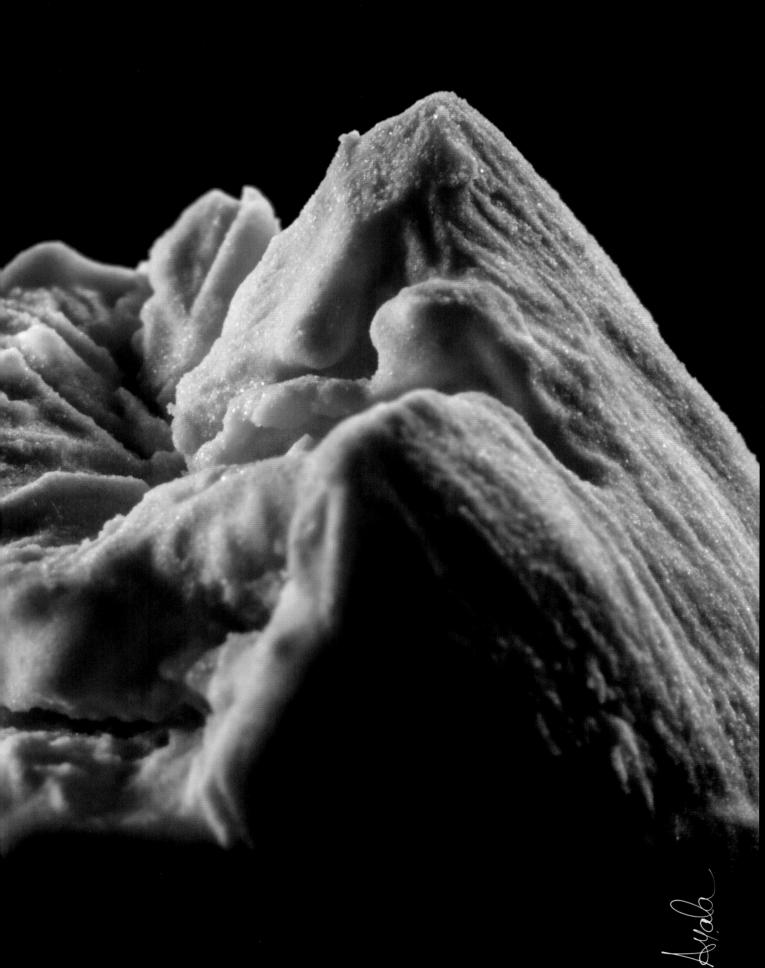

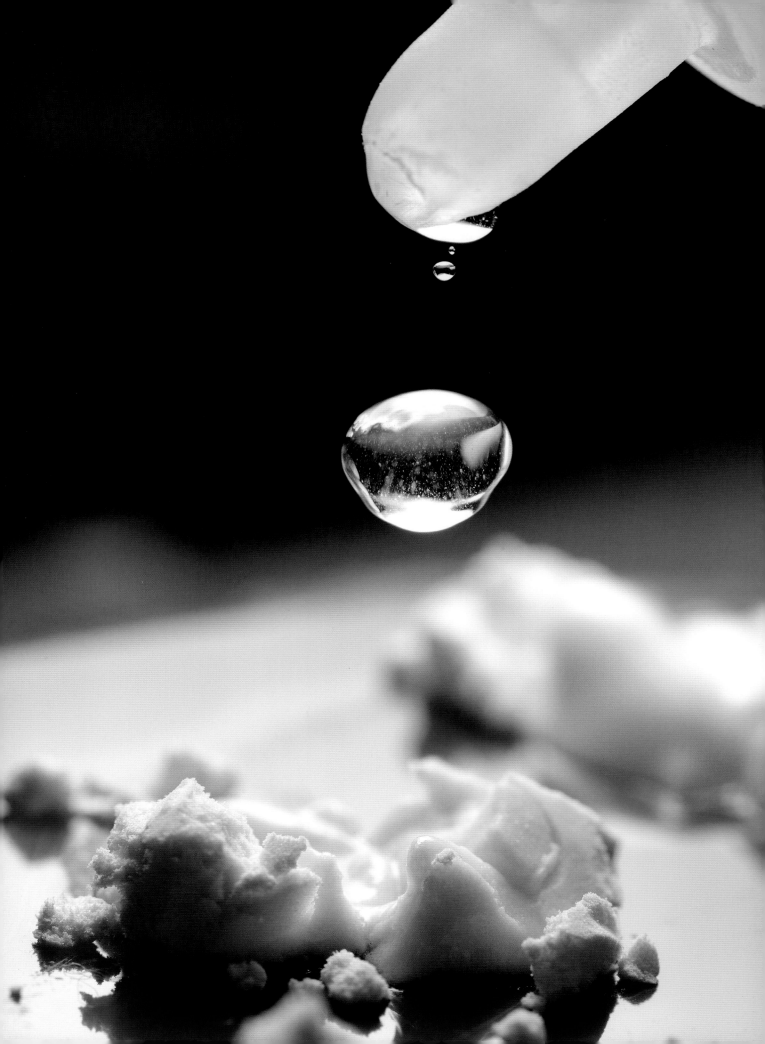

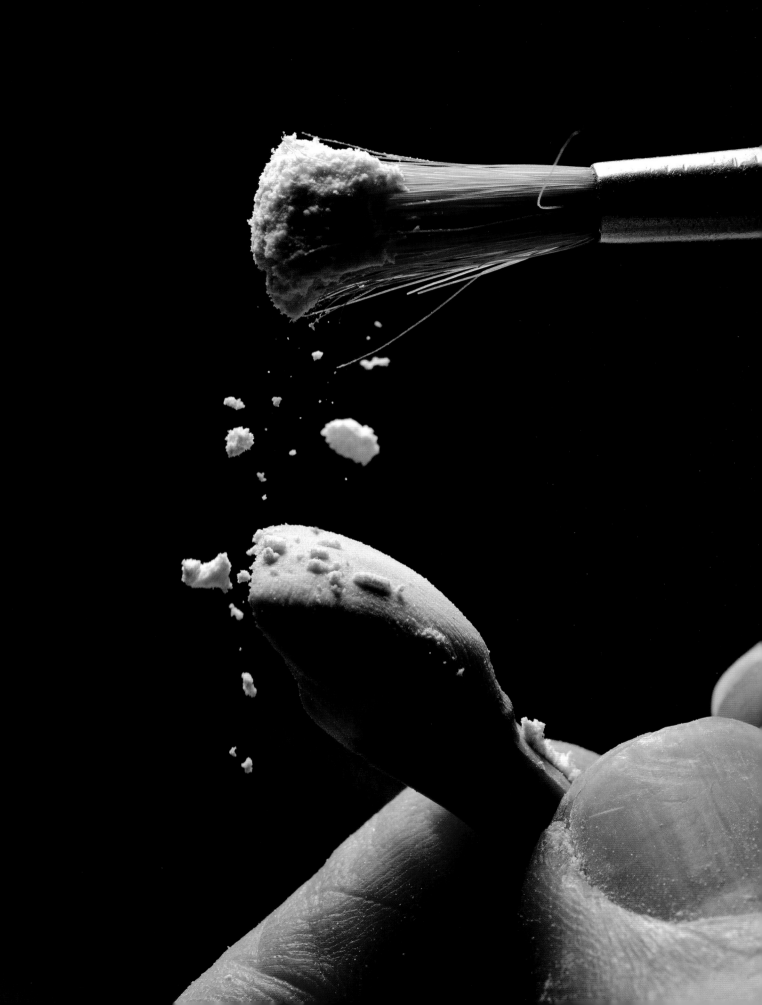

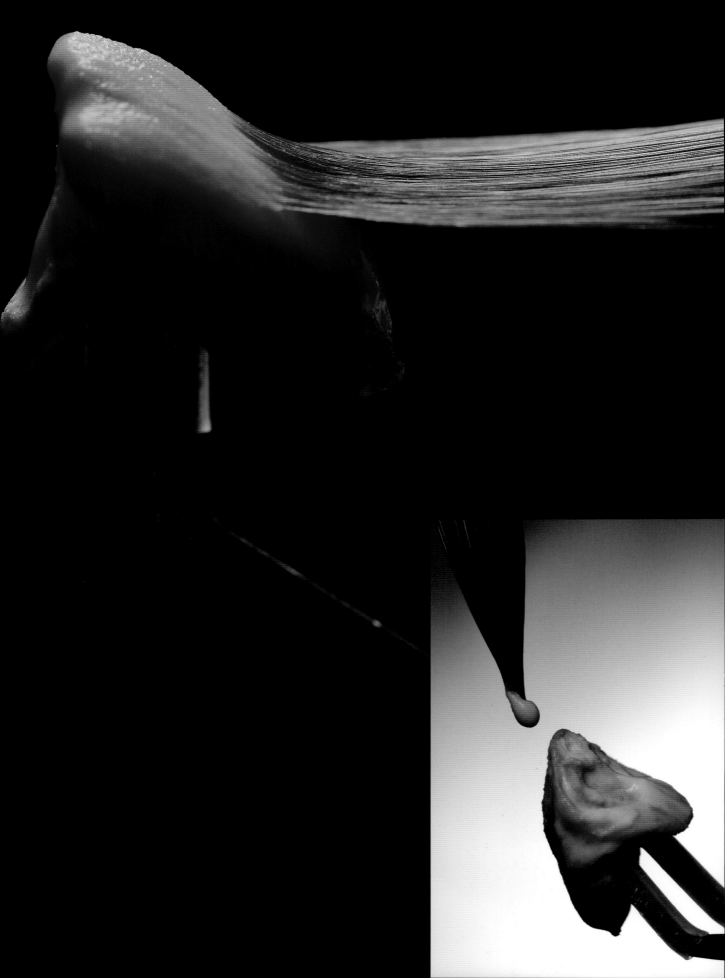

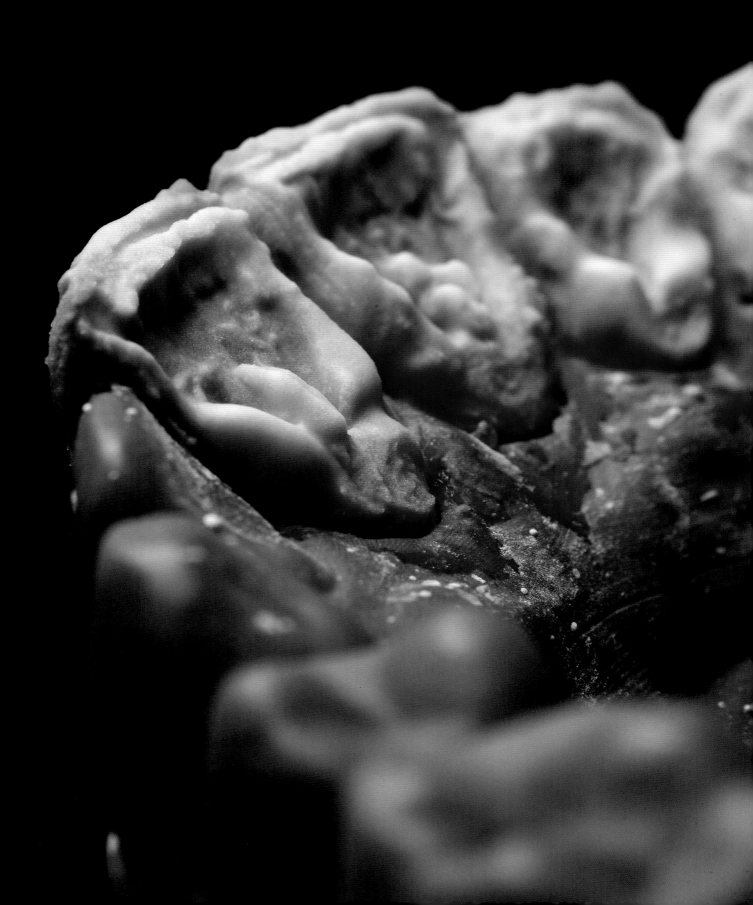

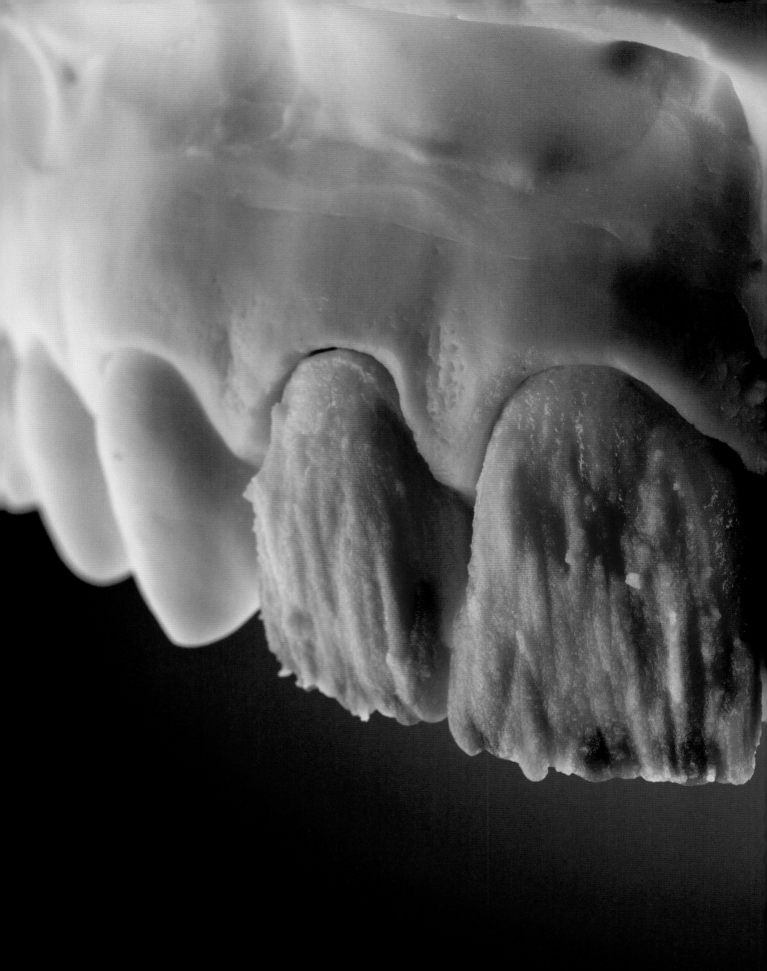

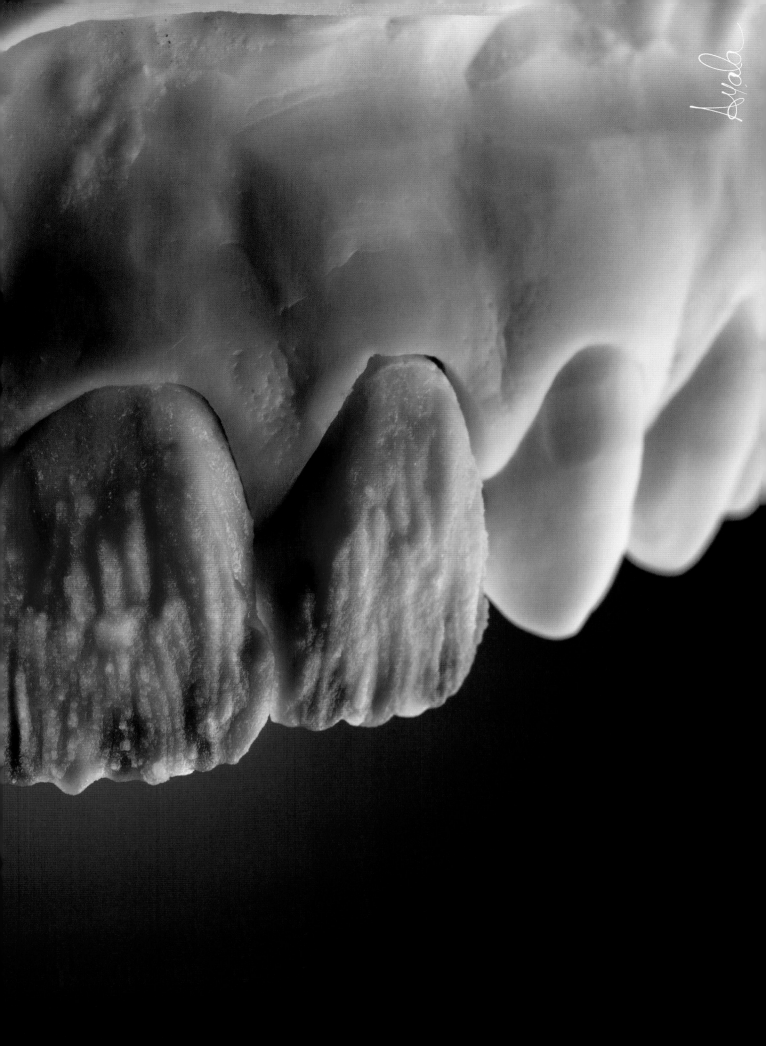

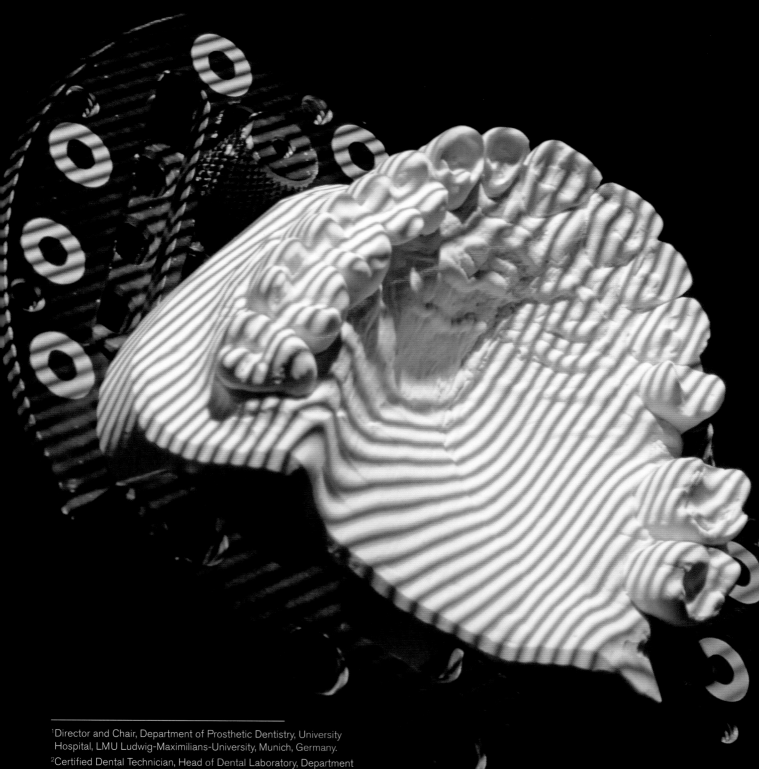

[1]Director and Chair, Department of Prosthetic Dentistry, University Hospital, LMU Ludwig-Maximilians-University, Munich, Germany.

[2]Certified Dental Technician, Head of Dental Laboratory, Department of Prosthetic Dentistry, University Hospital, LMU Ludwig-Maximilians-University, Munich, Germany.

[3]Master Dental Technician, Plattform Laboratory, Munich, Germany.

[4]Certified Dental Technician, Department of Prosthetic Dentistry, University Hospital, LMU Ludwig-Maximilians-University, Munich, Germany.

[5]Associate Professor, Department of Prosthetic Dentistry, University Hospital, LMU Ludwig-Maximilians-University, Munich, Germany.

Correspondence to: Dr Daniel Edelhoff, Department of Prosthetic Dentistry, University Hospital, LMU Ludwig-Maximilians-University, Goethestr. 70, D-80336 Munich, Germany.
Email: daniel.edelhoff@med.uni-muenchen.de

新设定咬合3D参数下用于功能和美学评价的CAD/CAM殆垫

CAD/CAM Splints for the Functional and Esthetic Evaluation of New Defined Occlusal Dimensions

Daniel Edelhoff, Prof Dr Med Dent, CDT[1]
Josef Schweiger, CDT, MSc[2]
Otto Prandtner, MDT[3]
Johannes Trimpl, CDT[4]
Michael Stimmelmayr, Prof Dr Med Dent[5]
Jan-Frederik Güth, PD Dr Med Dent[5]

对于口颌系统功能紊乱的治疗，通常殆垫是首选的治疗方法，因为它可以快速地降低咀嚼肌的张力，并且对于咬合异常它所能够提供的是一种可逆性改变[1]，这两点都是殆垫治疗作用的机制。一般来讲，殆垫与其他咬合矫治器的区别就在于它们的治疗适应证不同[2]，殆垫主要设计用于临床测试新设定的静态和动态咬合关系[1]，在很多病例中需要先通过诊断蜡型进行功能和美学评价，然后才可以进行殆垫佩戴[3]。按照传统的制作方法，不同类型的殆垫都是在技工室专门定制完成的，使用自固化的聚甲基丙烯酸甲酯（粉液组合）在边缘封闭的石膏模型上成型，最终在压力锅中进行聚合结固[4]。

上述的这种殆垫制作方法非常常用，在临床预处理阶段的几个月进行佩戴。但是与现代改进的制作方法比较起来，还是存在很多技工制作和临床应用上的缺点，如在技工室制作过程中，不可避免会出现聚合收缩，因此在制作的整合过程会导致殆垫的贴合性不佳，而工作模型在制作过程中已经毁坏，所以很难重新制作。同样患者常常会抱怨殆垫的外形和透明度难以令人满意，对专业场合和社交带来很多不便[1,5]。另外，在传统工艺的制作过程中，打磨扬起的粉尘和挥发的单体对口腔技师的健康都存在危害。而且殆垫上残余的单体对患者的健康也会有不良的影响[6-7]。上述这些传统殆垫的特点都会影响到患者的依从性和治疗的有效性，而这两点又恰恰是成功治疗的保证[8]。

CAD/CAM技术可以采用传统制作工艺中使用的标准材料来预制组成部件，因为其制作流程的标

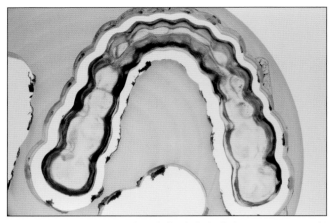

图1a 透明PMMA切削而成的活动式殆垫。CAD/CAM制作工艺可以避免单体挥发和聚合收缩，并能够将残余的单体量降至最低，以及确保便捷的再制作。

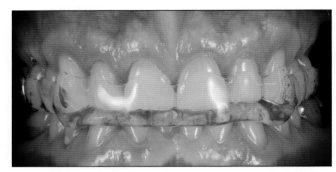

图1b 传统殆垫因其带来的美观和发音改变，所以患者接受度较低，治疗过程连贯性不佳，从而导致治疗效率的下降。

准化，所以能够保证很高的质量和良好的重复性，因而在临床病例中具有广阔的适应证范围。用高性能聚合物制作出来的殆垫，因为是按照标准化工业生产流程来进行制作，所以与传统制作方法相比具有优越的材料性能，这种牙色聚碳酸酯CAD/CAM制作方法为各种类型的殆垫提供了有趣的替代选择[9-11]。聚碳酸酯与聚甲基丙烯酸甲酯（PMMA）相比具有很高的弹性，所以不易发生断裂并且可以做得非常薄，因而给患者带来明显的好处，制作的殆垫不仅可以满足目标（解剖）形态要求，而且还不会显得过于笨重。

此外，当遇到需要大幅度改变咬合垂直距离（VDO）的情况时，就会选择使用两个殆垫——上颌下颌各一个，借助诊断蜡型就可以在殆垫上恢复出咬合面外形，这样不仅可以体现出新设计的咬合关系，而且还能够与新的静态和动态咬合相联系。笔者的临床经验证实这种牙色殆垫可以获得非常满意的患者依从性，与活动性临时修复体不同，这种方法制作的殆垫得益于令人满意的美学外观表现和仿生牙齿形态，可以在商务和居家场合永久佩戴。唯一无法按照要求佩戴的场合就是进食的时候，其原因在于固位力的不足（因而又称为"23小时殆垫"）。

本文展示的是一位咬合垂直距离重度丧失的患者，采用牙色聚碳酸酯制作的殆垫来进行逐步治疗

的临床过程。

建立新VDO的预处理方法

一般来讲，对于重新设定的VDO进行功能性评估有3种预处理方法：

1. **传统活动式再定位殆垫。**采用透明PMMA制作，常只做在单颌，完全改变VDO和提供特殊限定的咬合形式这两个要求通过一个殆垫得以实现[4]，这样的特点就导致了殆平面的位置要么太高（下颌殆垫）或者要么太低（上颌殆垫）。基于间断性佩戴、特殊限定的咬合形式、殆平面位置以及不能令人满意的外观和形状这些特点，此类殆垫在美观和语音上缺点非常显著[5]。但是因为成本较低，这种殆垫仍然是缓解疼痛和功能重建初期治疗的一种选择，而现在可以通过CAD/CAM（图1a、b）方法来进行制作，从而避免了聚合收缩的问题。一旦获得患者的数字化模型资料，因为不再需要重新取印模、扫描和设计这些步骤，所以就能够低成本地接近无限次地重复制作殆垫。

2. **牙色活动式CAD/CAM聚碳酸酯殆垫。**基于

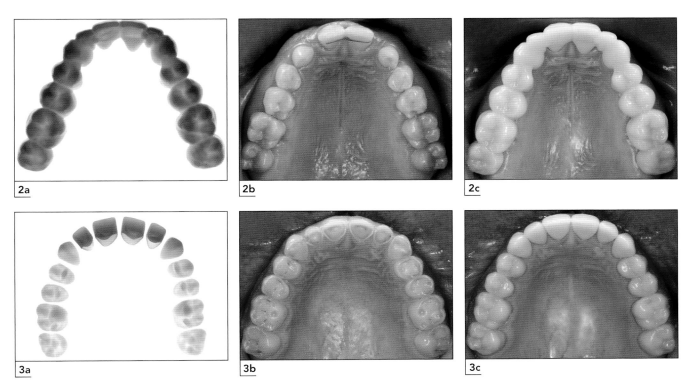

图2a～c （a）经由切削牙色聚碳酸酯制作而成的活动式殆垫，即使厚度做到非常薄（0.3mm），也能够保证非常高的弹性以及很高的抗断裂能力，因而佩戴这种殆垫患者具有非常高的依从性（也称为"23小时殆垫"）；（b）一名16岁患者，乳牙滞留（FDI 53，54，55，63，64，65），多颗牙齿先天性发育不全（FDI 15，14，13，12，22，23，24，25），术前上颌照；（c）诊断蜡型确定新的咬合关系，经过美观和功能性评估之后，戴入牙色活动式聚碳酸酯殆垫。

图3a～c （a）CAD/CAM切削牙色聚合物材料（PMMA）而成的再定位嵌体和贴面，等待粘接备用；（b）长期过度饮用酸性饮料导致上颌牙齿表现出显著而广泛的酸蚀症状；（c）CAD/CAM切削聚合物制作的再定位殆垫，不做牙体预备而只通过纯粘接方式口内就位，粘接于抗力性不佳的牙体结构上成为"固定式殆垫"。

传统的或者虚拟的诊断蜡型制作的全解剖式殆垫，不仅在美观、语音和功能上已经与最终修复体非常接近，而且还能够体现出新设计的咬合方式以及适当的咬合平面位置。这种精美的牙色再定位殆垫可以做单颌也可以做双颌，患者的接受度非常高（图2a～c）[5]。所选用材料的特性决定了这种殆垫可以做到很薄（0.3mm）。临床经验表明，只有需要显著改变VDO的情况时，如在殆架上切导针需要抬高4mm以上，才适宜采用"双颌殆垫"方法。因为这种殆垫是由已经聚合完成的胚料切削完成的，所以避免了聚合收缩问题，而且现有的数字化模型资料还确保了可以低成本接近无限次地重复制作。

3. 固定式PMMA材质牙色再定位贴面和嵌体。
制作方式基于传统的诊断蜡型或者借助CAD/CAM系统，在功能和美观方面与最终修复体非常接近（图3a～c）[12-13]，因为这类殆垫进行粘接采用的是单个牙位修复体的形式，所以费用相对较高，但优点是几乎可以与所需要达到的修复目标完全一致。在24小时全天候佩戴治疗中，粘接性的牙色殆垫可以提供非常令人满意的美观、语音和功能评估体验，患者可以在戴用的同时进行正常咀嚼，所以评估过程极为理想。但是在口内进行修复体的调整就比较困难，如果需要恢复到原始的位置则更难，所以这就意味着这种治疗的可逆性是有限的[14]。另外其价格明显高于

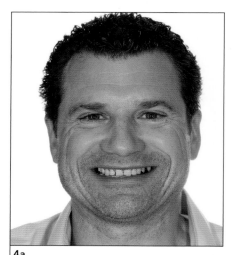 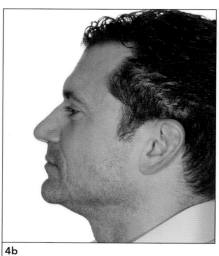

4a 4b

图4a、b 伴有重度磨耗和前牙区创伤性咬合接触的患者术前照，这两个原因导致前牙组扇形分离而出现微小的间隙，牙体大小比例改变显著，侧面照可见因为垂直距离丧失而使得颏唇沟非常明显。

活动式殆垫，而且粘接就位也需要花费更多的临床时间。

病例介绍

一名45岁男性患者，存在广泛的牙齿缺损，就诊要求提供治疗方案来改善和恢复咬合关系。患者主诉全口牙列对化学和冷热刺激有逐渐加重的敏感症状，还因为牙齿抵抗力极差，导致明显的功能和美观缺陷。与年轻时候的牙齿位置相比，患者自己发现上颌切牙的形态有明显改变，而且伴有上颌切牙之间逐渐增大的缝隙（图4a、b），确实从早年的照片可以观察到所述的情况。口外检查发现，咬肌极其强壮肥大，伴随着面下1/3过短以及明显的颏唇沟（图4b）。口内检查可见代表明确副功能运动表现的磨耗小面，以及创伤性的前牙殆接触，这些因素正是出现广泛牙体组织缺损的主要原因[15]。因为牙齿形态变化显著，所以患者还主诉出现了语音和咀嚼功能的明显异常。

对于这个复杂重建病例，其挑战之处特别在于重建VDO，恢复理想的功能和美观，以及实现患者要求快速改变临床表现的愿望。

治疗计划

主要的治疗目标除了包括牙齿形态的美观修复之外，还需要恢复包含前导/尖导的动态咬合关系，以及重建VDO，对于牙体组织缺损的部分通过设计粘接性修复体来进行恢复。患者优先考虑的是修复体在尽可能美观的前提下更为经久耐用，所以最终意见达成一致，对于美观需求不高的后牙区，采用贵金属基底全锆冠来进行修复，这样就可以提供较高的强度和令人满意的磨耗表现，从而满足较高咀嚼负荷的要求。其他剩余的所有牙齿和3颗种植义齿15、25、36（FDI表示法）均采用二硅酸锂全瓷修复（IPS e.max Press Multi, Ivoclar Vivadent）或CAD-on（Ivoclar Vivadent）全瓷修复，这样便于用微创修复的方法来对缺失牙进行美观和功能修复。

在给技师传递初印模的同时，还需要提供口外（面像）和口内像。上下颌取藻酸盐印模，交由技师来制作诊断模型，然后记录正中关系，用解剖式面弓进行颌位关系转移。

经过技工室技师和临床医生的评估，以及考虑可供选择修复方案的利弊之后，患者和治疗团队达成如下一致的治疗方案：

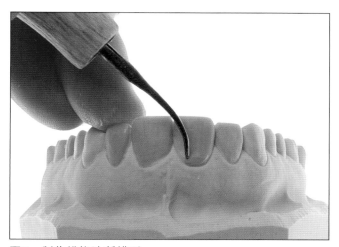

图5 制作模拟诊断蜡型。

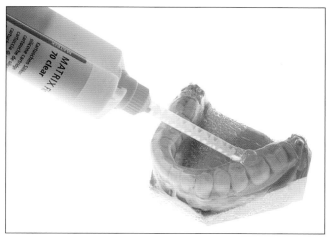

图6 诊断蜡型转移至石膏模型，诊断蜡型区域用硅橡胶进行封闭，覆盖透明聚酯薄膜（0.5mm Duran; Scheu Dental），封闭区域用Matrix-Flow（Anaxdent）充填，这个导板将用于诊断蜡型的口内试戴调整，本病例这个步骤重复了两次，直到诊断蜡型达到满足扫描要求的程度。

图7a、b 诊断蜡型的美学评价。在恢复前牙区形态和关闭间隙的同时，软组织形态也得到显著改善，面下部的高度获得提升，颏唇沟变得不明显（侧面观）。

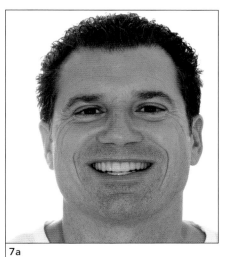

7a

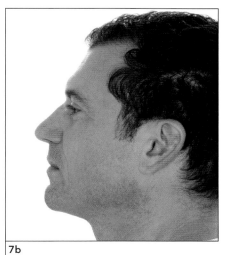

7b

- 制作诊断蜡型来重建满足美观和功能需求的适宜牙齿外形（图5）。
- 借助诊断导板让患者对诊断蜡型进行口内美观评估（图6）。
- 确定重建VDO后的诊断蜡型形态，然后转移到双颌牙色聚碳酸酯全解剖式殆垫上；根据功能评估情况适当进行调整（Optiglaze, GC）。
- 殆垫戴用经过3个月适应良好期之后，通过分段式殆垫逐象限进行牙体预备和交叉转移颌位关系，

最终将评估验证通过的颌位关系分段转移至最终修复体。

临床步骤

首先，在诊断模板内填充bisGMA（双甲基丙烯酸缩水甘油酯）为基底的暂时直接修复材料（图7a、b），戴入口内对诊断蜡型进行评估[14]，在这第一步时可以用金属聚酯薄膜来对新的静态和动态

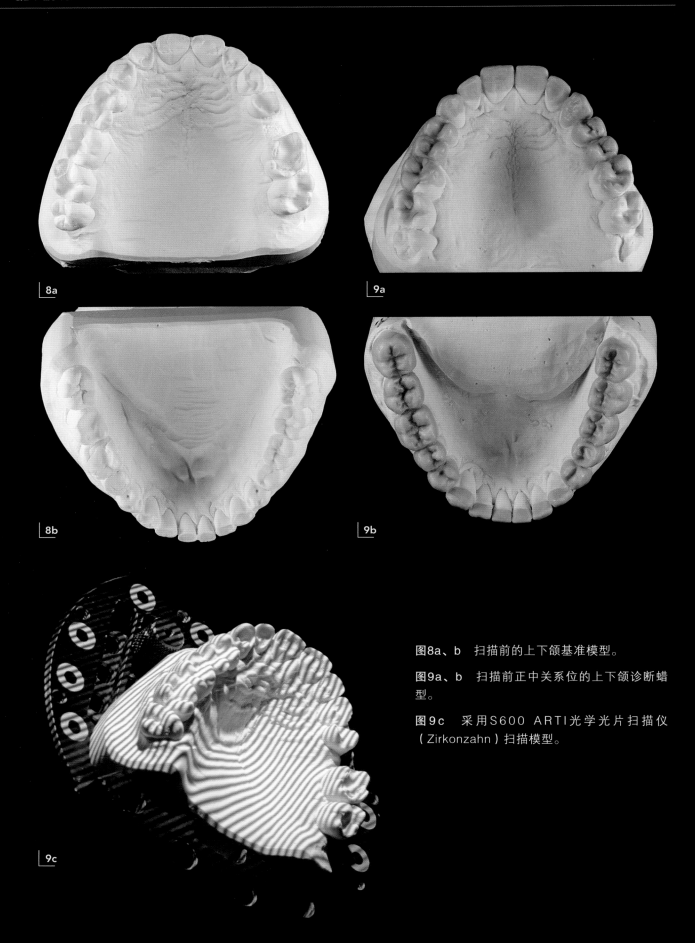

图8a、b　扫描前的上下颌基准模型。

图9a、b　扫描前正中关系位的上下颌诊断蜡型。

图9c　采用S600 ARTI光学光片扫描仪（Zirkonzahn）扫描模型。

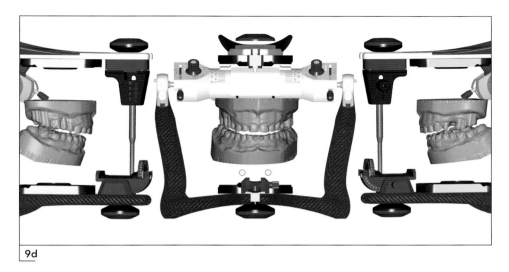

9d

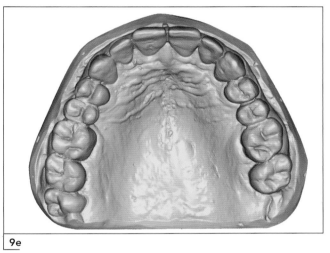

9e

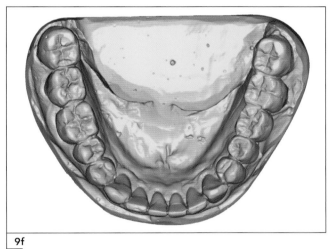

9f

图9d　按照上下颌骨定位方向将模型位置转移至数字虚拟殆架。

图9e、f　扫描后的上下颌数字模型。

咬合关系进行初步检查。在经过口内检查和获得患者对于初步修复目标的赞同之后，上下颌牙列取精细印模（Impregum, 3M）送至技工室。

技工制作步骤

模型扫描

在牙科技工室，主模型代表着参考的基准情况，在翻制模型上制作诊断蜡型，然后灌制石膏底座并扫描（图8和图9）。数字取样过程采用S600 ARTI光学光片扫描仪（Zirkonzahn）[10]。

为了在虚拟殆架上确定模型与颅骨之间的位置关系，选用"模型定位器（Zirkonzahn）"来进行模型扫描。事实证明，对整个殆架进行扫描，获得一个单独的预览扫描数据是非常有益的。

殆垫CAD设计

在CAD设计阶段的第一步，需要计算出上下颌每颗牙齿的"预备边缘"，这样就能够决定殆垫颈缘的位置和长度。为了实现更好的控制，这时原始诊断模型加载为"通用可视化"模型，以半透明模式来显示"热成型材料模型"，因此龈边缘的准确外形就可以清晰地高亮显示[10]。

下一步是确定就位道和密合参数，如粘接缝隙

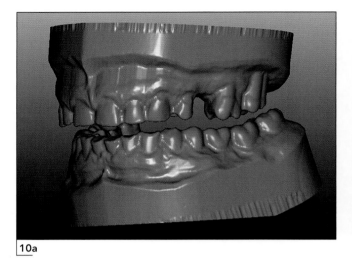

10a

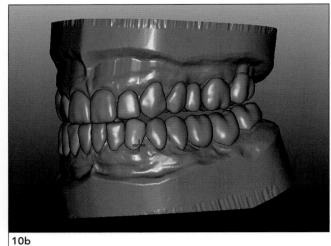

10b

11

图10a、b CAD设计步骤之后所描绘出的殆垫延伸边界（a）以及设计完成的可视化STL数据文件（b）。

图11 设计完成后的双颌殆垫CAD模型。

的厚度。在扫描过程中，"虚拟间隙"确保了殆垫戴入具有充足的间隙，因此粘接缝隙可以设定宽度为0（图10a、b）。

为了保证殆垫在牙列上获得足够的摩擦力，在CAD软件中设定倒凹值为0.1mm（Modellier, Zirkonzahn）。

殆垫的实际外形设计是基于正常牙齿解剖形态数据库的数据而来的，理想的数字外形模型放置于牙齿上理想的位置，使得其外表面与扫描诊断蜡型的牙齿表面形态相适应（图11）。

在模拟诊断蜡型的帮助下重新建立静态和动态咬合关系，但是还需要借助虚拟殆架在CAD设计时重新检测，以获得最优的结果，同时消除早接触。

CAM计算和制作

接下来需要定义切削方式和其他相关工具参数，Zirkonzahn开发一种有单边切削钻头，专为加工可以高度弯曲的聚合体材料而设计，这种钻头的几何外形和表面结构可以有效地防止树脂黏附，还能够确保聚合体材料加工过程的高效、安全和精确。在刀具轨迹计算完成后，生成NC格式文件，就可以在Zirkonzahn M5 Heavy Metal 5-axis CNC切削单元开始制作殆垫（图12和图13）。

殆垫完成

在CNC加工后从切削胚板上将殆垫分离下来，用横切钻头切断支持铸口并抛光殆垫。在SAM 2PX半可调殆架上检查静态和动态咬合关系，包括前/尖

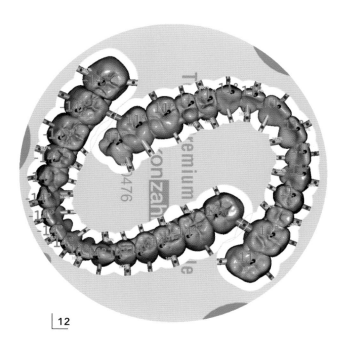

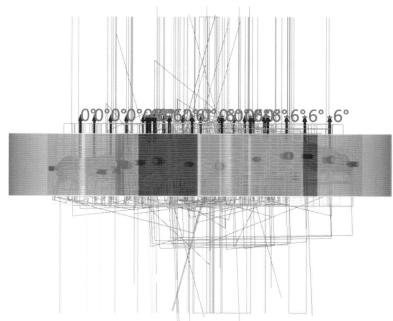

图12 切削毛坯中CAD结构的定位以及CAM软件所计算出的刀具轨迹。

图13 切削过程中不需要加水。

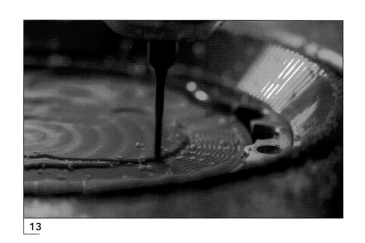

导的检查。为了有效抛光聚碳酸酯殆垫以获得满意的光泽度，用羊毛刷和Acrypol抛光膏（Bredent）进行初步抛光，再用抛光革和抛光膏就能够达到更高的光泽度（Abraso Starglanz, Bredent）[10]。

试戴与佩戴

经由抛光后的殆垫具有与牙齿颜色相似的明暗度，并且在负荷下有着相对理想的弯曲度（图14a~d）。在第一次口内试戴时，能够观察到殆垫就位非常理想，在剩余牙体组织上的固位也非常充分，没有出现因为点状受力或单侧受力导致的倾斜。上前牙区域重建部分的改善效果最为显著。

患者对于殆垫适应非常良好而且高度满意其牙齿形态的外观，主诉取戴殆垫完全没有问题。尽管在开始佩戴阶段发齿擦音（S和Z音）还是有些困难，但是语音测试发现后牙并没有存在早接触点。在用金属聚酯薄膜检查静态咬合时发现，前牙区还是有些咬合过紧，用细磨头仔细调磨去除较重的咬合接触点，殆垫上调磨过的区域需要再次抛光，然后就可以戴入患者口内（图15a、b）。为患者约定复诊时间，每次根据检查情况主要对殆垫进行美观和功能调整。

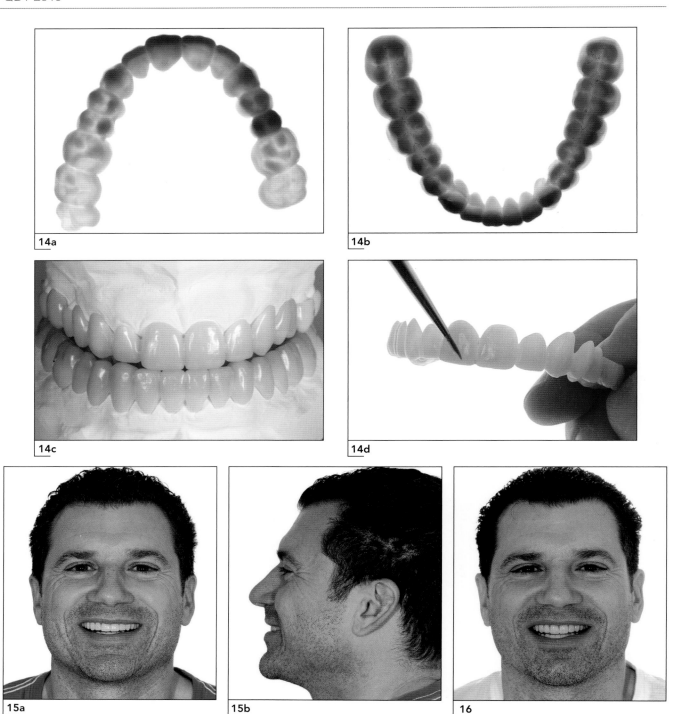

14a

14b

14c

14d

15a

15b

16

图14a、b　根据患者要求修改诊断蜡型，按照诊断蜡型的第二个版本通过CAD/CAM来制作双颌聚碳酸酯𬌗垫，增加的VDO主要分布在下颌𬌗垫（下颌𬌗垫较厚）。

图14c　双颌𬌗垫完成后前伸位正面照。

图14d　借助Optiglaze Color来对𬌗垫进行微量个性化调整。

图15a、b　正侧位照显示戴入经由CAD/CAM制作的双颌聚碳酸酯𬌗垫的情况，𬌗垫覆盖牙齿表面可以获得足够的固位力和稳定的贴合就位（锁扣效果），所以患者的接受度非常高，这时就可以开始"试驾"阶段了。

图16　在患者辅助下对𬌗垫进行美观和功能性评估，微调整后的正面照如图，上前牙区用特殊的染色剂（Optiglaze,GC）进行修饰，患者对外观非常满意。

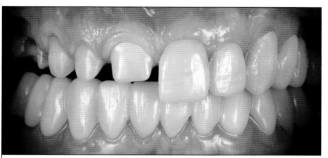

17a

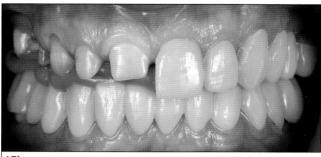

17b

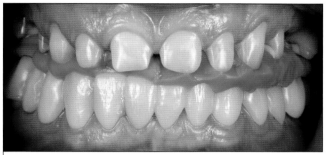

17c

图17a 开始分段转移制作最终修复体，在重新定义的颌位关系采用交叉转移的方式来实现这一目的，先对右侧象限牙列进行牙体预备，再用切割磨片将殆垫分成两半。

图17b 将殆垫剩余的左半部分戴入还没有预备的牙列左侧象限，用高精度的二丙烯材料（LuxaBite, DMG）来记录颌位关系，使用Aluwax（American Dental Systems）来对LuxaBite记录进行修正。

图17c 第二步，对左侧象限牙列进行牙体预备，这时可以用右侧象限的咬合记录作为参考，延伸颌位关系记录到左侧象限。

图18 图17b的口外情况照片，牙色殆垫从中间被切割成两半，在第一个象限牙列预备完成之后，口内还有左上半殆垫和下颌殆垫，用高精度记录材料来记录颌位关系。

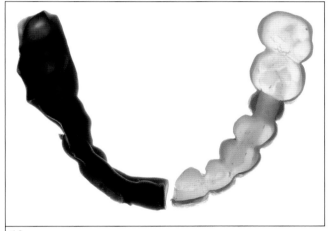

18

去除现有的15和36桥体之后，在15、25和36牙位植入种植体（15和25采用Screw-Line，3.3mm，36采用Screw-Line Promote plus；Camlog）。还尝试重新处理了做过根管治疗的46，而且将口内殆垫下方现有的所有充填体和修复体都进行了更换，目的都是为了不能影响患者的面部美观。此外，殆垫的CAD格式数字文件还可以用于种植体的3D设计以及转化成种植导板。在治疗预处理阶段，分段式殆垫在软件上就可以通过调整和重新排列来进行修改。为了提高前牙区的视觉美观性，殆垫的唇面

用特殊的保护漆（Optiglaze, GC）来进行染色（图16）。

在种植愈合后期，借助殆垫进行分段转化完成最终修复。首先预备上颌右侧象限牙列，将殆垫切割成两半，只保留没有预备的上颌左侧象限（图17a），因为还有剩余的左侧殆垫，所以预备后的右侧象限可以很精确地获得颌位关系（图17b），然后再预备上颌左侧象限牙列，这时可以用右侧象限的咬合记录作为参考，将颌位关系记录延伸到左侧象限（图17c）。然后将分段式殆垫和由二丙烯

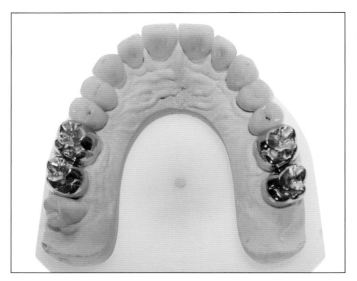

图19 上颌修复体采用IPS e.max Press Multi（Ivoclar Vivadent），磨牙区采用金合金（J4-PF, Jensen Dental）。

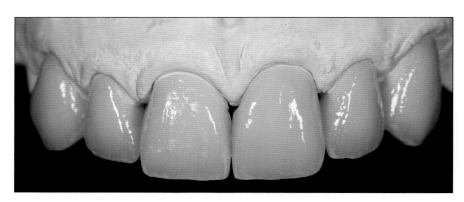

图20 修复体唇面观，可以清晰地看到单个修复体的表面形态和位置的细节。

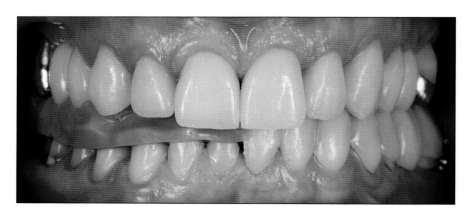

图21 戴入上颌最终修复体后，采用与上颌相同的方法来制作下颌修复体。

材料（LuxaBite, DMG）制作的颌位关系记录，以及预备后的上颌牙列印模以及下颌𬌗垫、面弓一起送到技工室，开始制作最终修复体的第一部分（图18）。

为了提高颌位关系记录的精确性建议用Aluwax（American Dental Systems）来对LuxaBite记录进行修正[16]。

这种分段式𬌗垫的优势之一在于：对于上颌最终修复体，所需要做的任何微小的静态和动态咬合关系改动，都可以在对颌𬌗垫上进行调整，而不用去改变新戴入的修复体。在上颌最终修复体戴入粘接完毕之后，制作下颌修复体的原则与上述上颌修

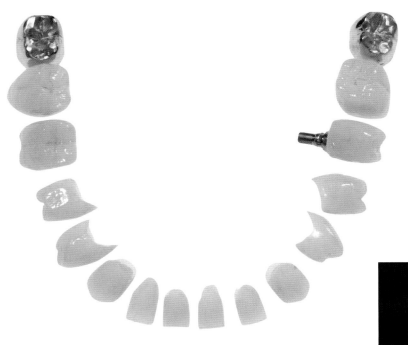

图22　下颌最终修复体材料采用IPS e.max Press Multi（Ivoclar Vivadent），第三磨牙用金合金来修复（J4-PF, Jensen Dental）。

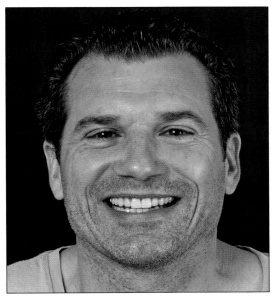

图23　最终修复体戴入3个月后患者的面像。

复体制作原则相同（图19～图23）。

讨论

　　牙色粭垫的优点主要有两个，第一是快速成型，第二是能够用无创和可逆性治疗来达到美观和功能的需求，这种粭垫也可以称为"活动式暂时修复体"。用这种变通的处理方法可以很容易地通过微调和修改来逐渐达到治疗目标，而且成本相对较低。牙色聚碳酸酯粭垫的优点还包括在预处理阶段就可以进行外科手术（拔牙）、牙周治疗（冠延长，根面覆盖）、牙体牙髓治疗、修复治疗（牙髓再治疗，修复体替换）和种植处理，这些治疗都可以在粭垫下方进行，而不会影响之前设定的粭垫外形，充分保证了美观和功能。

　　另外还有一个值得提及的方面，就是迄今为止很多患者表现出极佳的依从性，这点尤其要归功于粭垫精致的外观，因而就能够对最终修复体的雏形进行可逆的和可改的"试驾"，几乎不存在什么风险。CAD/CAM使用相关材料的高性能和聚碳酸酯材料（Temp Premium Flexible, Zirkonzahn）的弯曲性能，是这种设计方式成为可能的保证。聚碳酸酯材料最初是为了制作前后牙区的暂时冠和桥体支架而开发的，其弹性模量为2400MPa（PMMA：1800MPa），弯曲强度为100MPa（PMMA：55MPa）[17]。

戴用这种材料的活动式牙色𬌗垫，在对重建的VDO进行临床评价1年左右之后，最终的复合修复体就是高度可期的。特别是在美学区需要对牙色、形态和位置进行广泛的调整时，延长预处理时间是非常重要的，因为很多重要因素如唇的位置、笑线的动态变化以及语音的影响，技师是无法完全参与调整的[3]，还需要临床医生来把控。

因而牙色𬌗垫在预处理阶段不仅仅是为了实现功能的一种方法，而且是对修复进行微调修改时患者、医生和技师之间的沟通媒介[18]。如果患者有特殊要求，预处理阶段可以尽量延长，一旦戴入的𬌗垫达到了最大磨耗限度，可以借助存储的模型数据来重新切削一个𬌗垫。因为这种数字化重现技术不需要重新取印模或扫描来进行CAD制作，所以大大降低了之后每个𬌗垫的成本。

在诊断蜡型中呈现出的咬合面形态，能够在上下颌的分段式𬌗垫上得以再现，这样就大大简化了复杂修复设计到实现最终修复体的分段转移过程，但是这种方法必须适用在𬌗架的切导针区域VDO最少调高4mm的情况。在经过几个月顺利的功能评价阶段，然后分象限一步一步预备上颌牙列，再借助分段式𬌗垫精确地交叉转移颌位关系[14]。

一旦上颌最终修复体制作完成戴入口内，那么患者口内的𬌗垫就只有下颌，然后在合适的时机用同样的方法进行下颌的最终修复。对于治疗阶段选用高成本的复杂修复体的患者，出于经济考虑，可以尽可能地延长预处理阶段，以此来回避风险，因而就确保了治疗阶段的高度谨慎性。

原则上来讲，CAD/CAM制作的𬌗垫也可以通过3D打印的方式来获得[19]。本文的病例采用减材制造技术，也就是用工业预制和预聚合的胚料切削来制作𬌗垫。基于6年制作和使用聚碳酸酯牙色𬌗垫的经验，这种减材制造工艺材料所具有的高精度和高质量，使得笔者更加坚信自己的选择。

结论

在过去的6年里，笔者越来越多地使用CAD/CAM制作成型的聚碳酸酯牙色𬌗垫，笔者的临床经验发现在功能性预处理阶段𬌗垫具有如下的优点：

· 因为提供了简化的评估方式，所以可以适时地、可逆地进行功能性、语音和美观调整。
· 在试戴阶段具有非常高的患者依从性，因为𬌗垫就像完全成熟的修复体一样（"23小时𬌗垫""活动式暂时修复体"）。
· 预处理阶段可以在不影响美观和功能的情况下，在𬌗垫下方进行牙体牙髓、外科、牙周和修复干预，这点来讲无论是对于修复团队还是对于患者都非常便利。
· 制作戴用双颌（上下颌）𬌗垫，采用分片段转移到最终修复体的方法，可以简化复杂咬合重建的过程。
· 通过对数字化信息数据进行个性化修改就可以逐渐接近和实现治疗目标。
· 如果𬌗垫丢失或折断可以用保存的数字化信息数据便捷地快速再制作。

使用这种𬌗垫的缺点第一是相对较高的成本，第二为必须选择需要大幅度改变VDO的病例，所以适应证略窄。

致谢

笔者要特别感谢MDT Marc Ramberger，

Department of Prosthetic Dentistry, University Hospital, LMU Munich，提供的图3a～c中的修复体预备，15、25和36（FDI）的种植体植入由口腔外科医生Karl-Heinz Rudolf完成。

翻译自德文出版文章：Prandtner O, Schweiger J, Trimpl J, Stimmelmayr M, Güth J-F, Edelhoff D. CAD/CAM-Schienen zur funktionellen und ästhetischen Evaluierung einer neu definierten Vertikaldimension der Okklusion. Quintessence Zahntech 2017; 44(9):1134–1152。

参考文献

[1] Jakstat HA, Ahlers MO. Schienentherapie. In: Ahlers MO, Jakstat HA (eds). Klinische Funktionsanalyse. 4. Erweiterte und aktualisierte Auflage. Hamburg: dentaConcept, 2011:631–644.

[2] Lotzmann U. Okklusionsschienen und andere Aufbissbehelfe. Munchen: Verlag Neuer Merkur, 1983.

[3] Mack MR. Vertical dimension: A dynamic concept based on facial form and oropharyngeal function. J Prosthet Dent 1991;66:478–485.

[4] Schmitter M, Leckel M. Therapie funktioneller Beschwerden. Wissen kompakt 2008;2:33–40.

[5] Leib AM. Patient preference for light-cured composite bite splint compared to heat-cured acrylic bite splint. J Periodontol 2001;72:1108–1112.

[6] Gautam R, Singh RD, Sharma VP, Siddhartha R, Chand P, Kumar R. Biocompatibility of polymethylmethacrylate resins used in dentistry. J Biomed Mater Res B Appl Biomater 2012;100:1444–1450.

[7] Leggat P, Kedjarune U. Toxicity of methyl methacrylate in dentistry. Int Dent J 2003;53:126–131.

[8] Bumann A, Lotzmann U. Funktionsdiagnostik und Therapieprinzipien. Stuttgart: Georg Thieme, 2000.

[9] Clifford T, Finlay J, Briggs J, Burnett CA. Occlusal splint prescription in the management of temporomandibular disorders. J Ir Dent Assoc 1995;41:91–93.

[10] Edelhoff D, Schweiger J. CAD/CAM tooth-colored occlusal splints for the evaluation of a new vertical dimension of occlusion: Case report. Quintessence Dent Technol 2014;37:59–70.

[11] Wall WH. Universal polycarbonate fracture splint and its direct bonding potential. Int J Oral Maxillofac Surg 1986;15:418–421.

[12] Ahlers O, Edelhoff D. Einsatz von glaskeramischen Repositions—Onlays als Abschlussbehandlung nach erfolgreicher Funktionstherapie. Quintessenz 2015;66(12):1–17.

[13] Schweiger J, Edelhoff D. Noninvasive provisional restorations using high-density polymers. Quintessence Dent Technol 2013;122–132.

[14] Edelhoff D, Beuer F, Schweiger J, Brix O, Stimmelmayr M, Güth J-F. CAD/CAM-generated high-density polymer restorations for the pretreatment of complex cases: A case report Quintessence Int 2012;43:457–467.

[15] Litonjua LA, Andreana S, Bush PJ, Cohen RE. Tooth wear: Attrition, erosion, and abrasion. Quintessence Int 2003;34:435–446.

[16] Ghazal M, Hedderich J, Kern M. An in vitro study of condylar displacement caused by interocclusal records: Influence of recording material, storage time, and recording technique. J Prosthodont 2017;26:587–593.

[17] Zirkonzahn GmbH. TEMP Datasheet. Gais, Italy.

[18] Rieder CE. The use of provisional restorations to develop and achieve esthetic expectations. Int J Periodontics Restorative Dent 1989;9:123–139.

[19] Salmi M, Paloheimo KS, Tuomi J, Ingman T, Mäkitie A. A digital process for additive manufacturing of occlusal splints: A clinical pilot study. J R Soc Interface 2013;10(84):20130203.

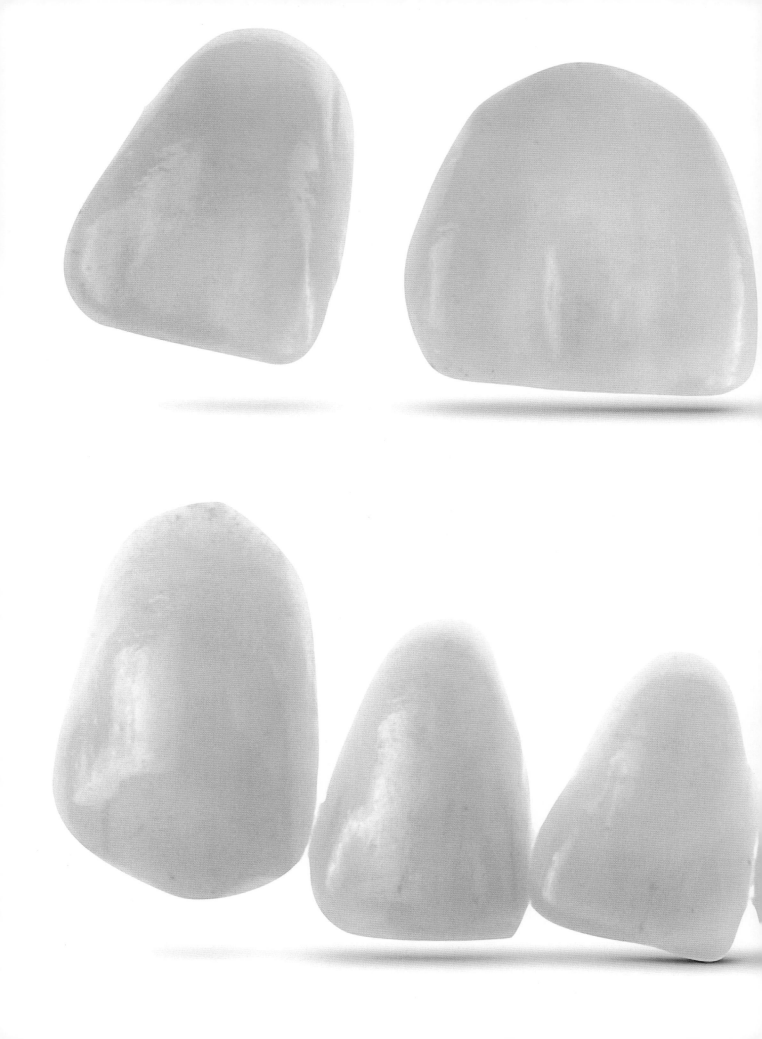

美学贴面完成正畸后患者的修复

Esthetic Veneers for an Orthodontic Restoration Case

Davide Bertazzo[1]
Alessandro Conti, DDS[2]

在美学修复领域，新材料的出现带来了非常好的效果。材料厂商对于树脂光学性能的改善，促进了树脂的发展[1-2]。压铸或计算机辅助技术加工的新型陶瓷材料，显著增加了瓷材料的颜色类别，可以获得更好的效果。

当每一颗牙齿与周围的自然环境（这里指的是口腔）以一种平衡、精密的方式相融合时，每一颗牙齿在反射光的照射下都会熠熠生辉。当我们看牙齿时，牙齿颜色深度的感知效应是多变的，这是由于天然釉质的透明性可以赋予每一颗牙齿微妙的颜色。透明的釉质调和了其下方具有强烈颜色的牙本质色，遮盖不同密度色彩阴影，通过牙齿3D的色彩来构建牙齿最终的颜色。

修复团队需要去研究牙齿的结构，这样才能选择合适的修复材料来匹配[3-4]，以满足患者最好的美学和功能。基于对每种材料特性的了解，加上仔细的计划、评估，以及颜色分析，修复团队可以根据每一个临床病例的特点，从各种厂家生产的各类修复材料中选择最适合的材料。

[1]Dental Technician, Casale Monferrato, Italy.
[2]Private Practice, Casale Monferrato, Italy.

Correspondence to: Davide Bertazzo, Via Eccettuato 7/A, 15033 Casale Monferrato, Italy. Email: info@bertazzolab.it, dr.conti@me.com. www.bertazzolab.it

牙齿结构的作用

牙齿的釉质有两个重要的作用：①机械性的碾碎食物；②保护下面的牙本质[5]。牙本质其中的一个作用是吸收咀嚼力，这归功于其强大的抗压性[6]。

用于复制或替换牙齿釉质的材料本身需要等同或是高于釉质的硬度，耐磨性也是一样的。就牙本质而言，最好的选择是与牙本质机械性能相同或相似的材料，例如弹性（弹性模量）[7]。

评估压应力的研究单纯考虑材料和牙体硬组织的机械性能[7-8]，无法进行体外实验研究来模拟复杂调控功能的机制和状况。与过去一样，文献和方案是基于科学证据，但事实才可以引导我们获得正确的选择。

修复材料的特性和特点

复合树脂

现代粘接牙科医学得益于复合树脂材料的发展，已经被证实具有良好的美学修复潜力，选择价格较低的树脂材料，采用相对简单的技术来进行修复代替釉质当然是很有吸引力的。归功于CAD/CAM技术的出现，直接和间接修复之间的界限已经被缩窄了。采用CAD/CAM技术，半间接复合树脂贴面技术也一样可以获得很好的效果。

复合树脂修复表面的明度和纹理距离瓷修复体之间仍然是有很大的差距；这是由于材料本身的自然属性和较高的耐磨性（长期）造成的。与光的吸收和散射模拟釉质乳光效果一样，树脂还很难获得与玻璃陶瓷一样的效果。

许多研究以及3年的随访发现树脂贴面较瓷贴面磨损率低6倍[9]，这一点很重要，特别是对于治疗高美学预期的年轻患者。

另一个考虑的因素是抗折性，特别是患者应力较高的患者（例如夜磨牙），从许多研究中我们推论复合树脂的抗折强度在$2.0MPa/mm^2$，低于强化瓷材料的3倍左右[3,10]。

一项Ferraris和Conti[11]深入的研究强调了用于重建的复合树脂材料必须进行严格的精加工和抛光，以防止在口腔内形成导致细菌生长的生物膜[12-13]。

复合树脂材料制造商在未来几年可能会做出重大积极的改变，当我们使用复合树脂进行美学修复时，应该牢记，在将来可以采取一些措施来弥补由于菌斑引起的变质和颜色的变化[14-16]。

瓷材料

今天，瓷修复材料的持续发展进一步扩大了其适应证，复杂病例一样可以获得较高的美学效果，以及特殊的多学科治疗也成为了可能（图1）。大量的文献研究高度推荐在前牙使用全瓷材料以获得美学修复效果[17-19]。

使用全瓷材料的其他考量因素是与口腔良好的适应性，将它们置于生物的稳态类型内[20]，全瓷修复有着较高的成功率，10年93%，12年91%～94%[21-22]。

由长石或玻璃陶瓷与白榴石晶体或氟磷灰石增强制成的陶瓷材料，可以在耐火模型（桩）或带锡箔片的可拆卸代型上，充分利用材料半透明的优势[23]。当有独特技能的临床医生和技师一起朝着共同的目标努力时，才能取得最佳的效果[24]。

图1 根据治疗计划选择正确的材料。

图2 瓷的分层。

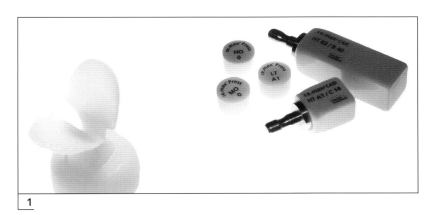

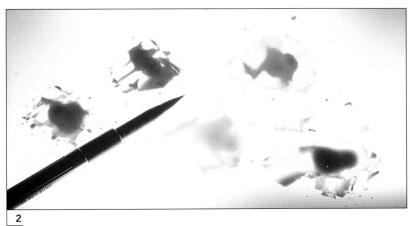

无论釉质是否预备，当最薄的瓷层厚度达到0.5mm时，材料的自然属性会促进较高的美学效果。然而，应力折断是它的弱点，弹性模量介于50~120MPa时，瓷被归为易碎的材料[25]。在修复体粘接之前，要考虑材料的脆性；粘接后，脆性就不再相关了。

晶体在玻璃芯内的均匀分布（白榴石，氟磷灰石等）改变了陶瓷的机械性能，使其抗折性增强。随着晶体体积的减小，材料的耐磨性也增加[26]。二氧化硅增强的陶瓷，在玻璃材料中平均分布有70%的二硅酸锂晶体，由于抗弯值较高，所以其抗折性更强[25,27]。

玻璃陶瓷基底冠可以有不同的透光度和不透明度，可以通过玻璃陶瓷基底冠本身来控制贴面的明度。任何外形或釉质变色的缺陷也都可以纠正。二硅酸锂陶瓷基底冠的选择是美学修复获得满意结果的基础，特别是在前牙区。

计算机辅助设计和计算机辅助制造（CAD/CAM）的发展为加工过程设定了标准，有很多优点，例如减少了研磨材料的内部缺陷[28-29]，可以通过逐层研磨磨砂或透明核的瓷块，直到获得预期的颜色和外形的瓷层（图2）。

代表病例

2013年6月，一名18岁的男性患者就诊（Carlo Ghezzi医生）。X线片和临床检查显示深覆𬌗大于60°。临床表现为深覆𬌗，导致上颌与下颌前牙过早磨损和严重磨损（图3a~c）。经诊断，需要联

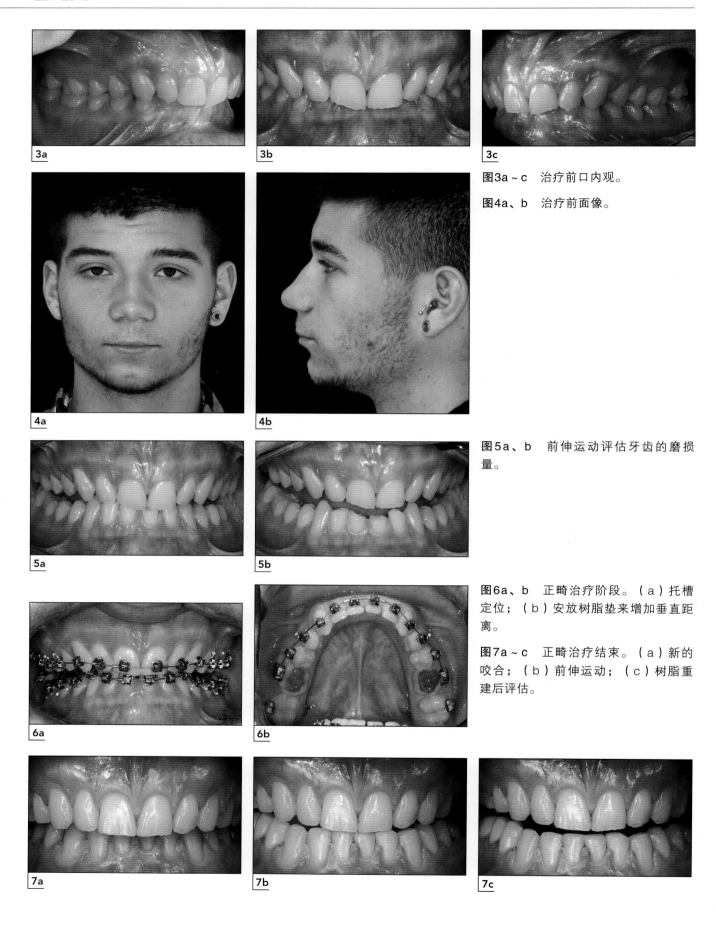

图3a ~ c　治疗前口内观。

图4a、b　治疗前面像。

图5a、b　前伸运动评估牙齿的磨损量。

图6a、b　正畸治疗阶段。（a）托槽定位；（b）安放树脂垫来增加垂直距离。

图7a ~ c　正畸治疗结束。（a）新的咬合；（b）前伸运动；（c）树脂重建后评估。

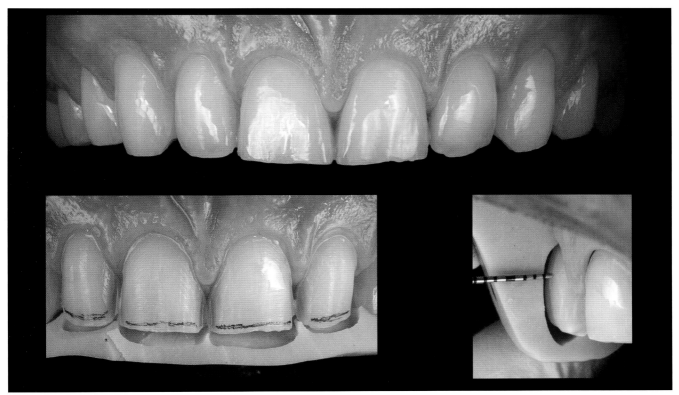

图8　去除诊断蜡型干扰，硅橡胶导板指导下牙体预备。

合正畸/修复治疗修复受损牙齿的美学和功能。

　　图8在不干扰蜡型的情况下，通过硅橡胶导轨进行牙体预备。

正畸治疗

　　正畸诊断为安氏Ⅱ类错殆畸形，下颌后缩，上颌切牙排列不齐，下颌切牙严重磨损，由于长期深覆殆引起的（副功能）上颌切牙不对称磨损。患者面部外观正常，下颌轻微后缩，导致凸面形轮廓（图4a、b）。

　　正畸治疗方案包括前牙扭转矫正和纠正安氏Ⅱ类错殆和深覆殆（图5a、b）。

　　在2013年10月，正畸治疗开始重建损伤最严重的牙齿，为粘接正畸托槽定位。由于被动自粘材料具有较高的抗转矩能力，其在前牙托槽中的定位很重要，其在前牙托槽中的转矩取值也较为合理。相同托槽的定位是矫治错殆的基础。

　　在治疗过程中，在遵循治疗方案的同时，需要一定的纠正措施来保证最终的结果（图6a、b）。在Cu-Ni-Ti弓丝序列后，磨牙关系通过金属弓丝和4.5oz的橡皮筋进行Ⅱ类牵引调整。随后使用紫色钼钛合金弓丝调整弓形，给修复医生留出必要的空间来修复前牙的功能和解剖形态。正畸治疗于2016年10月完成（图7a~c）。

修复治疗

　　在2016年11月，蔡氏显微镜（Zeiss Opmi Pro Ergo）下，单线排龈，微创预备下颌6颗和上颌4颗前牙（Alessandro Conti医生，图8）。基于Domenico Massironi的教学方法[30]，预备方法包括去除有限的组织，最好仅仅限于牙釉质，如果涉及牙本质暴露进行即刻牙本质封闭。每一颗牙齿在蜡型模拟诊断饰面上进行预备，并用硅橡胶导板交互检查。通过这种方法，可获得精确的厚度。

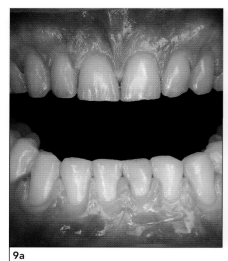
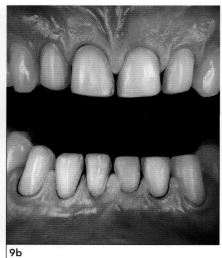

图9a、b　微创预备前后。

9a

9b

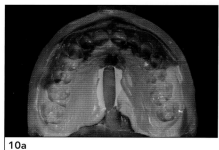
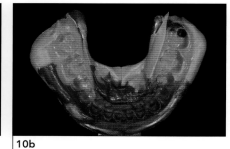

图10a、b　上颌和下颌聚合印模。

10a

10b

即刻牙本质封闭，使用第4代粘接剂（全技术3层，Ceys），37%的磷酸酸蚀（牙本质10～15秒），大量水冲洗酸蚀表面45～60秒，0.2%的氯己定处理1分钟（抑制牙本质小管内的金属蛋白酶）。牙本质不脱水干燥，涂上一层厚厚的底漆，保持60秒以上，完全干燥涂抹薄层粘接剂，然后聚合60秒。使用凝胶完成最终的聚合。

单线排龈（Gingi Aid 00)置于缺损处，控制暴露的组织（图9a、b）。明确最终完成线后，使用聚醚印模材料（Permadyne，3M ESPE）复合混合料（图10a、b）进行两次印模制取。

技工室加工过程

按照医生的要求，整个制作过程始于诊断蜡型，然后参照诊断饰面来进行重建牙齿。印模使用白色超硬石膏进行灌注（GC Fujirock EP，GC Europe），完成灌注模型后（图11a～c），用白色美学蜡仔细恢复牙体细节，以指导后期贴面制作。

诊断饰面使用透明硅橡胶双固化树脂（Protemp，3M ESPE）充填，来评估美学效果（图12～图15）。

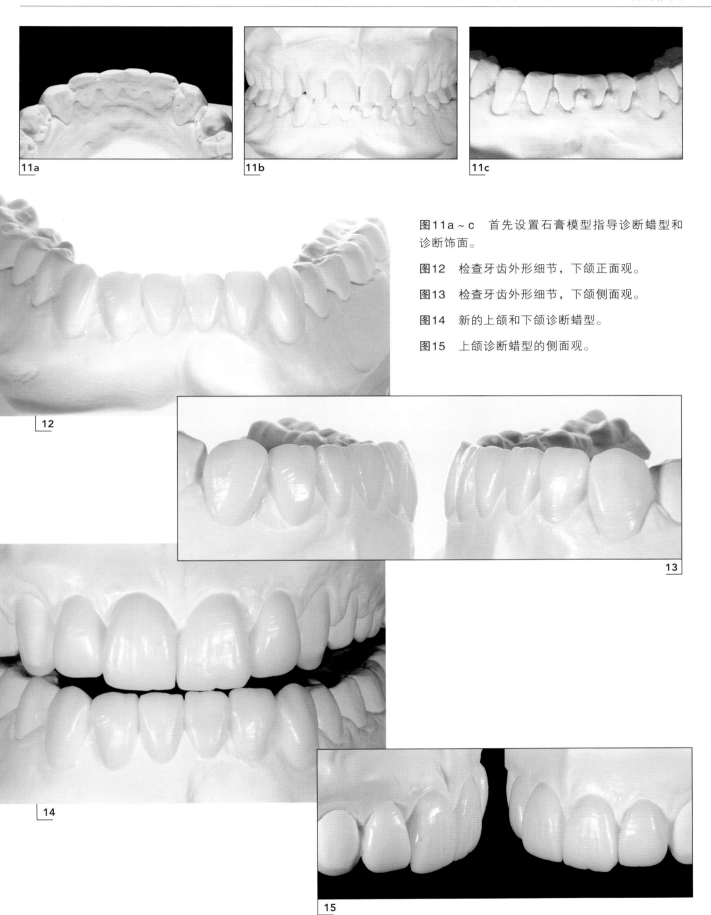

图11a～c　首先设置石膏模型指导诊断蜡型和诊断饰面。

图12　检查牙齿外形细节，下颌正面观。

图13　检查牙齿外形细节，下颌侧面观。

图14　新的上颌和下颌诊断蜡型。

图15　上颌诊断蜡型的侧面观。

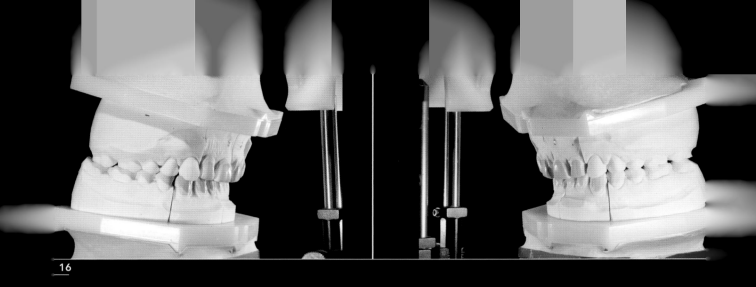

16

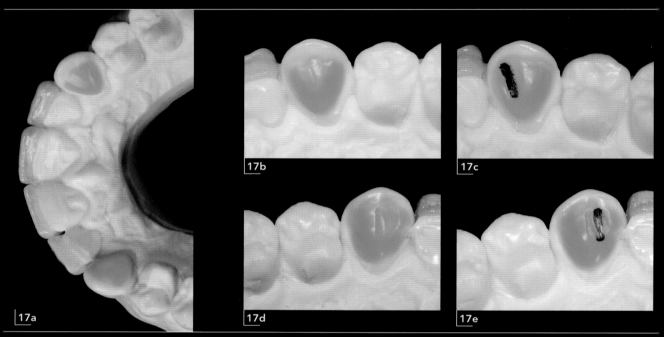

17b

17c

17a

17d

17e

图16　使用Zeiser技术在平均值殆架上进行第一个模型的切割，获得研磨的CAD/CAM图像，贴面适合性。

图17a ~ e　（a ~ c）在上颌两颗尖牙腭侧面上进行两个复合树脂修复，来获得新的功能引导；（d、e）新的尖牙侧方引导避免后牙区的干扰。

对诊断饰面评估后，经患者同意，牙齿按照前述的方法进行了预备，将聚醚印模（Permadyne，ESPE）送至技工室进行贴面制作。

每一牙弓灌注两副模型，第一副模型使用Zeiser技术（Zeiser Sockelplatten, Zeiser Dentalgeräte GmbH），利用可拆卸代型进行分割。找到边缘线，灌注，动态面弓上殆架。最后，检查研磨的玻璃陶瓷基底冠，在体式显微镜下检查边缘精确度（Stemi 1000, Zeiss）（图16）。第二副模型使

用聚氨酯树脂（Exakto-Form, Bredent）制作完成贴面，不切割模型以保证牙龈边缘线的形态。同时可以记录制作过程，为完成的模型留存影像资料。

总之，选择正确的基底冠材料对于获得良好预期的美学效果是很重要的。对于这个病例，我们采用LT A1（Ivoclar Vivadent）瓷块来保证良好的光通透性，增加明度。二硅酸锂材料在这种正畸联合修复的病例中保证了更大的抗弯性，同时改变了垂直向的空间，并调整了尖导和切导。这种材料确保

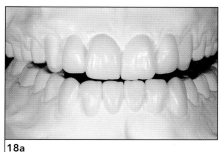

18a

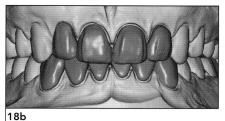

18b

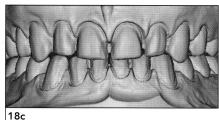

18c

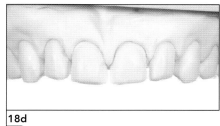

18d

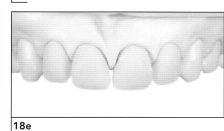

18e

图18a~e　通过诊断蜡型获得上颌数字化模型。（a）首先是诊断蜡型；（b）对于基底冠的构建通过诊断蜡型再造或减少体积；（c）扫描预备体；（d）聚氨酯模型；（e）基底冠的密合性。

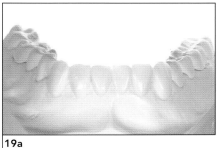

19a

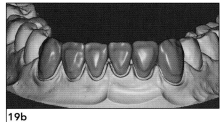

19b

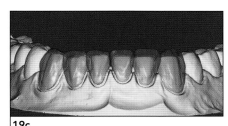

19c

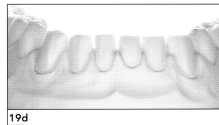

19d

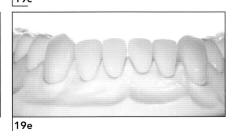

19e

图19a~e　通过诊断蜡型获得下颌数字化模型。（a）首先是诊断蜡型；（b）对于基底冠的构建通过诊断蜡型再造或减少体积；（c）扫描预备体；（d）聚氨酯模型；（e）基底冠的密合性。

修复体具有较长的使用寿命。

将其余的基底冠和预留牙进行口内试戴，检查其精确性和正确的颜色平衡。这一阶段有助于团队评估患者新的正确的垂直排列和功能性引导。

接下来，我们在上颌尖牙腭侧区域进行了两个复合树脂功能性引导，以期在新的位置获得最好的侧引导。为了将患者引导回新的咬合垂直中心位置，我们需要特殊的点信息（图17a~e）。我们知道侧引导的前2~3mm对于避免后牙的干扰，获得正确的动态功能是很重要的。贴面的基底冠构建完全数字化，使用LT A1颜色的二硅酸锂瓷块进行研

磨。研磨参数厚度设置为0.4mm，5轴联动，持续水冷。加热到840℃时，基底冠形成结晶，加热时间和温度的设定是由材料的生产/制造商来设定。

预期的结果是浅色和自然外观的牙齿，要与周围牙齿的纹理和青年患者的年纪相匹配（图18和图19）。

回切技术包括在基底冠上应用牙本质瓷（Ivoclar Vivadent），A1颜色添加20%的牙本质C1色，饱和度降低50%，在切1/3部分增加透明瓷，获得更广的通透性。在牙齿的构造中，大量光的吸收集中于切1/3[31]，以再现乳光色，在患者不同的年龄，光的效

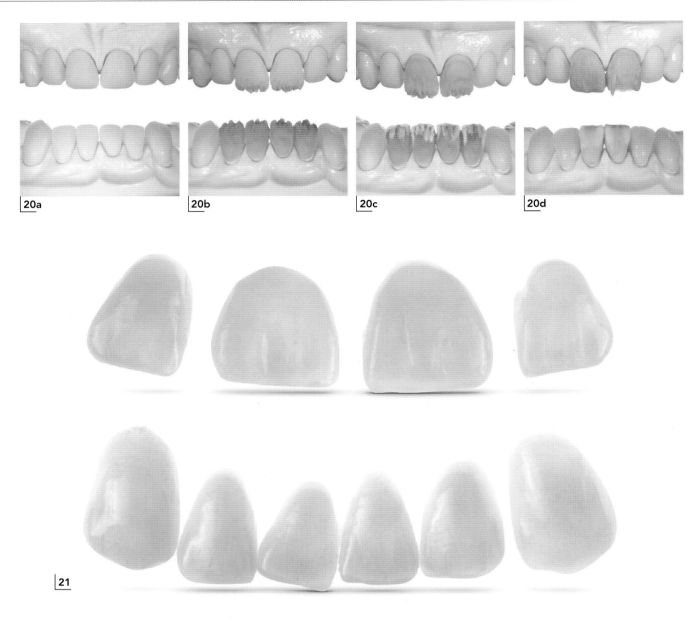

图20a ~ d　第二副聚氨酯模型回切，来进行瓷分层；（a）基底冠密合性；（b）牙本质和去饱和的牙本质；（c）透明瓷；（d）釉质瓷。

图21　贴面完成。

果通常呈现不同。所有这些都建立在保证贴面形态的基础上（图20a ~ d）。

在第二次烧结时，在邻接区附近添加了少量的亚光橙色牙本质来阻止光的通过，降低了切端吸收物质的乳光效应，在边缘嵴上添加乳光釉质瓷来改善外形。

最后一步，水冷降温条件下金刚砂车针来获得需要的纹理，制作不同尺寸的凹槽来获得光的折射[23,32]。在最后的烧结阶段，涂上一层薄薄的釉液，完成后用毛轮和金刚砂糊剂进行抛光（图21 ~ 图24）。

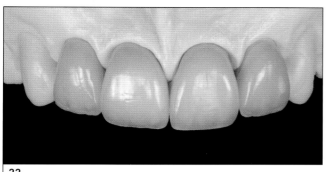

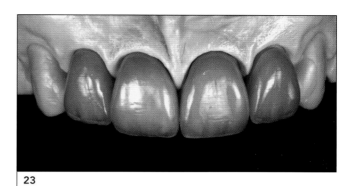

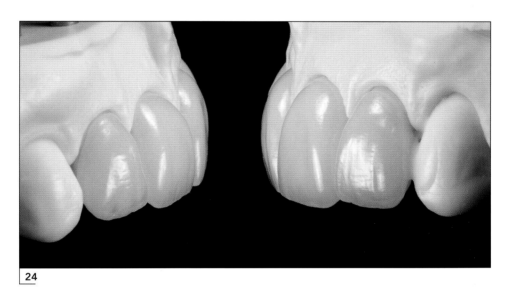

图22　贴面在第二个模型上检查适合性。

图23　不同光通透性的贴面。

图24　在第二副模型上的最终贴面的侧面观。

粘接过程

粘接过程是最重要的，以保证远期的效果。粘接涉及粘接和稳定两个方面。为了使粘接持久，临床医生必须遵循严格的操作过程，必须基于粘接剂和修复体的机械性来选择正确的粘接剂类型[33]。

很多文献详细阐述了如何获得很好的粘接结果[34]。对于这位患者，使用4代的全酸（Optibond FL，

Kerr）混合杂化树脂作为粘接剂，使用时树脂加热到52℃。粘接过程中使用橡皮障隔离每一颗牙齿，所有修复体单独粘接。

使用持续的压力，去除多余的粘接剂。一旦多余的粘接剂去除后，修复体的位置就可以确认是否正确，每一个面聚合90秒（颊侧，切端，腭侧）。最后使用凝胶固化，使用刀片去除边缘多余的粘接剂。下一颗牙齿再次重复同样的程序（图25~图32）。

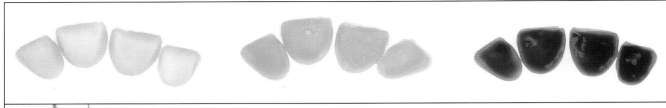

25

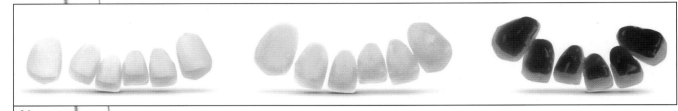

26

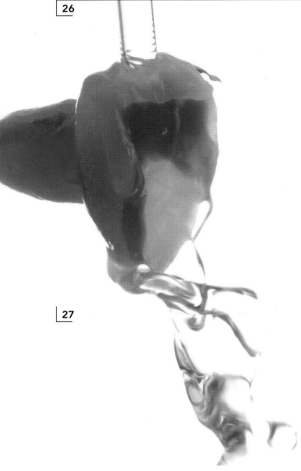

27

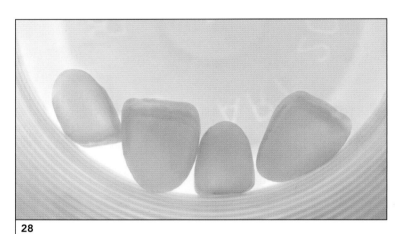

28

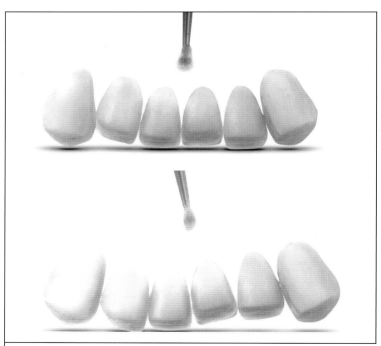

29

图25、图26　上颌和下颌贴面，酸蚀过程（5%氢氟酸、37%磷酸酸蚀清洁内表面）。

图27　去除额外的酸蚀剂。

图28　酒精超声清洁。

图29　粘接过程。（顶）硅烷处理；（底）粘接。

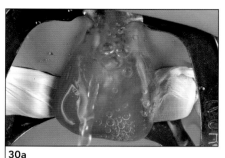
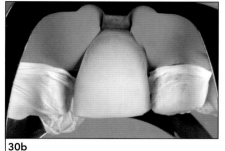
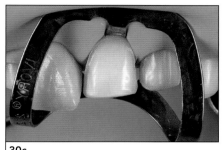

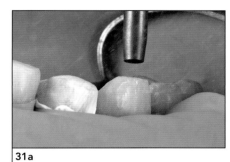
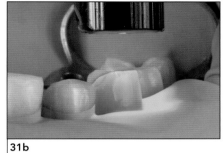

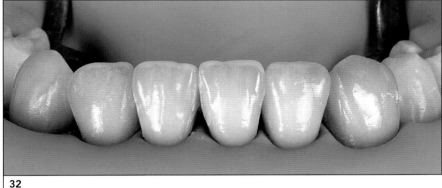

图30a ~ c　在牙齿上橡皮障隔离粘接。

图31a、b　在尖牙上直接进行树脂修复，回复新的尖牙引导，无须进行牙体预备（氧化铝喷砂，酸蚀，粘接）。

图32　橡皮障隔离后完成下颌贴面。

结论

仔细计划，微创预备，使用外科显微镜保证精确度，选择正确的修复体和粘接材料对于修复结果的长远成功均至关重要。

瓷贴面是粘接固化的，限制于釉质内操作是成功的金标准，这就要求对于牙齿外形进行最小的磨切，尽可能保存最多的釉质。

在正畸和修复联合治疗的病例中，高度推荐二硅酸锂铸瓷贴面。由于二硅酸锂具有很好的机械性能，在保证垂直距离，进行功能重建的患者中，二硅酸锂修复体长远的寿命更有保障。

同时，获得成功需要医生对于团队中每一个人能力足够的信任，特别是技师的水平。要获得患者极佳的治疗效果仍然有很长的路要走（图33 ~ 图40）。

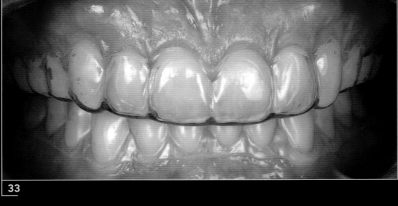

33

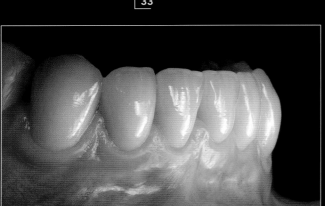

34a

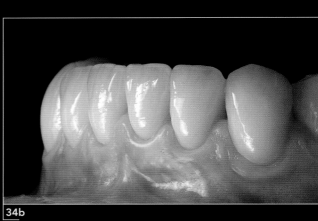

34b

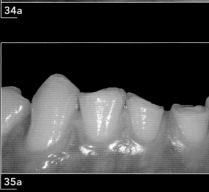

35a

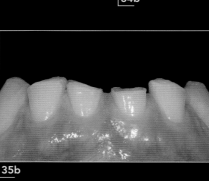

35b

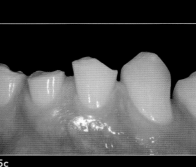

35c

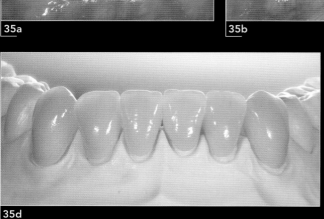

35d

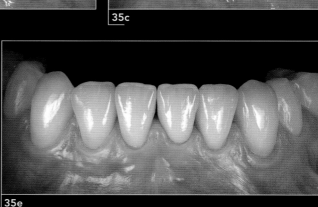

35e

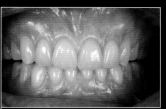
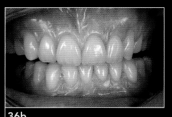
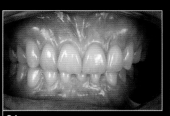
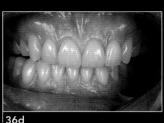

36a 36b 36c 36d

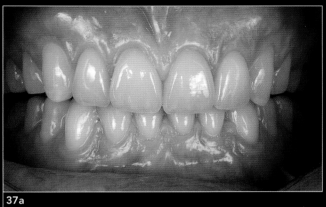
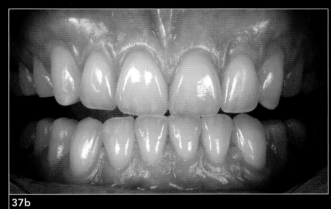

37a 37b

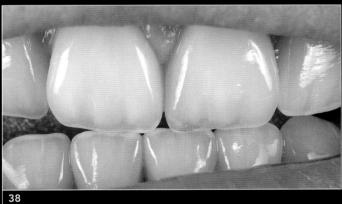

38

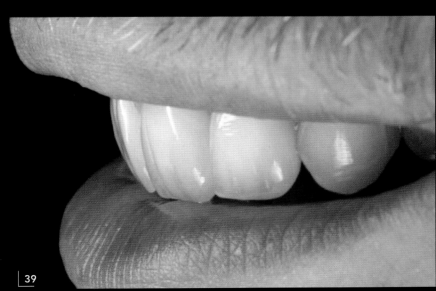

图36a～d 尖牙引导的侧方运动。左侧方运动：（a）首先运动几毫米；（b）最终的运动。右侧方运动：（c）首先运动几毫米；（d）最终的运动。

图37a、b 最终修复照。（a）新的垂直高度；（b）新的前伸位置。

图38 闭口时上下切牙的切1/3。

图39 闭口侧位观。

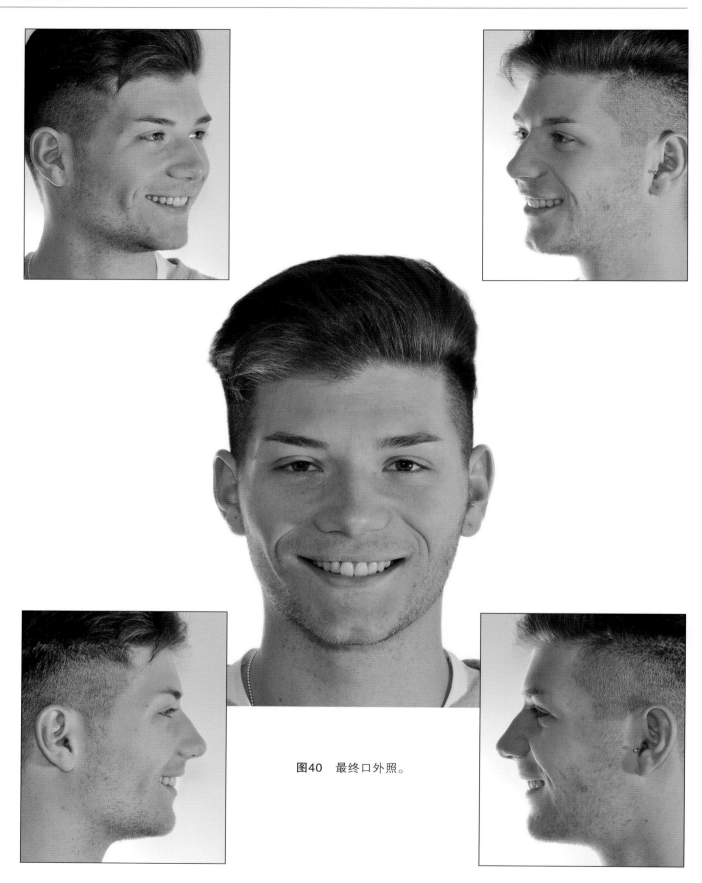

图40 最终口外照。

致谢

感谢Dr Carlo Ghezzi和他的团队对我们的信任，感谢Dr Rossella Maverna的正畸治疗。特别感谢Mauro Palumbo和他的"LED"技工室的数字化工作。我们感谢Dr Domenico Massironi无私的分享知识以及对我们持续的指导。最后，我们非常感谢Quintessence出版社帮助我们出版。

参考文献

[1] Magne P. Noninvasive bilaminar CAD/CAM composite resin veneers: A semi-(in)direct approach. Int J Esthet Dent 2017;1:134–154.

[2] Dietschi D. Free-hand bonding in the esthetic treatment of anterior teeth: Creating the illusion. J Esthet Dent 1997;9:156–194.

[3] Schlichting LE, Stanley K, Magne M, Magne P. The non-vital discolored central incisor dilemma. Int J Esthet Dent 2015;10:548–562.

[4] Magne P, Belser U. Bonded Porcelain Restorations in the Anterior Dentition: A Biomimetic Approach. Chicago: Quintessence, 2002.

[5] Chun KJ, Lee JY. Comparative study of mechanical properties of dental restorative materials and dental hard tissues in compressive loads. J Dent Biomech 2014;5:1758736014555246.

[6] Chun KJ, Choi HH, Lee JY. Comparison of mechanical property and role between enamel and dentin in the human teeth. J Dent Biomech 2014;5:1758736014520809.

[7] Arcis RW, Lopez-Macipe A, Toledano M, et al. Mechanical properties of visible light-cured resin reinforced with hydroxyapatite for dental restoration. Dental Mater 2002;18:49–57.

[8] Chen Y, Xu L, Liu Z, et al. Microstructures and properties of titanium alloys Ti-Mo for dental use. Trans Nonferrous Met Soc 2006; 16(Suppl):s824–s828.

[9] Gresnight MM, Kalk W, Ozcan M. Randomized clinical trial of indirect resin composite and ceramic veneers: Up to 3-year follow-up. J Adhes Dent 2013;15:181–190.

[10] Ferracane JL. Resin composite—State of the art. Dental Mater 2011; 27:29–38.

[11] Ferraris F, Conti A. Superficial roughness on composite surface, composite-enamel and composite-dentin junctions after different finishing and polishing procedures. Part II: Roughness with diamond finishing and differences between enamel composite vs body composite. Int J Esthet Dent 2014;9:184–204.

[12] Cenci MS, Tenuta LM, Pereira-Cenci T, Del Bel Cury AA, Ten Cate JM, Cury JA. Effect of microleakage and fluoride on enamel-dentine demineralization around restorations. Caries Res 2008;42:369–379.

[13] Marsh P, Nyvad B. The oral microflora and biofilm in teeth. In: Fejerskof O, Kidd EAM (eds). Dental Caries: The Disease and Its Clinical Menagement. London: Wiley-Blackwell, 2003:29–48.

[14] Horvath S, Schulz CP. Minimally invasive restoration of a maxillary central incisor with a partial veneer. Eur J Esthet Dent 2012;7:6–16.

[15] Jandt KD, Sigusch BW. Future perspectives of resin-based dental materials. Dent Mater 2009;25:1001–1006.

[16] Meijering AC, Creugers NH, Roeters FJ, Mulder J. Survival of three types of veneers restorations in a clinical trial: A 2.5-year interim evaluation. J Dent 1998;26:563–568.

[17] Della Bona A, Kelly JR. The clinical success of all-ceramics restorations. J Am Dent Assoc 2008;39(Suppl):8S–13S.

[18] Friedman MJ. A 15-year review of porcelain veneer failure—A clinician's observations. Compend Contin Educ Dent 1998;19:625–632.

[19] Peumans M, De Munck J, Fieuws S, Lambrechts P, Vanherie G, Van Meerbeek B. A prospective ten-year clinical trial of porcelain veneers. J Adhes Dent 2004;6:65–76.

[20] Ludwig K. Lexikon Der Zahnmedizinischen Werkstoffkunde 2005, Quintessenz Verlag.

[21] Layton D, Walton T. Up to 16-year prospective study of 304 porcelain veneers. Int J Prosthodont 2007;20:389–396.

[22] Fradeani M, Redemagni M, Corrado M. Porcelain laminate veneers: 6- to 12-year clinical evaluation—A retrospective study. Int J Periodontics Restorative Dent 2005;25:9–17.

[23] Bertazzo D. Esthetic restoration with ceramic veneers in a case of altered passive eruption: The appropriate choice of materials is key. Quintessence Dent Technol 2018;41:243–256.

[24] McLaren EA, LeSage B. Feldspathic veneers: What are their indications? Compend Contin Educ Dent 2011;32:44–49.

[25] Giordano R, McLaren EA. Ceramics overview: Classification by microstructure and processing methods. Compend Contin Educ Dent 2010;31:682–684.

[26] Peumans M, De Munck J, Fieuws S, Lambrecht P, Vanherle G, Van Meerbeek V. Prospective ten- year clinical trial of porcelain veneers. J Adhes Dent 2004;6:65–76.

[27] Kelly JR, Benetti P. Ceramic materials in dentistry: Historical evolution and current practice. Aust Dent J 2011;56(Suppl 1):84–96.

[28] Davidowitz G, Kotick PG. The use of CAD/CAM in dentistry. Dent Clin North Am 2011;55:559–570.

[29] Wiedhahn K, Kerschbaum T, Fasbinder DF. Clinical long-term results with 617 Cerec veneers: A nine-year report. Int J Computer Dent 2005;8:233–246.

[30] Massironi D, Pascetta R, Romeo G. Precision in Dental Esthetics: Clinical and Laboratory Procedures. Milan: Quintessenza, 2007.

[31] Ubassy G. Shape and Color: The Key to Successful Ceramic Restorations. Chicago: Quintessence, 1993.

[32] Kataoka S, Nishimura Y. Nature's Morphology: An Atlas of Tooth Shape and Form. Chicago: Quintessence, 2002.

[33] Duarte S Jr, Sartori N, Sadan A, Phark J-H. Adhesive resin cement for bonding esthetic restorations: A review. Quintessence Dent Technol 2011;34:40–66.

[34] Phark J-H, Sartori N, Duarte S Jr. Bonding to silica-based glass ceramics: A review of current techniques and novel self-etching ceramic primers. Quintessence Dent Technol 2016;39:3–12.

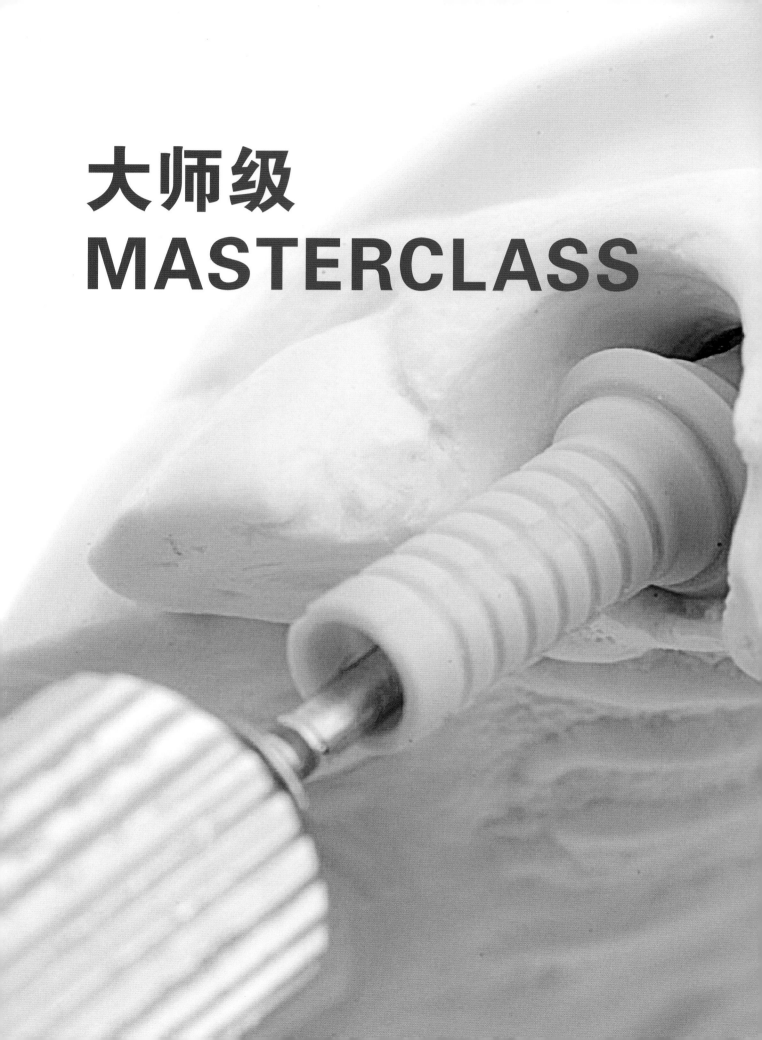

大师级
MASTERCLASS

一步法概念：即拔即种同时完成最终修复

The All-at-Once Concept: Immediate Implant Placement into Fresh Extraction Sockets with Final Crown Delivery

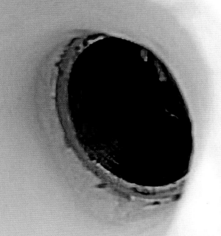

Iñaki Gamborena, DMD, MSD, FID[1]
Yoshihiro Sasaki, CDT[2]
Markus B. Blatz, DMD, PhD[3]

在美学区利用种植技术替换无法保留的患牙或者缺失牙已经成为一种可以信赖的修复方法。对于无法保留的患牙，拔除后即刻种植可以获得可预期的结果。然而，为了得到最终满意的美学效果和良好的功能，所有的外科步骤需要结合术前设计、修复体的制作以最大程度减少创伤。即刻种植要想兼顾美学和最小创伤的原则，尤其同时完成即刻修复对医生的技术敏感性要求很高。

以下的病例报道为大家展示了一个全新的"一步法概念"，在前牙区即刻种植后即刻戴入最终修复体。最终戴入的牙冠是根据拔除前天然牙外形预制的，通过硅橡胶印模复制。在加工厂，采用数字化引导或者直接在石膏模型上模拟外科手术。最终的二氧化锆基台也是在同一个模型上进行研磨，完成一个螺丝固位的最终修复体。从过去3年中实施这项技术的10位患者中选取3位，展示具体的操作细节。

[1]Adjunct Professor, Department of Preventive and Restorative Sciences, University of Pennsylvania School of Dental Medicine, Philadelphia, Pennsylvania, USA; Private Practice, San Sebastián, Spain.
[2]Private Practice, San Sebastián, Spain.
[3]Professor of Restorative Dentistry and Chairman, Department of Preventive and Restorative Sciences, University of Pennsylvania School of Dental Medicine, Philadelphia, Pennsylvania, USA.

Correspondence to: Dr Iñaki Gamborena, C/ resurrección M Azkue #6 -4, 20018 San Sebastián, Guipúzcoa, Spain.
Email: Gambmila@telefonica.net, www.Drgamborena.com

病例1

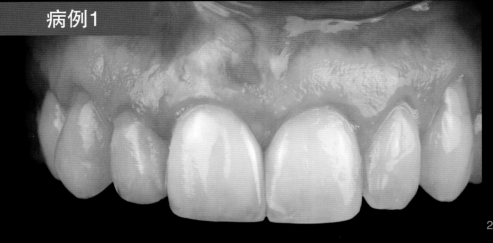
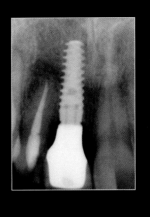

2.5年

一步法概念

拔牙+即刻种植+二氧化锆基台+最终修复体+结缔组织移植（CTG）
螺丝固位修复体

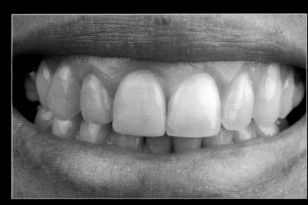
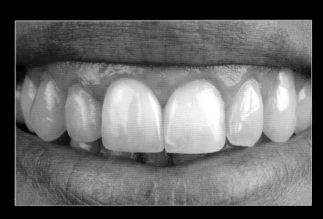

治疗前   治疗后2.5年

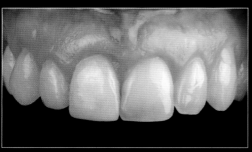
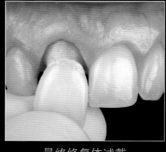
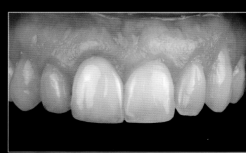

治疗前口内观   最终修复体试戴   最终修复体戴入后口内观

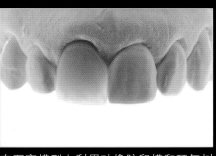

在石膏模型上利用硅橡胶印模和环氧树脂翻制一个最终修复体。

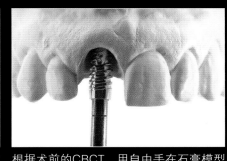

根据术前的CBCT，用自由手在石膏模型上植入1颗复制的种植体。

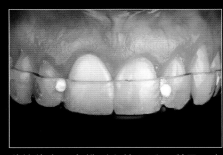

种植体在石膏模型上植入后，利用一个放射线导板检查并转移植体的位置。

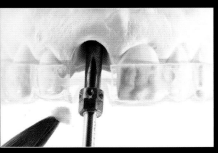

在植体上插入携带器，同时利用一个丙烯酸树脂确保准确转移植体位置。

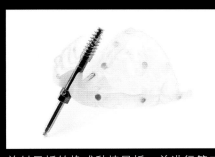

放射导板转换成种植导板，并进行第二次CBCT扫描。

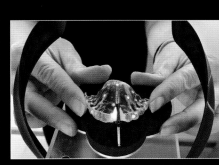

扫描带有携带器的导板检查植体位置。

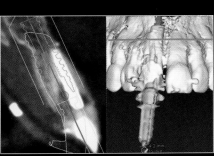

将两个CBCT（患者和导板）的数据利用NobelClinician 软件进行整合，最终确定植体的位置。

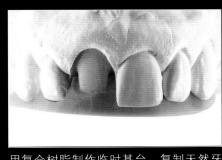

用复合树脂制作临时基台，复制天然牙的直径、高度、龈缘的位置。

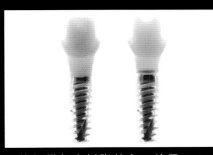

口外扫描复合树脂基台，并用Nobel Procera材料和NobelClinician软件研磨一个15°角度通道全瓷基台（ASC）。

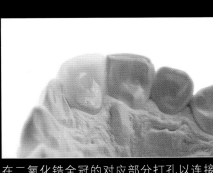

在二氧化锆全冠的对应部分打孔以连接基台。

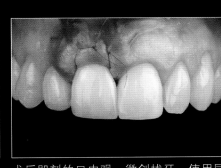

术后即刻的口内观：微创拔牙，使用同种异体骨进行3D骨增量，ASC全瓷基台连接的二氧化锆最终全瓷修复体，颊侧及环形的结缔组织移植物（CTG）。

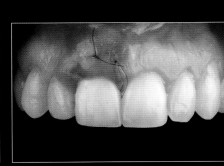

术后2周的口内观。

病例2

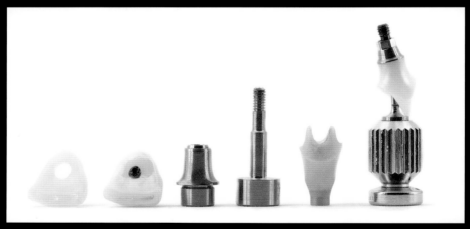

修复体：NobelProcera 二氧化锆全瓷冠，唇侧加饰瓷。

一步法概念的构成和步骤。

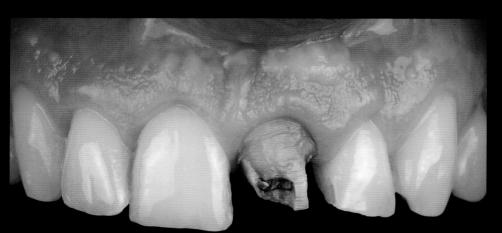

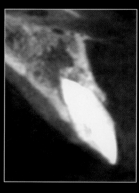

治疗前口内观

初始状况：左侧中切牙严重缺损伴有大面积的根尖阴影。

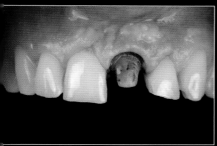

口内即将拔除的残冠用硅橡胶取模。

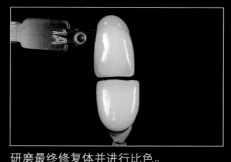

研磨最终修复体并进行比色。

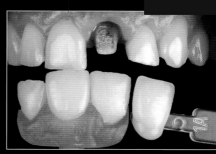

试戴最终修复体，取终印模之前再次进行口内比色。

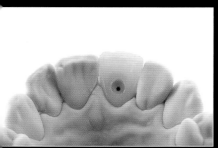

重新制作临时修复体，在腭侧设计理想的螺丝孔穿出位置，确定基台的角度。

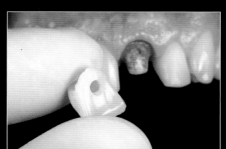

将临时修复体戴入患者口内进行扫描并制作放射导板。

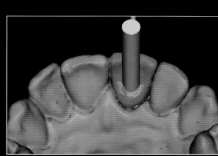

利用NobelClinician软件根据前牙区美学要求设计植体位置。

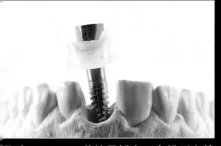

通过CAD/CAM种植导板在石膏模型上放置植体。

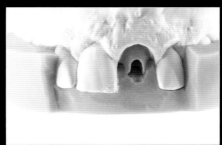

根据天然牙颈部的外形制作树脂临时修复基台。

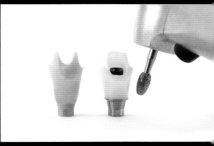

扫描树脂基台并制作20° ASC全瓷二氧化锆正式基台，将基台袖口位置磨成凹形以容纳结缔组织移植物。

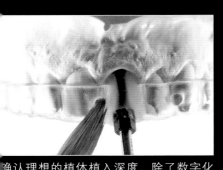

角认理想的植体植入深度，除了数字化设计的种植导板再制作一个石膏模型设

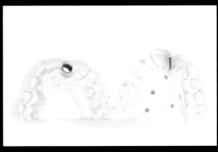

两个种植导板（数字化设计导板和石膏模型设计导板）确保准确的植体植入位

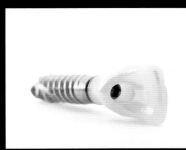

手术开始之前预先制作一个螺丝固位的正式牙冠。

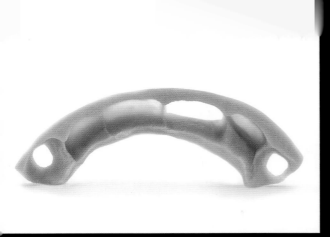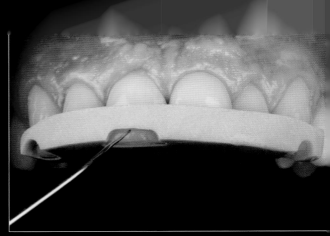

手术当天：在天然牙列上制作一个丙烯酸树脂夹板，确保正式修复体戴入口内的位置和预先设计的临时冠位置一致。

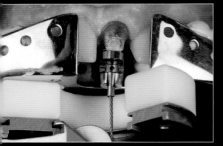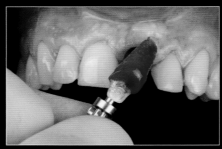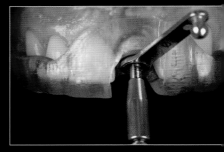

微创拔牙。确认植体的长度和直径。

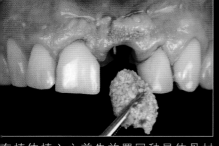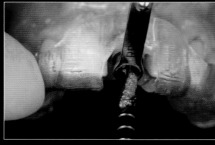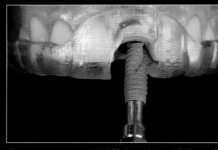

在植体植入之前先放置同种异体骨材料，确保植体和骨壁之间有足够的骨填充材料。

种植窝洞预备。

在NobelGuide导板控制下植入植体，确保获得最低35Ncm的初期扭矩。

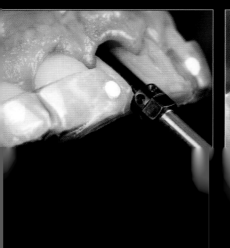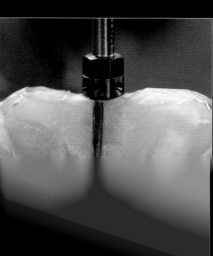

利用石膏模型设计导板，确定最终理想的植体3D位置、角度、深度及种植体颈部的细微调整。

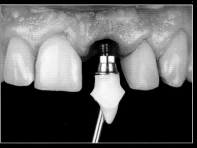

旋入正式ASC二氧化锆基台。

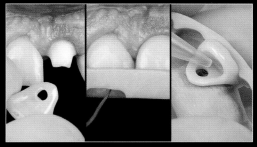

利用牙冠就位引导材料和树脂夹板确认正式修复体完全就位。

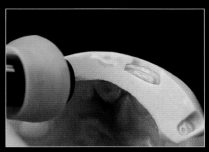

完成牙冠的调整后，用双固化树脂材料粘接牙冠与基台。

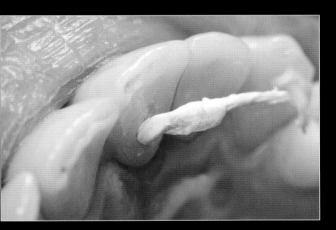

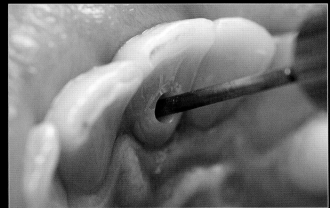

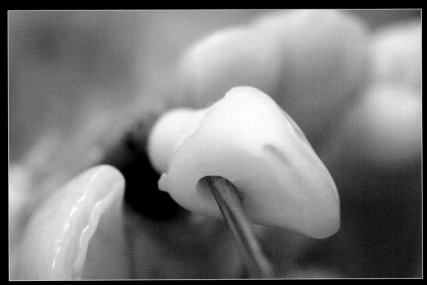

粘接前螺丝孔填入特氟龙膜，粘接完成后取出特氟龙膜，旋出基台一体冠，去

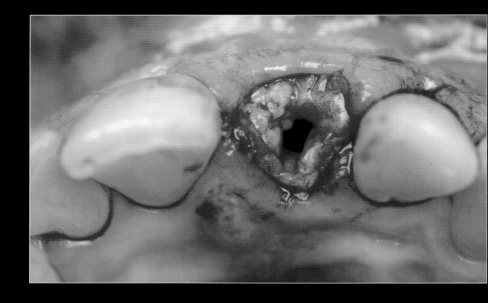

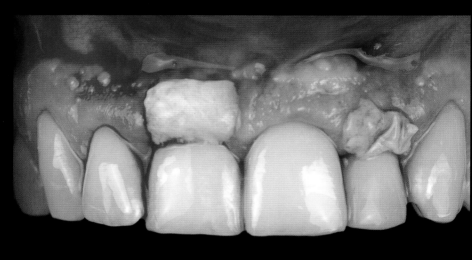

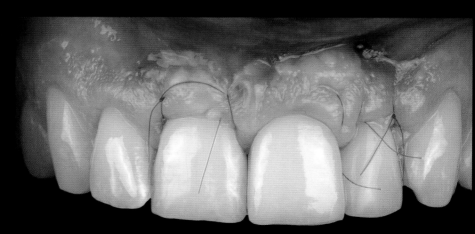

从上颌结节取结缔组织移植物放置在凹形的基台表面。结缔组织移植可以改善缺损区的软组织量，获得理想的牙龈顶点外形。移植物通过缝合固定在植体周围。

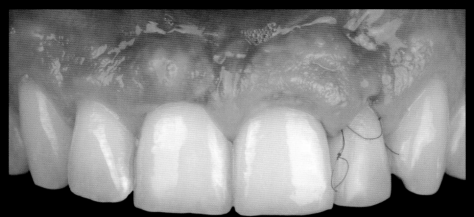

2周后

术后2周口内观。

2年后

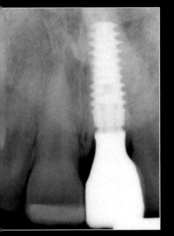
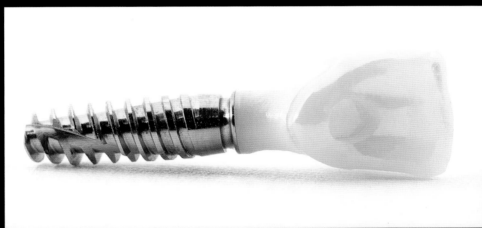

术后2年的根尖片，正式戴入前完成抛光的螺丝固位基台一体冠。

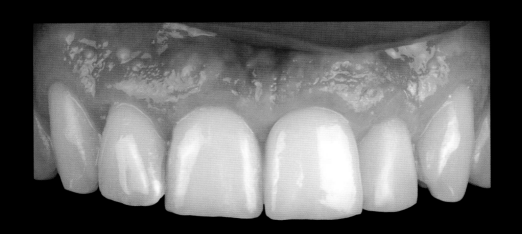

2年后

术后2年的口内观。

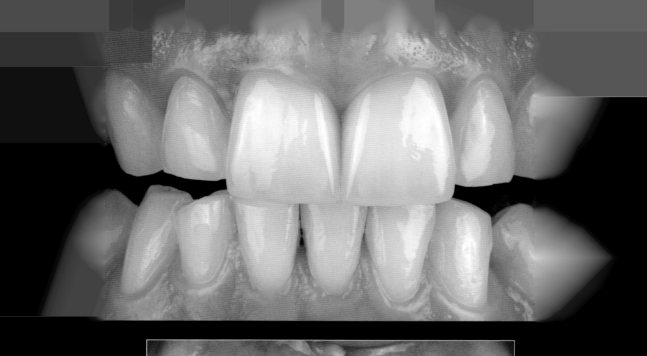

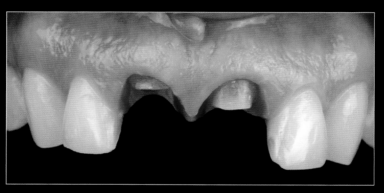

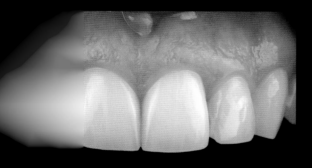

临时冠修复后

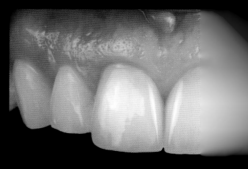

正式冠修复后

点在于需要种植两颗植体替换两　　　固位修复体可以反复摘戴，可以
疗过程中良好的医技沟通。两颗　　　并利用口外抛光。最终的正式修
塑形也非常具有挑战，需要一个　　　根的外形设计，确保最佳的美
认螺丝固位牙冠完全就位。螺丝　　　成凹形容纳结缔组织移植物。

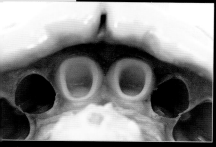

用硅橡胶取模制作精确的石膏模型。

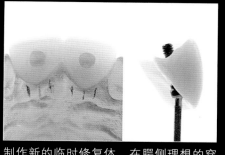

制作新的临时修复体，在腭侧理想的穿出位置设计螺丝孔。

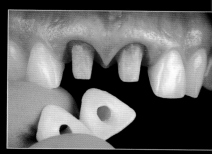

在口内试戴临时修复体并进行扫描制作放射导板。

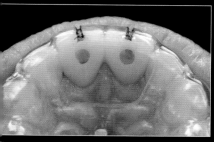

在NobelClinician软件上设计理想的植体位置并通过放射导板翻制到模型上。

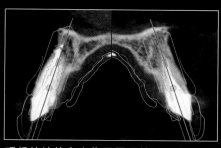

理想的植体穿出位置需要使用一个5°的ASC NobelProcera基台。

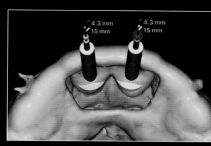

结合多种技术如放射导板的数字化整合，确保精确的植体植入位置。

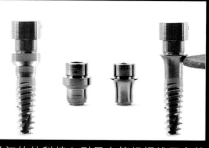

最初的外科植入引导套筒根据拔牙窝的尺寸及软组织的牙龈顶点的外形位置进行修改。

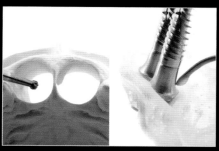

在NobelGuide种植导板的引导下在石膏模型上模拟种植体植入，并用蜡进行固定，以保证从根尖方向灌注石膏时可以去除多余的石膏材料。

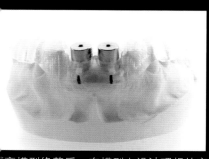

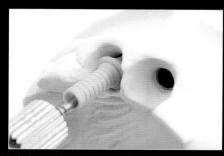

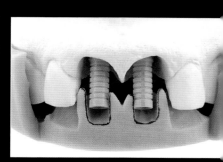

石膏模型修整后，在模型上设计理想的穿龈轮廓，重塑软组织外形，放置两个临时基台，在代型上进行调整。

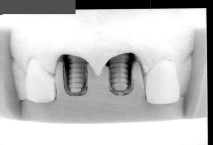
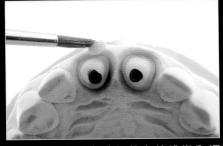
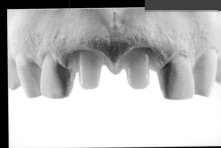

调整临时基台的外形，与天然牙的外形及尺寸匹配。

利用丙烯酸树脂进行基台的堆塑和调整。

扫描临时基台，预订5° ASC Nobel-Procera全瓷基台。

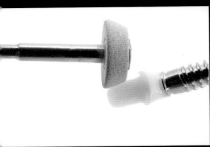
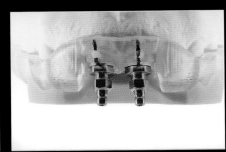
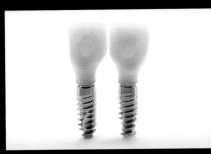

将基台进行少量研磨，预留出少量空间，防止由于轻微的角度偏差导致牙冠无法完全就位。另外在NobelClinician软件上设计一个代型，精确转移植体颈部的位置。

正式二氧化锆全冠放置在二氧化锆基台上。

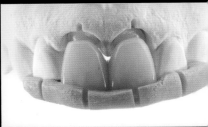

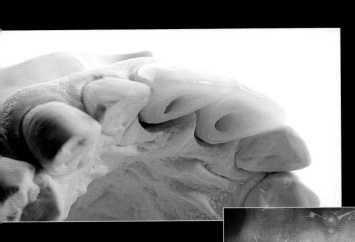

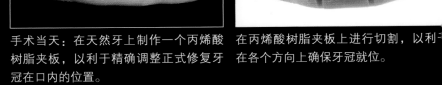

手术当天：在天然牙上制作一个丙烯酸树脂夹板，以利于精确调整正式修复牙冠在口内的位置。

在丙烯酸树脂夹板上进行切割，以利于在各个方向上确保牙冠就位。

一步法概念包括即拔即种，即刻完成正式修　　植体周围，以确保周围软组织的稳定。

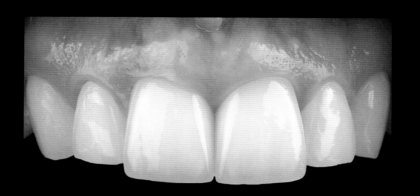

3年后

修复体为NobelProcera 二氧化锆全瓷冠，唇侧加饰瓷。

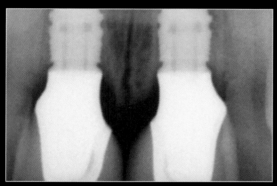

术后即刻

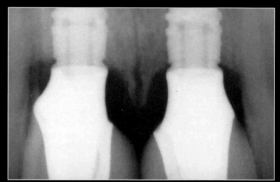

术后3年

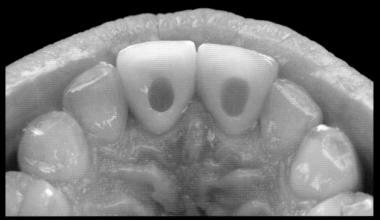

牙冠与基台在口内完成粘接并在正式戴入前进行抛光。正式修复体戴入后2年。

一步法概念的优势：

· 即刻完成所有的步骤，做到最小的创伤，最快的愈合，患者舒适程度高。

· 利用ASC角度基台极大地方便植体理想位置的设计。

· 一步法概念的唯一不足在于技术敏感性较高，需要有一定经验的种植医生才能够完成，并且需要医技之间良好的沟通配合。

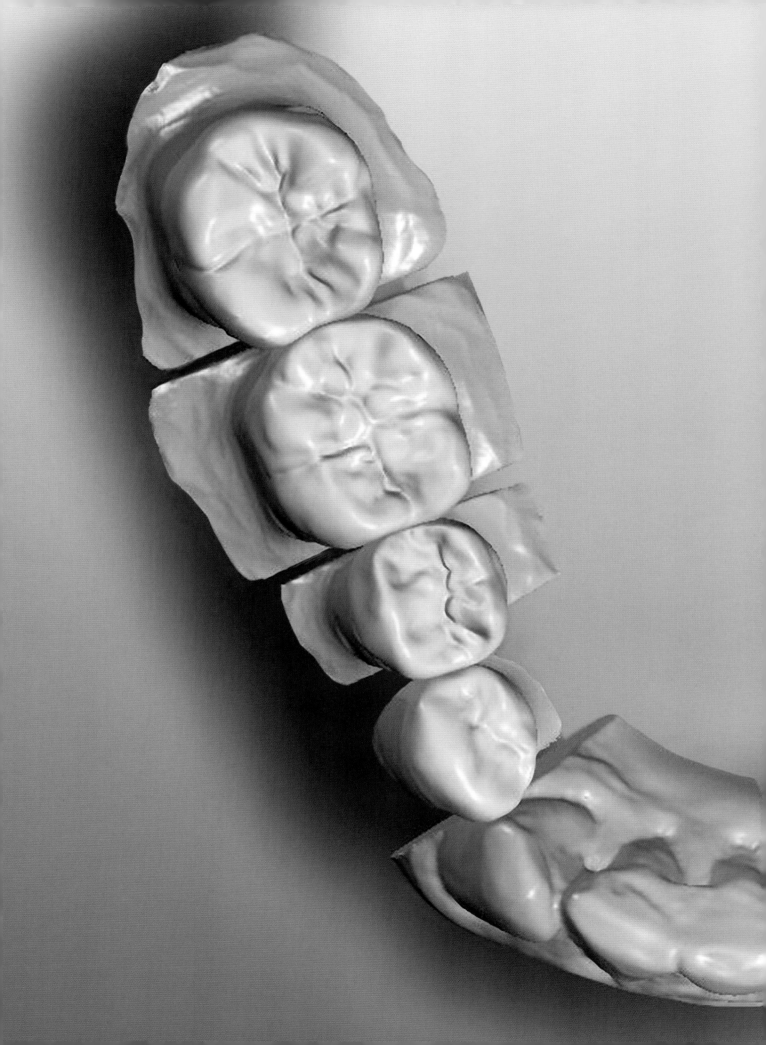

牙列磨耗的治疗：一种新的诊治策略

Treatment of the Worn Dentition:
A New Diagnostic Approach

Nikolaos Perakis, DDS[1]
Giuseppe Mignani[2]
Francesca Zicari, DDS, MS, PhD[3]

牙齿磨损包括磨耗、磨损以及酸蚀，这种异常改变对于患者的日常生活有着非常严重的影响，尤其是近些年来报道发现在年轻人群的发生率逐渐升高，是非常值得去研究重视和仔细评估的[1-2]。对于中重度牙齿磨损，传统方法都是采用全冠修复的方式来解决，这么处理常常需要进行牙体治疗、加桩以及外科手术冠延长。而在近几十年，受益于创新性粘接技术的长足发展，保证了釉质和牙本质粘接的稳定性与可靠性[3-6]，因而显著降低了修复治疗的生物学影响，也就是说治疗应当尽可能地微创，对于已经严重抗力不足的牙体结构，应当以最小化地去除牙体组织甚至牙体无预备为原则，最终实现微创治疗的目的。

另一方面，还需要根据修复体的厚度来评估和选择适合的修复材料，因为尤其是对于牙列磨耗的患者，不同修复材料的力学性能将会影响和降低修复体剥脱与折裂的风险。

对于重度磨耗的病例大多需要多学科联合治疗，对于改善美观和建立合理以及稳定的咬合关系，外科手术、正畸和修复手段都是必需的。在着手进行治疗前，必须花费充足的时间来了解和分析磨耗的病因、患者的预期效果以及风险因素。事实上牙齿磨耗的病因与很多临床疾病都有关系（例如暴食症、胃食管反流、睡眠呼吸暂停综合征），所以必须详细检查确定病因再去对应治疗，而不能仅仅只是针对牙齿结构上出现的病变。与之相对应，可供选择的治疗方式从直接树脂修复到粘接全瓷冠有多种[7-8]，需要在经过充分评估和医患沟通后，选择出最佳的治疗方法。

受益于美学修复材料和技术的长足发展，不论是过渡修复体还是永久修复体，其力学性能和美学表现都有显著提高，特别是CAD/CAM修复有着很多优点，尤其适合于修复高度不足的情况[9-12]。但是这些新技术也将会给患者带来额外的花费，而且对于全口粘接性修复体的使用寿命，目前还缺乏长期的临床数据支持[13-19]。

[1]Clinical Professor, Department of Prosthodontics, School of Dentistry, Alma Mater Studiorum–University of Bologna, Bologna, Italy.
[2]Dental Technician, Bologna, Italy.
[3]Private Practice, Bologna, Italy.

Correspondence to: Dr Nikolaos Perakis, Via Toso Montanari 19, 40138, Bologna, Italy. Email: nikperakis@gmail.com

微创方法最重要的一步也正是第一步，即诊断阶段。在进行正式治疗前，医生通过粘贴功能性诊断饰面来评估功能、语音和美观，以及确定修复体最终理想的厚度。患者佩戴诊断饰面必须保证足够的时间，以确证新的咬合设计达到稳定和谐。获得全口诊断饰面的技术方法有很多种。

借助诊断蜡型翻制硅橡胶导板，在导板内充填树脂，然后直接覆盖于口内牙列上，直到树脂完全结固。这种方法有它的缺点，主要是去除邻间隙多余的树脂需要花费较多的时间，因为只有这样才能保证邻接区域的卫生清洁要求。

技师经由诊断蜡型制作出丙烯酸树脂诊断饰面，然后可以直接粘接于牙齿表面，这项技术操作简单而精确，但是费用非常高。

还有一种方法是将流动树脂注入透明硅橡胶导板内，然后直接放入患者口内，尽管效果非常理想，但是这项技术的适应证有限，也是因为材料的成本较高。

由数字化印模、数字化诊断蜡型和CAD/CAM组成的全数字化制作方案，是诊断饰面最有前景的制作方法，然而目前大多数临床医生还无法掌握其中所需要用到的先进技术方法。

本文介绍一种使用二丙烯酸树脂材料来制作粘接性咬合功能性诊断饰面（OFM）的椅旁修复技术，具有创新性和便捷性，而且能够节约成本，这种方法还可以实现非常快速而容易地去除邻间隙多余的树脂。运用这种"简易的"诊断技术，美观、语音以及功能结果在治疗初始就能够预见到，并且能够在后续所有修复阶段得到维持。

病例介绍

治疗计划

一名58岁男性患者来笔者诊所就诊，主诉为：切牙重度磨耗和某些外语词语发音障碍，尤其是"S"和"TS"。

患者意识到自己的异常情况，想要寻求新的微创技术来加长他的上前牙，之前曾经做过正畸治疗，但是并没有达到他所预期的效果。

口外临床检查发现咀嚼肌肥大，尤其是咬肌和颞肌（图1）。笑线分析表明上下颌牙齿磨耗严重，特别是前牙区（图2）。口内检查显示牙齿重度磨耗，上下颌切牙近乎对刃关系（图3）。

治疗的目标为3个方面：①加长上颌切牙；②改善语音和稳定咬合关系；③改善牙列美观。

在这个临床病例的治疗过程中，没有进行正颌手术及正畸治疗，修复治疗过程也只是包括少数几个临床步骤。所需增加的切牙长度必须加高咬合垂直距离（VDO）才能实现，为了能够获得所必需的颌间间隙，必须通过后牙粘接性修复和新的咬合设计来实现，这样就能够在尽可能保存釉质利于粘接的情况下，达到修复体的牙体预备量最小化和VDO增加量的最小化。很显然治疗设计必须通过全牙列的诊断蜡型和诊断饰面来进行可行性验证。尽管已经证实患者可以很好地适应加高的VDO[20]，但是在永久修复之前，新加高的VDO是否影响美观、语音和功能还需要长期的临床评估。

临床步骤

调节𬌗架

第一次就诊时，取藻酸盐印模、照相以及放射影像检查，同时进行咬合功能检查（图4a～c）。经过面弓转移颌位关系之后，将上下颌模型转移到半可调𬌗架上，模型需要在正中关系（CR）进行VDO加高。通过上下颌全牙列的诊断蜡型来确定新的VDO，这样可以确保VDO增加量尽可能小，进而达到前面述及的治疗目的（图5a、b）。𬌗架选择"日常生存手册"原则（译者注：选取可调节最大值）调节，迅即位移1.5mm，正中自由度1mm，这样可以避免后牙区的咬合干扰[21]。

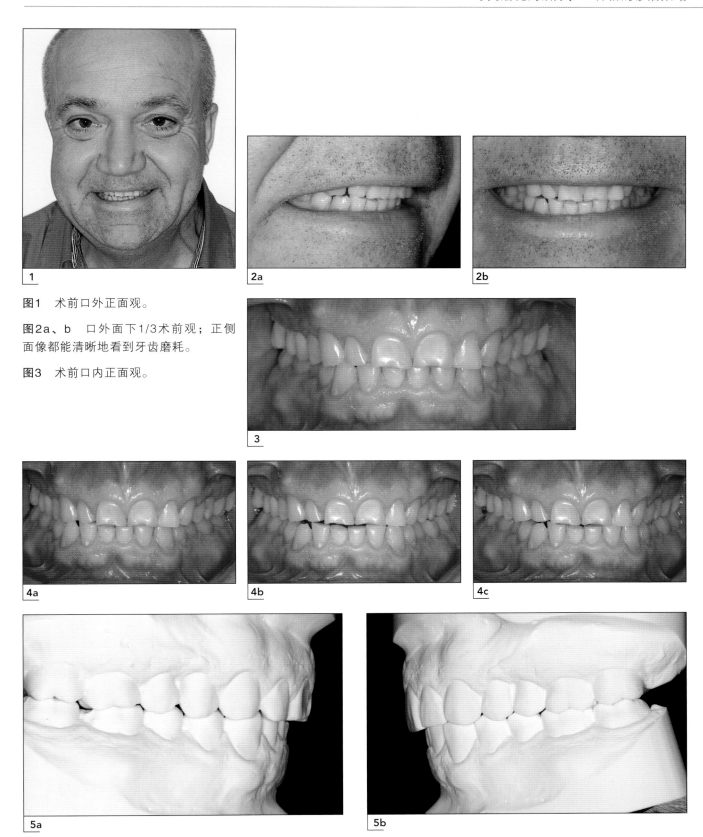

图1　术前口外正面观。

图2a、b　口外面下1/3术前观；正侧面像都能清晰地看到牙齿磨耗。

图3　术前口内正面观。

图4a～c　（a）右侧方；（b）前方和（c）左侧方引导分析。

图5a、b　（a）在面弓记录颌位关系之后，上下颌模型按照新的咬合关系和加高的VDO在正中关系进行转移；（b）在新的VDO制作全牙列的诊断蜡型。

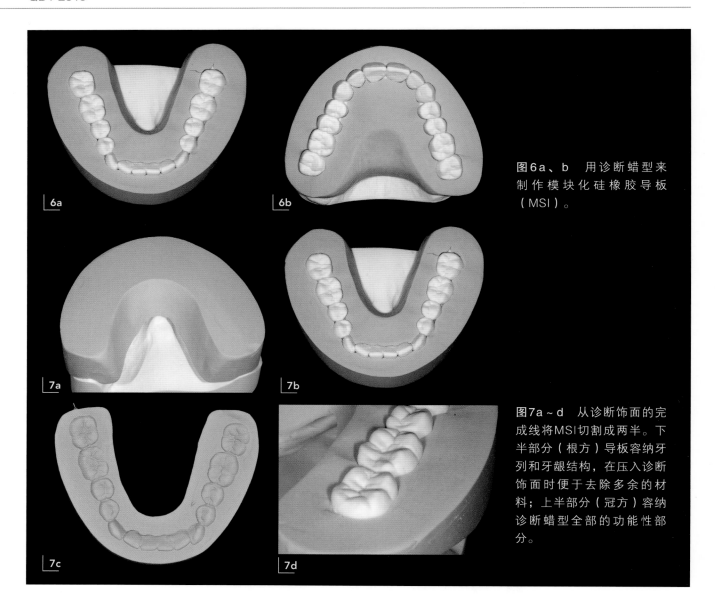

图6a、b 用诊断蜡型来制作模块化硅橡胶导板（MSI）。

图7a~d 从诊断饰面的完成线将MSI切割成两半。下半部分（根方）导板容纳牙列和牙龈结构，在压入诊断饰面时便于去除多余的材料；上半部分（冠方）容纳诊断蜡型全部的功能性部分。

模块化硅橡胶导板

在诊断蜡型制作完成之后，新的咬合关系通过𬌗架精确地转移到患者口内，因而医生在复诊开始就能够借助诊断蜡型来制作模块化硅橡胶导板（MSI）。

上颌导板因为有腭侧支持而稳定，而下颌导板至少需要3个支托区才可以确保其稳定性，所以常常选取下颌切牙的舌侧面以及两侧的磨牙后三角作为支持。制作导板（图6a、b）选用不仅坚固而且精度高的硅橡胶材料（Platinum 85, Zhermack），经过快速而简单的操作，在诊断饰面的完成线处剖开，将导板分成两半（图7a~d）。

相等比例的基质和催化剂混合调拌30秒，直到变成颜色均一的灰泥，在诊断蜡型的石膏模型上灰泥很容易成形，操作时间大约1分钟，4分钟之后就可以从模型上取下硅橡胶导板，然后切成两半。诊断蜡型的功能性部分重现在上半部（冠方）导板，而下半部（根方）导板则提供了良好的稳定支撑和边缘封闭，可以在制作诊断饰面时减少树脂嵌入邻接区。

MSI必须满足如下要求：

· 在压制诊断饰面时必须确保位置稳定，才能避免在压力下出现形变。

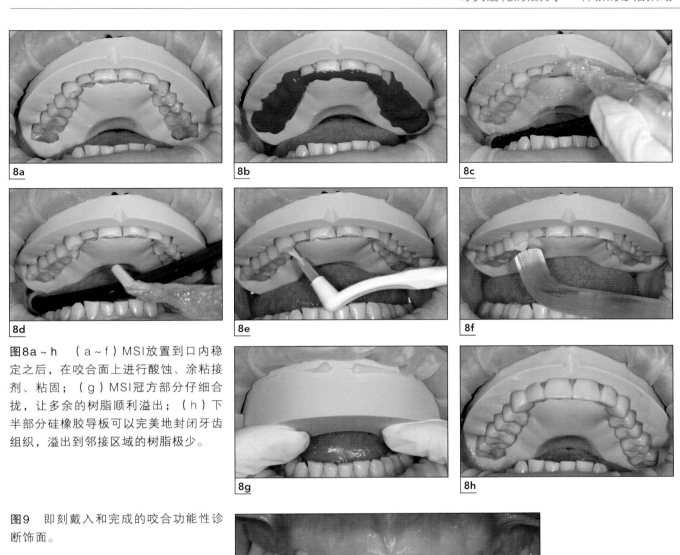

图8a~h （a~f）MSI放置到口内稳定之后，在咬合面上进行酸蚀、涂粘接剂、粘固；（g）MSI冠方部分仔细合拢，让多余的树脂顺利溢出；（h）下半部分硅橡胶导板可以完美地封闭牙齿组织，溢出到邻接区域的树脂极少。

图9 即刻戴入和完成的咬合功能性诊断饰面。

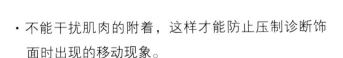

- 不能干扰肌肉的附着，这样才能防止压制诊断饰面时出现的移动现象。
- 在诊断蜡型区域必须提供良好的边缘封闭，起到阻止饰面树脂流动到倒凹和难以去除清理部位的作用。

这项技术主要的优点是：在酸蚀和粘接之后，可以避免树脂渗入邻间隙区域，而使得去除多余树脂和完成操作变得较为简洁、快速。

咬合功能性诊断饰面

在清洁牙面之后，借助MSI压入诊断饰面，粘接于上下颌牙列。检查MSI根部和冠部确保稳定性和密合性良好，再用二丙烯酸树脂（Telio CS, Ivoclar Vivadent）充填于冠部导板内，图8a~h展示了所有的粘接步骤。移除MSI，这时用技工刀可以很容易地去除多余的树脂，然后用专用的机头和工作尖（Contraangle with Intra EVA head, KAVO）完成表面形态与抛光（图9）。

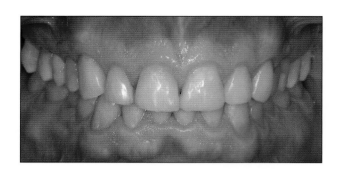

图10 2个月后复诊时的咬合功能性诊断饰面。

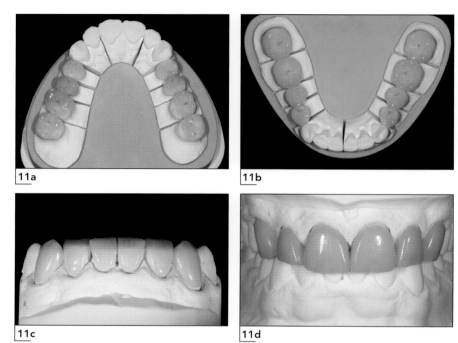

图11a~d （a）上颌后牙修复（17、16、14和24-27为Lava Ultimate殆贴面，15为e.max Press铸瓷冠）；（b）下颌后牙修复（34-37和44-47为Lava Ultimate殆贴面）；（c）下颌前牙修复（33-43为长石瓷贴面）；（d）上颌前牙修复（13-23为e.max Press铸瓷贴面）。

在新的颌位关系戴入咬合功能性诊断饰面（OFM）之后，立刻检查笑线、静态咬合以及动态咬合关系和发音情况，最终调整到理想状态，使得前导和侧导必须能够实现后牙的顺利分殆。

交代患者口腔预防卫生措施，包括要求正常刷牙、用软的硅橡胶邻间隙刷和使用漱口水[22]。叮嘱患者不去改变原有的咀嚼习惯，这样才能很好地验证咬合功能性诊断饰面的咀嚼有效性，以及新的咬合设计的舒适性。

在这一步，临床记录新的VDO。

临床评估和治疗计划

之后患者第一次来复诊时，主诉没有任何疼痛以及肌紧张症状，并且对于新的咬合关系自我感觉良好，发音改善也非常明显。接下来复诊依次约在2周、1个月和2个月以后。在诊断阶段的最后，咬合功能性诊断饰面（OFM）上没有发现明显的磨耗面和崩裂（图10），咬合接触分布如之前一样，没有大的变化，说明新的VDO和咬合关系得到完美的维持。

因为粘接性咬合功能性诊断饰面在口内非常稳定，所以在修复阶段就可以用简化的方法来控制静态和动态咬合。事实上，对于所评估的咬合垂直距离（VDO），咬合功能性诊断饰面起到维持下颌位置（CR）的作用，并且在治疗过程中前牙区的所有引导均始终保持良好。

牙体预备

使用咬合功能性诊断饰面来指导牙体预备，相似的方法见Gurel关于瓷贴面预备的文章[23]，以及

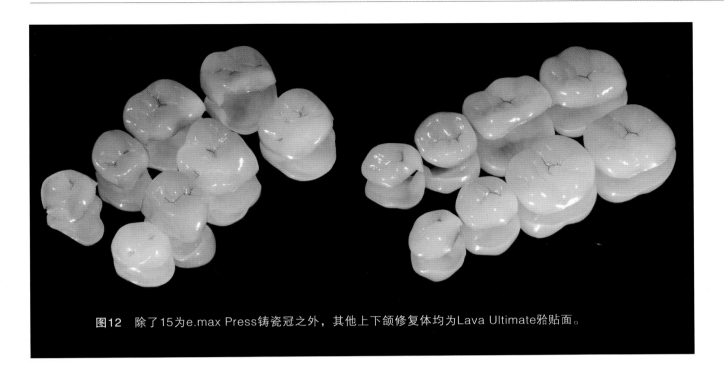

图12　除了15为e.max Press铸瓷冠之外，其他上下颌修复体均为Lava Ultimate殆贴面。

笔者之前发表的文章[24]。一旦确定了预备的洞型形状，Magne建议首先封闭牙本质[25]，他证实即刻牙本质封闭可以显著提高修复材料和牙体结构之间的粘接强度，进而提高粘接性修复体的长期成功率，此外经过观察还发现，这种方法可以在暂时修复阶段保护牙本质不受污染并能减少术后的敏感。

临床操作可以分为下面5步，对应着5次复诊（图11a～d）：

1. 上颌后牙牙体预备（17、16、14和24-27为Lava Ultimate殆贴面，15为e.max Press铸瓷冠）。

2. 粘接上颌后牙修复体，下颌后牙牙体预备（34-37和44-47为Lava Ultimate殆贴面）。

3. 粘接下颌后牙修复体，下颌前牙牙体预备（33-43为长石瓷贴面）。

4. 粘接下颌前牙贴面，上颌前牙牙体预备（13-33为e.max Press铸瓷贴面）。

5. 粘接上颌前牙贴面，佩戴殆垫来保护牙列避免磨耗。

归功于咬合功能性诊断饰面，牙医可以：①在牙体预备时按照新的VDO确定最终修复体的厚度；②确保暂时修复体与饰面的VDO和咬合接触相一致；③转移最终模型到新的VDO。

后牙治疗方案

后牙修复采用树脂纳米瓷材料来制作的殆贴面（Lava Ultimate Restorative, 3M），其中只有15选用二硅酸锂玻璃陶瓷冠（e.max Press, Ivoclar Vivadent）（图12）。因为VDO的加高，所以也相应地增大了颌间距离，这样就可以尽可能地保存牙体组织，进而达到微创治疗的目的，因为只要至少能够提供1.5～2mm的咬合间隙，就可以满足绝大多数修复材料的力学性能要求。如果需要，将旧的修复体拆除，通过树脂堆塑来重建理想的洞型、消除倒凹以及确保修复体厚度的一致性。经过厚度检查之后，颊面冠1/3预备45°斜面肩台，以获得修复体与牙体组织结合部最理想的美观效果。适当简化窝洞外形线条，便于试戴和粘接，同时为了防止粘接材料与印模材料发生反应，在取模之前涂抹甘油凝胶来消除氧阻聚层[26]。

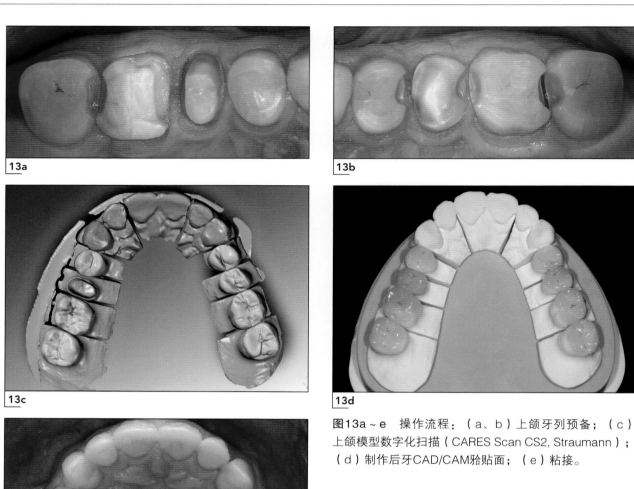

13a

13b

13c

13d

13e

图13a～e　操作流程：（a、b）上颌牙列预备；（c）上颌模型数字化扫描（CARES Scan CS2, Straumann）；（d）制作后牙CAD/CAM殆贴面；（e）粘接。

　　暂时修复体同样也是用制作诊断饰面的硅橡胶导板来制作，这就可以保证咬合设计得到完美的复制，因而患者适应起来完全没有问题。采用Spotetch技术完成暂时修复体压入及同时粘接[24]。

　　最终预备完成后进行扫描（CARES Scan CS2, Straumann），CAD/CAM修复体的制作、固定和完成都在主模型上进行，以保证咬合接触和邻接面的准确（图13和图14）。

　　所有的殆贴面都采用三步法全酸蚀粘接系统（OptiBond FL, Kerr）和微混合型复合树脂（Empress Direct, Ivoclar Vivadent）来进行粘固。修复体进行预处理时，先对殆贴面进行喷砂以形成摩擦化学法硅涂层（Rocatec Plus, 3M ESPE），然后涂布薄薄一层硅烷偶联剂（Ivoclar Vivadent）。

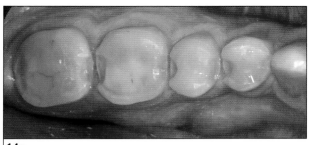

14a

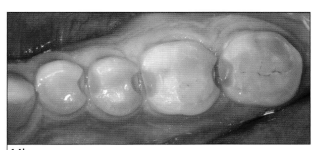

14b

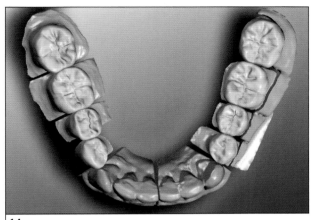

14c

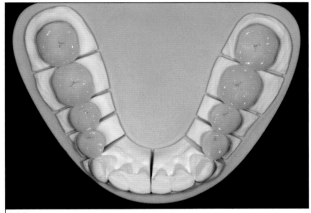

14d

图14a～e 下牙列按照同样的流程进行修复，因为加高VDO获得了充足的颌间间隙，所以能够尽可能充分地保留牙体组织，实现微创修复的目的。

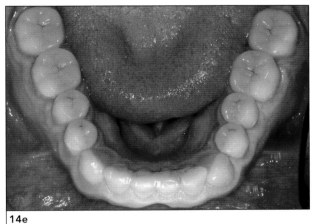

14e

接下来开始牙齿处理，先上橡皮障进行隔离，因为操作处理也要涉及牙本质，所以治疗需要按照如下流程：牙齿喷砂预处理、冲洗，37%磷酸凝胶酸蚀40秒，冲洗20秒，吹干。在牙齿表面涂布引物，将粘接材料涂布于牙齿和修复体上先不光照固化，以免影响就位。在去除多余的复合树脂之后，每个面光照90秒[27]，经过20秒每个涂布甘油凝胶的牙面下

方发生最终聚合，然后可以非常便捷地进行完成和抛光操作，颊舌面用细的洁治头，邻接面用抛光条来修整。

前牙治疗方案

下颌前牙修复选择高度美观的长石瓷（EX-3，Kuraray Noritake），以便能够在如此小的厚度实现

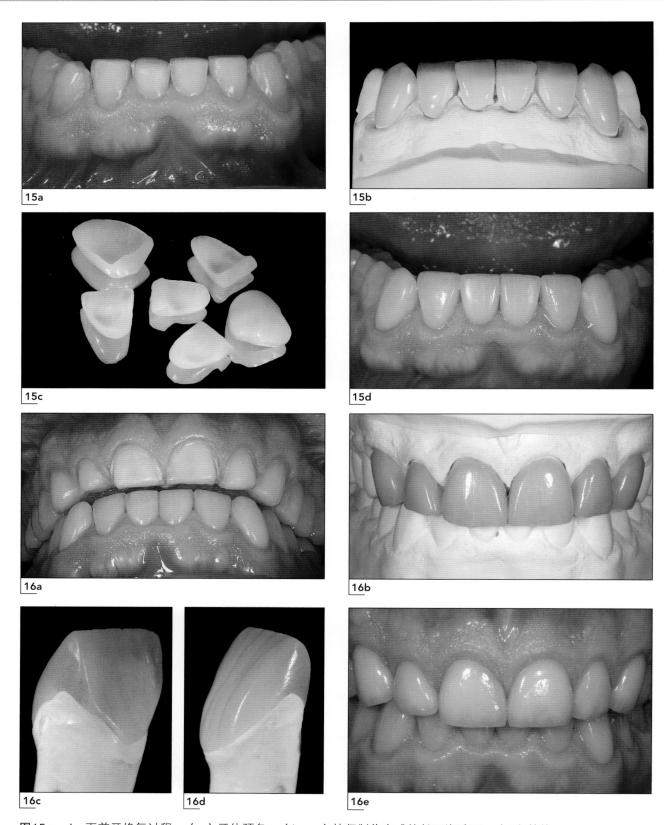

图15a ~ d 下前牙修复过程：（a）牙体预备；（b、c）技师制作完成的长石瓷贴面；（d）粘接。

图16a ~ e 上前牙修复过程：（a）牙体预备；（b~d）技师制作包含腭侧延伸面的二硅酸锂玻璃陶瓷贴面；（e）粘接。

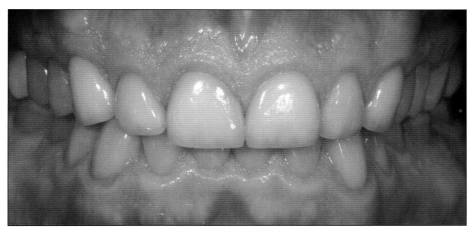

图17　最终的修复体。

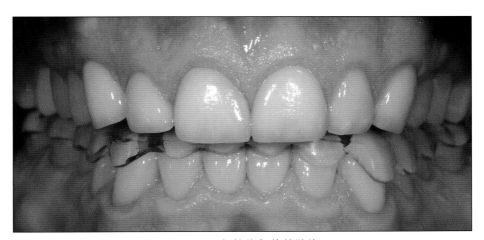

图18　用于保护修复体的殆垫。

最理想的美观效果（图15a～d）。因为后牙修复体保证了VDO的稳定，上前牙舌侧的咬合功能性诊断饰面又能够确保了引导的稳定，所以在制作贴面时就没有采用交叉上殆架的方式。

　　上前牙选用二硅酸锂玻璃陶瓷贴面（e.max Press, Ivoclar Vivadent）来修复，将贴面延伸到腭侧，邻接面不做预备（图16a～e），腭侧延伸面是为了重塑前牙引导所需要的解剖形态，这样的引导在暂时修复阶段是由OFM来维持的。e.max Press有着很高的挠曲强度，是运用热压技术来制作全部或部分修复体的理想材料，尤其是在修复高度不足的时候[28–31]。

　　二硅酸锂瓷贴面需要用5%的氢氟酸酸蚀20秒，

而长石瓷则要用9%的氢氟酸酸蚀120秒，然后冲洗修复体，接着置入含酒精的超声波清洗器清洗3分钟，以便完全清除酸蚀形成的残渣。尤其是对于长石瓷[32]，建议按照这个步骤来进行，而对于热压成型和机器切削的瓷修复同样也适用。然后涂布薄层硅烷偶联剂（Monobond Plus, Ivoclar Vivadent）静置60秒。

　　后牙区修复体也采用同样的处理方法，这样所有的修复体就都各自就位了，然后移除橡皮障，进行咬合检查。

　　1周之后复诊看到，修复体非常协调，而且患者对于美观和功能都非常满意（图17）。修复过程结束后，为患者制作夜用殆垫（图18）。

讨论

对于中重度牙列磨耗，往往需要进行全口咬合重建。尽管过去一直没有标准化的指南，但是医生始终应该坚持这样的治疗目标：即使在修复高度不足的条件下，也应尽可能少磨除牙体组织以保存釉质利于粘接，因而修复体仍然能够保证足够强度并且长期稳定。对于这些病例，加高VDO可以增加颌间距离，所以能够带来两方面的益处——减少牙体组织的磨除和保存釉质利于粘接。但是在永久修复之前，必须给予充足的适应时间，以便对新增加VDO后的美观、语音和功能进行临床评估。

对于这种微创治疗的挑战在于简化临床操作步骤和满足患者较高的美观需求。

现代粘接技术使得微量牙体预备甚至不预备牙体成为可能，并且相对传统的间接修复，能够提供更为简单便捷的方式，但是治疗的质量更依赖于操作者的技术水平和经验。

对于磨耗患者的治疗，测试患者对新的咬合设计的适应性，是在进行最终修复之前最重要的内容。在进行治疗前验证新的VDO和颌位关系，常常需要通过佩戴可摘的𬌗垫来实现。对于传统的全冠修复方式来说，采用临时冠进行过渡，可以方便医生直接在患者口内观察几周或几个月来确证功能是否有异常。而对于采用粘接技术而言，上面的步骤就可以用粘接性诊断饰面来替代，这种方法相对更简单且能够临床直接操作，能够同时重建美观、语音和功能，而且这种OFM可以在治疗过程中保证静态和动态咬合的稳定。

粘接性诊断饰面可以通过多种临床方法获得，其中结合数字印模和虚拟诊断蜡型的CAD/CAM技术代表着最为先进的发展趋势。但是这种方法需要很高的费用，而且对于临床医生和技师来说，还需要非常复杂的技术设备来配合才能完成。而本文所介绍的方法则相对操作容易，省时省费用，而且医生可以直接将诊断蜡型戴入患者口内，省去了间接临时修复的过程。

结论

针对磨耗牙列进行全口重建，本文提供了一种微创粘接的综合治疗方法，治疗的核心步骤为MSI技术和咬合功能性诊断饰面这两步，以一种可以预期的方式提供了相对快速进行评估和重建美观、语音、功能的方法。尽管诊断饰面需要由医生或者CAD/CAM技术来制作，但是这种椅旁操作还是有很多优点，修复过程可以通过在患者口内直接压制诊断饰面来快速完成，所以这项技术相对操作简便而且省时省费用。

加高VDO可以提供充足的颌间间隙，因此大大减少了健康牙体组织的磨除量，保存了大量的釉质组织利于粘接，本文展示的病例选用了树脂和部分覆盖的瓷修复体进行粘接修复，实现了较好的美观效果，而且生物学成本较低，能够提供较高的力学性能，以满足功能的需要。

致谢

笔者要特别感谢Dr John Theunissen在本文编辑过程中给予的帮助。

参考文献

[1] Mesko ME, Sarki-Onofre R, Cenci MS, Opdam NJ, Loomans B, Cenci TP. Rehabilitation of severely worn teeth: A systematic review. J Dent 2016;48:9–15.

[2] Puetzfeld A, Jauggi T, Lissu A. Restorative therapy of erosive lesions. Monogr Oral Sci 2014;25:253–261.

[3] Peumans M, Kanumilli P, De Munck J, Van Landuyt K, Lambrechts P, Van Meerbeek B. Clinical effectiveness of contemporary adhesives: A systematic review of current clinical trials. Dent Mater 2005;21: 864–881.

[4] Van Meerbeek B, Yoshihara K. Clinical recipe for durable dental bonding: Why and how? J Adhes Dent 2014;16:94.

[5] Van Meerbeek B, Peumans M, Poitevin A, et al. Relationship between bond-strength tests and clinical outcomes. J Dent Mater 2010;26: 100–121.

[6] Van Meerbeek B, De Munck J, Yoshida Y, et al. Buonocore memorial lecture. Adhesion to enamel and dentin: Current status and future challenges. Oper Dent 2003;28:215–235.

[7] Ammannato R, Ferraris F, Marchesi G. The "index technique" in worn dentition: A new and conservative approach. Int J Esthet Dent 2015; 10:68–99.

[8] Attin T, Filli T, Imfeld C, Schmidlin PR. Composite vertical bite reconstructions in eroded dentitions after 5.5 years: A case series. J Oral Rehabil 2012;39:73–79.

[9] Schweiger J, Edelhoff D. Noninvasive provisional restorations using high-density polymers. Quintessence Dent Technol 2013;36:122–131.

[10] Ma L, Guess PC, Zhang Y. Load-bearing properties of minimal-invasive monolithic lithium disilicate and zirconia occlusal onlays: Finite element and theoretical analyses. Dent Mater 2013;29:742–751.

[11] Guess PC, Schultheis S, Wolkewitz M, Zhang Y, Strub JR. Influence of preparation design and ceramic thicknesses on fracture resistance and failure modes of premolar partial coverage restorations. J Prosthet Dent 2013;110:264–273.

[12] Fradeani M, Barducci G, Bacherini L. Esthetic rehabilitation of a worn dentition with a minimally invasive prosthetic procedure (MIPP). Int J Esthet Dent 2016;11:16–35.

[13] Dietschi D, Argente A. A comprehensive and conservative approach for the restoration of abrasion and erosion. part II: Clinical procedures and case report. Eur J Esthet Dent 2011;6:142–159.

[14] Bahillo J, Jané L, Bortolotto T, Krejci I, Roig M. Full-mouth composite rehabilitation of a mixed erosion and attrition patient: A case report with v-shaped veneers and ultra-thin CAD/CAM composite overlays. Quintessence Int 2014;45:749–756.

[15] Christensen GJ. A new technique for restoration of worn anterior teeth—1995. J Am Dent Assoc 1995;126:1543–1546.

[16] Marais JT. Restoring palatal tooth loss with composite resin, aided by increased vertical height. SADJ 1998;53:111–119.

[17] Hemmings KW, Darbar UR, Vaughan S. Tooth wear treated with direct composite restorations at an increased vertical dimension: Results at 30 months. J Prosthet Dent 2000;83:287–293.

[18] Vailati F, Vaglio G, Belser UC. Full-mouth minimally invasive adhesive rehabilitation to treat severe dental erosion: A case report. J Adhes Dent 2012;14:83–92.

[19] Edelhoff D, Brix O. All-ceramic restorations in different indications: A case series. J Am Dent Assoc 2011;142:14S–19S.

[20] Abduo J. Safety of increasing vertical dimension of occlusion: A systematic review. Quintessence Int 2012;43:369–380.

[21] Wiskott HW, Belser UC. A rationale for a simplified occlusal design in restorative dentistry: Historical review and clinical guidelines. J Prosthet Dent 1995;73:169–183.

[22] Featherstone JD. The caries balance: The basis for caries management by risk assessment. Oral Health Prev Dent 2004;2:259–264.

[23] Gurel G. The Science and Art of Porcelain Laminate Veneers. London: Quintessence, 2003.

[24] Perakis N, Mignani G, Zicari F. A minimally invasive restorative approach for treatment of gingival impingement. Quintessence Dent Technol 2016:209–224.

[25] Magne P. IDS: Immediate dentin sealing (IDS) for tooth preparations. J Adhes Dent 2014;16:594.

[26] Magne P, Nielsen B. Interactions between impression materials and immediate dentin sealing. J Prosthet Dent 2009;102:298–305.

[27] Gregor L, Bouillaguet S, Onisor I, Ardu S, Krejci I, Rocca GT. Microhardness of light- and dual-polymerizable luting resins polymerized through 7.5-mm-thick endocrowns. J Prosthet Dent 2014;112:942–948.

[28] Ma L, Guess PC, Zhang Y. Load-bearing properties of minimal-invasive monolithic lithium disilicate and zirconia occlusal onlays: Finite element and theoretical analyses. Dent Mater 2013;29:742–751.

[29] Guess PC, Selz CF, Steinhart YN, Stampf S, Strub JR. Prospective clinical split-mouth study of pressed and CAD/CAM all-ceramic partial-coverage restorations: 7-year results. Int J Prosthodont 2013; 26:21–25.

[30] Magne P, Stanley K, Schlichting LH. Modeling of ultrathin occlusal veneers. Dent Mater 2012;28:777–782.

[31] Bacherini L, Brennan M. Esthetic rehabilitation of compromised anterior teeth: Prosthetic treatment of an orthodontic case. Quintessence Dent Technol 2012;32:7–28.

[32] Onisor I, Rocca GT, Krejci I. Micromorphology of ceramic etching pattern for two CAD-CAM and one conventional feldspathic porcelain and need for post-etching cleaning. Int J Esthet Dent 2014;9:54–69.

0

时间线：使用3D技术随访患者

Timeline:
Using 3D Technology to Monitor Patients

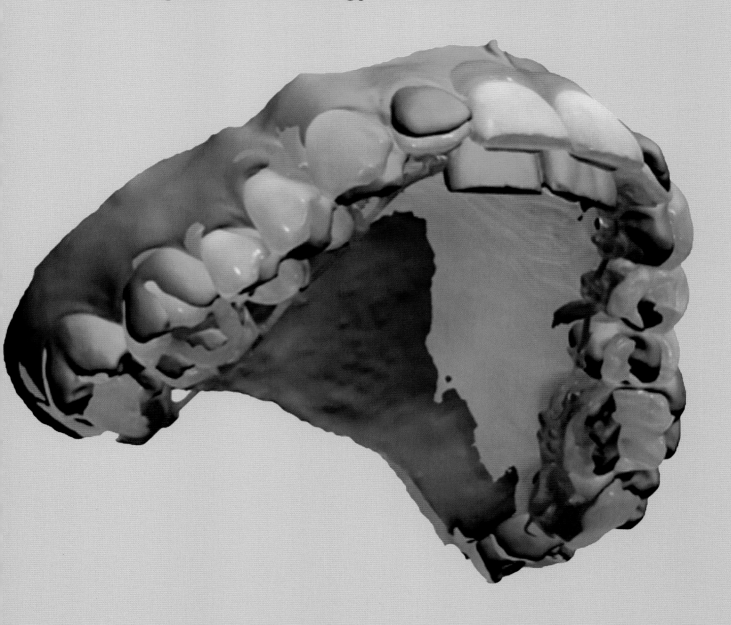

Nelson R. F. A. Silva, DDS, MS, PhD[1]
Rodrigo R. Silveira, DDS, MS, PhD[2]
Jonathan L. Ferencz, DDS[3]
Guilherme C. Silva, DDS, MS, PhD[2]

随访患者是现代牙科的基本内容。通过对某些临床情况的充分随访，医生才能决定最佳时间来进行干预、改变治疗策略，或建议最好的治疗，同时随访的治疗可以保留存档。在牙齿磨耗、牙龈的高度和量、手术后组织量的变化中，随访可以起到重要的作用。例如测量酸蚀、磨损、磨耗和楔缺牙齿的情况是选择适当的治疗方法的关键因素。因为磨耗导致的牙齿变化是微米级的，在早期阶段无法明显察觉，对其诊断和监测都具有挑战性[1]，尤其是在取印模或在牙齿上直接测量时。在牙周和种植中，发现牙龈边缘的变化，对于监测牙龈退缩和组织增量或牙龈退缩手术覆盖的结果至关重要。通常情况下，会用牙周探针测量这些参数，其准确性是基于变化不小于1mm或基于术者的[2]。在正畸中，测量牙齿在颊舌向、近远中向和冠根向上的移动可以让术者知晓治疗的进展情况。一般情况下，正畸治疗的进展由术者进行目测和使用传统影像学手段或在石膏模型上测量。显而易见，使用传统手段测量上文提到的这些情况是缺乏准确性的。

口内扫描仪在牙科诊所越来越常见，其准确性在某些临床情况下比传统印模更精确[3-4]。随着软件分析的进步，功能也越来越多[5-6]。通过口内扫描和3D分析可以很容易地记录患者口腔状况随着环境的变化，也成为了对患者进行随访的一个强有力的工具选择。将系列扫描自动地叠加重叠，通过牙齿形态算法，可以将不同扫描间牙齿形态的改变进行量化和可视化[7]。

本文献的目的是，报告和讨论使用一个新的随访软件来制作口内扫描的时间线，以在不同的临床场景下随访患者的可行性。

[1]Professor, Department of Restorative Dentistry, Universidade Federal de Minas Gerais, Belo Horizonte, Brazil.
[2]Adjunct Professor, Department of Restorative Dentistry, Universidade Federal de Minas Gerais, Belo Horizonte, Brazil.
[3]Clinical Professor, Department of Prosthodontics, New York University College of Dentistry, New York, USA.

Correspondence to: Prof Nelson R. F. A. Silva, Department of Restorative Dentistry, Universidade Federal de Minas Gerais, School of Dentistry, Room 3301, Belo Horizonte, MG, 31270-901, Brazil. Email: nrfa.silva@gmail.com

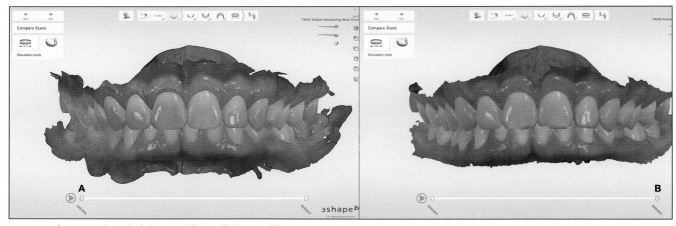

图1 观察3年间的牙齿磨耗：扫描A：基线；扫描B：3年随访。注意中切牙切断的磨耗缺损。

牙齿磨耗

牙齿磨耗是一个常见的多因素疾病，通常是磨耗、磨损、酸蚀和楔状缺损的综合结果[1,8]。它在不同的患者群体中呈现增长的趋势，年轻患者的发病率达30%[9]。牙齿磨耗因其相对高的发病率和难以进行量化测量，其监测和临床管理成为了临床中的一项挑战。描述最详尽的指标和监测方法同样缺少共识和难以评估长期结果[8]。而且，治疗可能会非常复杂，有时会需要增加垂直距离来进行全口重建[1]。

除了进行风险评估[1]，为牙齿磨耗选择治疗方法的一个重要策略就是进行长期随访。数种检测牙齿结构尺寸的方法被提了出来。对受损区域进行客观测量的方法，这种定量方法是基于使用指数或视觉评分量表主观地描述受损区域[8]。常用的定量方法包括使用照片和在石膏模型上测量[10]，尽管很明显缺乏精确性。其他的方法需要用到临床医生不熟悉的特殊设备，或根本不适合在口内应用，如分光辐射度计[11]、光学相干断层扫描[12]和回波脉冲超声波[13]。还有人提出了形态测量方法，但这一技术要求在特定的牙齿上粘接金属标记，并取传统印模，

然后在环氧树脂模型上测量[14]。取模型和灌模型带来的要进行多个步骤、需使用特殊仪器和形变影响了该方法的推广。近来的一项研究提出了扫描的牙科石膏模型检测牙齿磨耗[15]。初步结果与其他研究一致；但是，其仍因3D扫描需要依赖传统印模和灌模型的精确性而有局限性。况且，还需要用到第三方软件来重叠基线和1年随访时扫描获得的图像。

应用完全的3D影像为临床医生提供了一个简单的监测方法，同时还可提供最好的准确性和精确地测量长时磨耗。可以使用口内扫描仪（Trios，3Shape）扫描患者牙弓作为基线，并在复诊时进行扫描。新的应用特殊算法的软件（Trios Monitoring，3Shape）可以重叠不同的扫描，可以自动地精确测量所选牙齿的任何区域的磨耗情况（图1~图6）。修复材料的口内磨耗情况也可以使用该技术进行评价，获得精确的定性和定量数据。对模型进行间接的3D测量的方法已经提出数年[16]，但在口内对修复材料进行直接测量是创新的。这类方法可能开创口内牙科材料和咬合研究的新纪元。

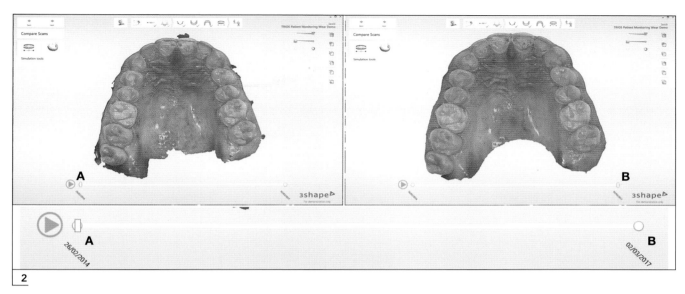

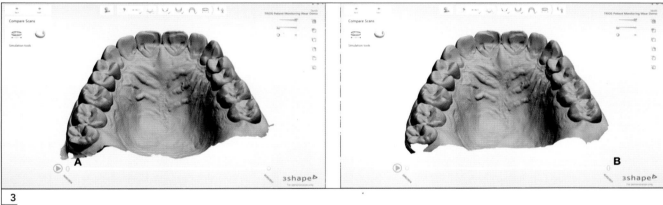

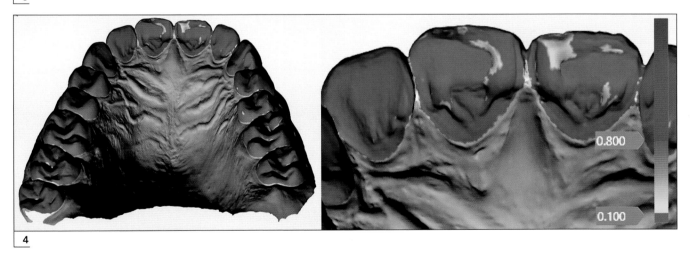

图2　彩色扫描图像腭侧观。

图3　非彩色扫描图像腭侧观。

图4　对A和B进行叠加。注意彩色条显示了3年后中切牙腭侧观的变化。

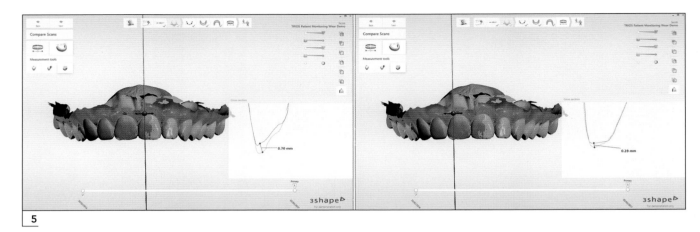

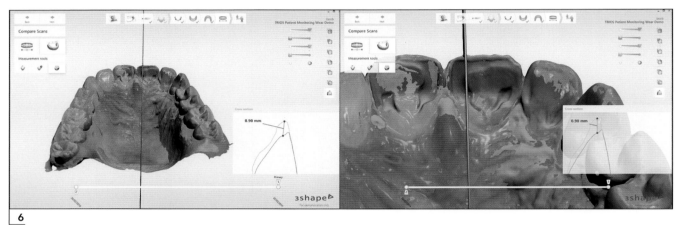

图5　扫描A和B显示了中切牙缺损区域的变化。左侧中切牙有0.7mm的釉质缺失，右中切牙有0.28mm的釉质缺失。

图6　腭侧观显示了左中切牙的严重缺失，有0.9mm釉质缺失。

牙龈组织的观测

　　牙齿或种植体周围的牙龈退缩可能会影响美观。牙龈退缩可能预示着牙周或种植体周围组织疾病，或其他情况如刷牙导致的创伤、薄龈型、肌肉牵拉或牙齿排列不齐[7]。成年人群中牙龈退缩的流行率非常高，大于35岁的人群几乎100%有牙龈退缩[17]（图7）。对牙龈退缩进行识别和分类对于预测手术治疗的结果非常有必要[18-19]。通常情况下，临床使用牙周探针来检查，进行诊断和评估治疗结果[7]，可能最终会导致不准确的记录。牙周探针的区分度为1mm，因此测量的准确性可能会受到影响。此

外，检查必须进行校准。使用数字游标卡尺可以获得更好的准确性（0.01mm）[20]，但仍需检查者进行校准，而且在口内一些部位难以放置游标卡尺测量点。

　　有人提出使用将扫描的石膏模型图像进行重叠的3D技术来对牙龈退缩的体积进行体外评估[2]和进行组织维护[21]。但是，传统印模和灌模型固有的形变可能带来误差，因为弹性硬模材会给软组织施加压力。口内扫描已经被用于测量邻面牙龈乳头的体积变化；但是，要有临床以外的额外步骤，需要在实验室用到微型CT[22]。锥形束CT（CBCT）是一个非常流行的能准确记录骨和软组织变化的方

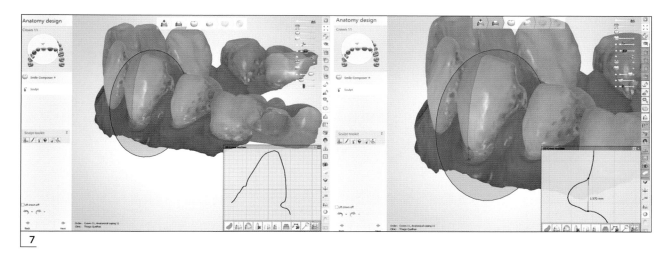

7

图7　测量牙颈部病损。

图8　在患者初诊时对组织退缩进行扫描示例。进行测量来评估退缩以便将来进行检测分析。

图9　上颌的图像。

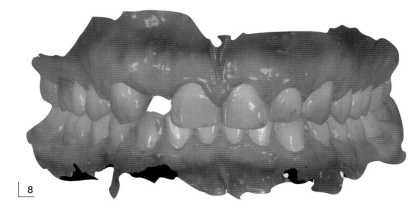

8

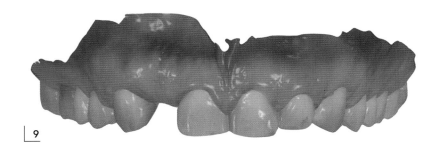

9

法[23]；但是患者在进行每一步测量时都需暴露于X射线。很显然现今用到的方法可能会不够精确或有技术难题。

使用口内扫描与精确的重叠算法能够进行精确的体积和线性定性测量。获得数据可以精确地描述牙龈缘的变化，使得能够监测和评估不同的手术（如软组织和骨移植）或技术（如即刻种植和临时修复）（图8~图15）。通过使用真实的3D影像还能提高患者宣教的效果。所描述的这一方法尤其适用于研究——在临床研究中比较不同手术技术或移植材料对牙龈退缩的体积覆盖，也可用于研究种植体植入和临时修复的时间。

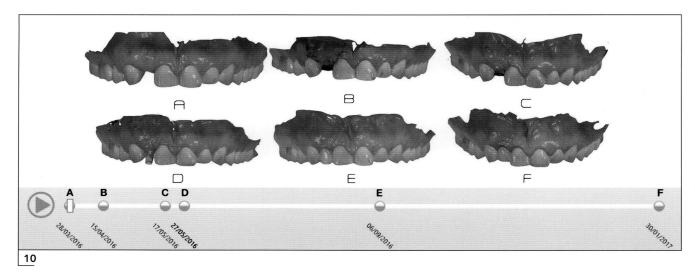

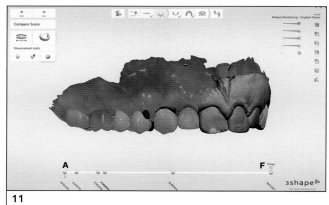

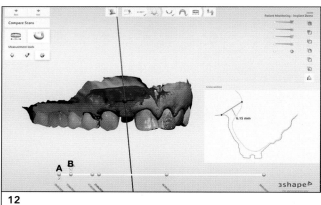

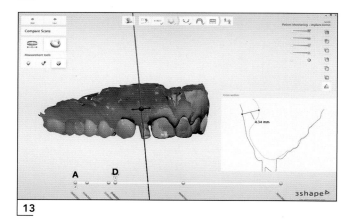

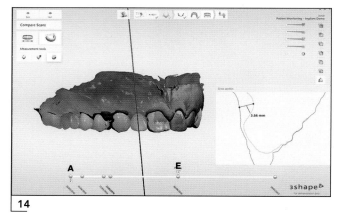

图10 6个完成的扫描图像。注意时间线轴与每一次扫描的时间相对应：（A）基线；（B）术后即刻；（C）术后3个月；（D）放入扫描替代体；（E）戴入临时修复体；（F）戴入最终修复体。

图11 图像显示不同文件重叠后。F扫描与最早的A扫描的对比。

图12 对A扫描（黄色部分）和B扫描（彩色部分）进行比较，对感兴趣的手术区域进行测量。注意蓝色线代表术后扫描的范围（时间轴上的B扫描），黄色线代表术前的基线扫描（A扫描）。注意6.15mm的测量结果，术前和术后（种植和组织增量）的差异。

图13 基线（A）和术后60天（D）的比较。在完全消肿后，对植骨区域进行测量（D，蓝色线），与A（黄色线）相比有4.34mm的差异。

图14 基线（A）和术后6个月（E）的比较。骨量从4.34mm到3.66mm的变化。

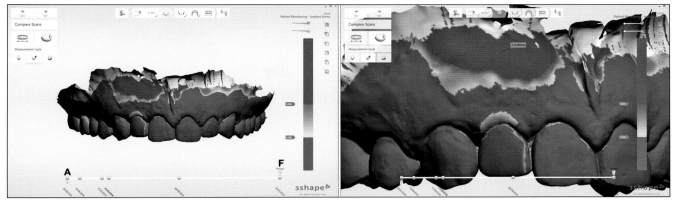

图15 使用色彩调表示病例的评估和量化。基线A和术后1年F的比较。

正畸治疗的追踪

正畸治疗的评估通常通过临床视诊、照片、影像和使用游标卡尺在口内或模型上测量进行[24]。这是当今临床医生所采取的跟踪治疗的方法，可以足够准确地决定是否更换方法、改变加力还是继续最初的计划。但在一些情况下，正畸医生使用这些传统方法很难获知牙齿的移动是否充分。

通过将不同治疗阶段的口内扫描叠加在一起进行3D分析使得可以准确地追踪正畸治疗。真实地测量牙齿的移位和倾斜使得可以在不同的正畸阶段安全地进行决策。与传统的取印模、灌模型和拍照的方法相比，它更省时省力，患者也更舒适[25]。同时，正畸移动的口内3D扫描图像可以帮助进行患者教育和法律方面的应用。进一步发展，更可将CBCT数据与口内扫描融合，允许完整地分析骨、牙齿、软组织和面部随着时间的变化。

3D技术还被研究用来分析正畸的治疗结果，该研究通过CBCT和3D照片将骨、牙齿和面部软组织重建了出来[26]。尽管这是极具创新的技术，正畸过程并没有被记录；要实现这个目的，每一次分析都需要拍CBCT。

近来，数项技术被提了出来以加快正畸治疗，如骨皮质切开术、超声骨刀骨皮质切开、低能量激光治疗、光生物调节、振动、邻间牙槽骨减低和脉冲电磁场[27]。大多数的研究基于使用探针、游标卡尺或在石膏模型上测量，显示所提出的技术有效。在接受不同的技术之后，使用3D数字扫描仪测量牙齿的移动，可以更加精确地评估不同附加加速技术的有效性。

图16～图18呈现了一个历时略超过1年，使用9次口内扫描记录治疗过程的病例。通过这个步骤，可以在治疗中进行咬合分析，使患者有更好的能动性和得到正畸决策制订。

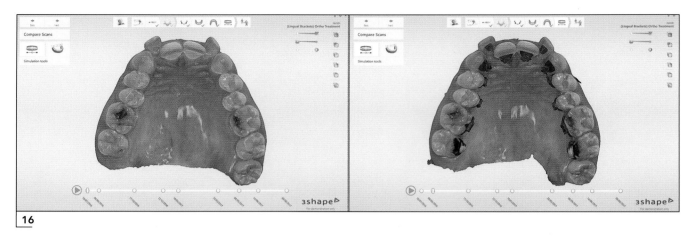

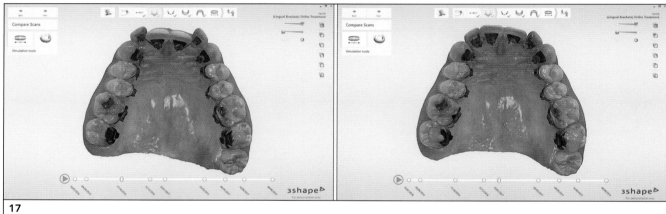

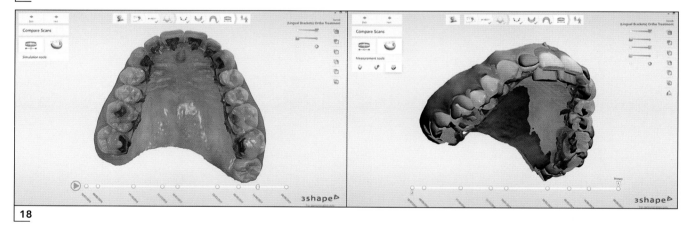

图16　开始正畸治疗约1年时的复诊扫描。图示基线时粘托槽之前和之后的情况。

图17　正畸治疗的中间阶段。注意两个图像中牙齿位置不同。

图18　最终治疗结果（左）。右图显示了治疗前的情况（黄色）和最终结果（彩色）。 颜色被用来标识不同的扫描。

结论

逐渐地，数字3D牙科已经超越了最初CAD/CAM制作修复体的范畴。口内扫描可以作为一个更加安全、简单、术式和非侵入性地在不同的时点进行记录的手段。新的软件算法可以精确地重叠3D图像、记录尺寸或线性变化及移位。作为监测复查随访工具其潜力巨大，包罗了诊断和监测不同的临床情形。测量有副功能的患者的牙齿磨耗、探知正畸治疗中牙齿的移动或在即刻种植及临时修复后监测牙龈愈合中的稳定程度，都是现有的技术可能应用到的情形。它给临床医生带来了一个客观和准确的随访他们患者的方法。更进一步向患者展示易于理解的3D扫描图像，可让他们更易于接受治疗计划或临床建议。作为一个精确的和无创的可在口内定性测量的工具，它还可以被用来测量修复材料的磨耗，来验证不同的增量技术带来的组织增量或评估正畸装置的有效性，当然这些只是众多可能的应用中的一部分。

致谢

作者们衷心感谢来自丹麦3Shape公司的Henrik Brandt、Jacob Hviid Birklund和Daniella Alalouf的巨大的帮助。

参考文献

[1] Loomans B, Opdam N, Attin T, et al. Severe tooth wear: European consensus statement on management guidelines. J Adhes Dent 2017;19:111–119.

[2] Lehmann KM, Kasaj A, Ross A, Kämmerer PW, Wagner W, Scheller H. A new method for volumetric evaluation of gingival recessions: A feasibility study. J Periodontol 2012;83:50–54.

[3] Chochlidakis KM, Papaspyridakos P, Geminiani A, Chen CJ, Feng IJ, Ercoli C. Digital versus conventional impressions for fixed prosthodontics: A systematic review and meta-analysis. J Prosthet Dent 2016;116:184–190.

[4] Vandeweghe S, Vervack V, Dierens M, De Bruyn H. Accuracy of digital impressions of multiple dental implants: An in vitro study. Clin Oral Implants Res 2017;28:648–653.

[5] Lanis A, Álvarez Del Canto O. The combination of digital surface scanners and cone beam computed tomography technology for guided implant surgery using 3Shape implant studio software: A case history report. Int J Prosthodont 2015;28:169–178.

[6] Martins AV, Albuquerque RC, Santos TR, et al. Esthetic planning with a digital tool: A clinical report. J Prosthet Dent 2017;118:698–702.

[7] Naik VK, Jacob CA, Nainar DA. Assessment of non-carious root surface defects in areas of gingival recession: A descriptive study. J Clin Exp Dent 2016 Oct 1;8:e397–e402.

[8] López-Frías FJ, Castellanos-Cosano L, Martín-González J, Llamas-Carreras JM, Segura-Egea JJ. Clinical measurement of tooth wear: Tooth wear indices. J Clin Exp Dent 2012;4:e48–e53.

[9] Salas MM, Nascimento GG, Huysmans MC, Demarco FF. Estimated prevalence of erosive tooth wear in permanent teeth of children and adolescents: An epidemiological systematic review and meta-regression analysis. J Dent 2015;43:42–50.

[10] Bartlett DW. Retrospective long term monitoring of tooth wear using study models. Br Dent J 2003;194:211–213.

[11] Krikken JB, Zijp JR, Huysmans MC. Monitoring dental erosion by colour measurement: An in vitro study. J Dent 2008;36:731–735.

[12] Chan KH, Tom H, Darling CL, Fried D. A method for monitoring enamel erosion using laser irradiated surfaces and optical coherence tomography. Lasers Surg Med 2014;46:672–678.

[13] Huysmans MC, Thijssen JM. Measurement of enamel thickness: A tool for monitoring dental erosion? J Dent 2000;28:187–191.

[14] Schlueter N, Ganss C, De Sanctis S, Klimek J. Evaluation of a profilometrical method for monitoring erosive tooth wear. Eur J Oral Sci 2005;113:505–511.

[15] Ahmed KE, Whitters J, Ju X, Pierce SG, MacLeod CN, Murray CA. Clinical monitoring of tooth wear progression in patients over a period of one year using CAD/CAM. Int J Prosthodont 2017;30:153–155.

[16] Mehl A, Gloger W, Kunzelmann KH, Hickel R. A new optical 3-D device for the detection of wear. J Dent Res 1997;76:1799–1807.

[17] Rios FS, Costa RS, Moura MS, Jardim JJ, Maltz M, Haas AN. Estimates and multivariable risk assessment of gingival recession in the population of adults from Porto Alegre, Brazil. J Clin Periodontol 2014;41:1098–1107.

[18] Miller PD Jr. A classification of marginal tissue recession. Int J Periodontics Restorative Dent 1985;5:8–13.

[19] Pini-Prato G, Nieri M, Pagliaro U, et al. Surgical treatment of single gingival recessions: Clinical guidelines. Eur J Oral Implantol 2014;7:9–43.

[20] Sangiorgio JP, Lucas da Silva Neves F, Santos MRD, et al. Xenogenous collagen matrix and/or enamel matrix derivative for treatment of localized gingival recessions—A randomized clinical trial. Part I: Clinical outcomes. J Periodontol 2017;88:1309–1318.

[21] Hinze M, Janousch R, Goldhahn S, Schlee M. Volumetric alterations around single tooth implants using the socket-shield technique: Preliminary results of a prospective case series. Int J Esthet Dent 2018;13:146–170.

[22] Strebel J, Ender A, Paqué F, Krähenmann M, Attin T, Schmidlin PR. In vivo validation of a three-dimensional optical method to document volumetric soft tissue changes of the interdental papilla. J Periodontol 2009;80:56–61.

[23] Kaminaka A, Nakano T, Ono S, Kato T, Yatani H. Cone-beam computed tomography evaluation of horizontal and vertical dimensional changes in buccal peri-implant alveolar bone and soft tissue: A 1-year prospective clinical study. Clin Implant Dent Relat Res 2015;17:e576–e585.

[24] AlSayed Hasan MMA, Sultan K, Hamadah O. Low-level laser therapy effectiveness in accelerating orthodontic tooth movement: A randomized controlled clinical trial. Angle Orthod 2017;87:499–504.

[25] Burhardt L, Livas C, Kerdijk W, van der Meer WJ, Ren Y. Treatment comfort, time perception, and preference for conventional and digital impression techniques: A comparative study in young patients. Am J Orthod Dentofacial Orthop 2016;150:261–267.

[26] Bolandzadeh N, Bischof W, Flores-Mir C, Boulanger P. Multimodal registration of three-dimensional maxillodental cone beam CT and photogrammetry data over time. Dentomaxillofac Radiol 2013;42:22027087.

[27] Yi J, Xiao J, Li H, Li Y, Li X, Zhao Z. Effectiveness of adjunctive interventions for accelerating orthodontic tooth movement: A systematic review of systematic reviews. J Oral Rehabil 2017;44:636–654.

复制，还原，再定义：
COPY, RESTORE, REDEFINE:

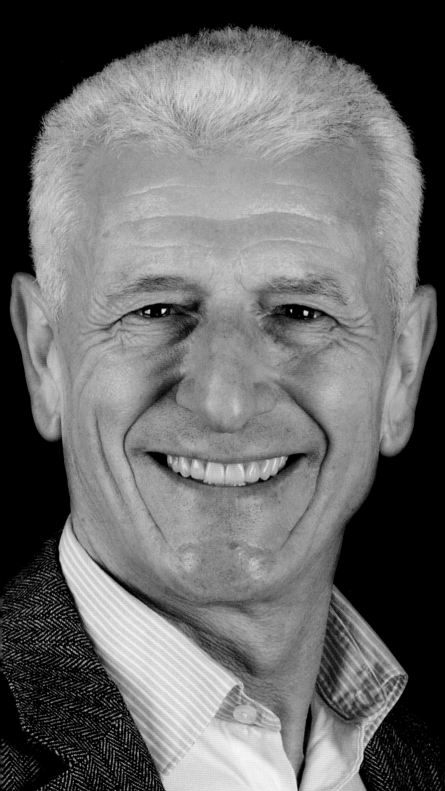

Jair Rodríguez-Ivich, DDS, MS[1]
Eliud Rodríguez-Ivich, DDS[2]
Abraão Moratelli Prado, DDS, MS[3]
Daniel Suárez Rodríguez, DDS, MS[4]
Bruno Henriques, PhD[5]
Pascal Magne, DMD, PhD[6]

[1] Visiting Scholar, Division of Restorative Science, Herman Ostrow School of Dentistry, University of Southern California, Los Angeles, California, USA.

[2] Private Practice, Guadalajara, Mexico.

[3] Postgraduate Student, Department of Dentistry, School of Dentistry, Federal University of Santa Catarina, Santa Catarina, Brazil.

[4] Private Practice, Asturias, Spain.

[5] Assistant Professor, Department of Dentistry, School of Dentistry, Federal University of Santa Catarina, Santa Catarina, Brazil.

[6] Associate Professor, Department of Restorative Sciences, Herman Ostrow School of Dentistry, University of Southern California, Los Angeles, California, USA.

Correspondence to: Dr Jair Rodríguez-Ivich, Pegaso 3315 Col. La Calma, 45070, Guadalajara, Jalisco, Mexico. Email: jair.rodrivich@gmail.com

二硅酸锂陶瓷粘接修复的不同考量

Degrees of Creativity with Bonded Lithium Disilicate Restorations

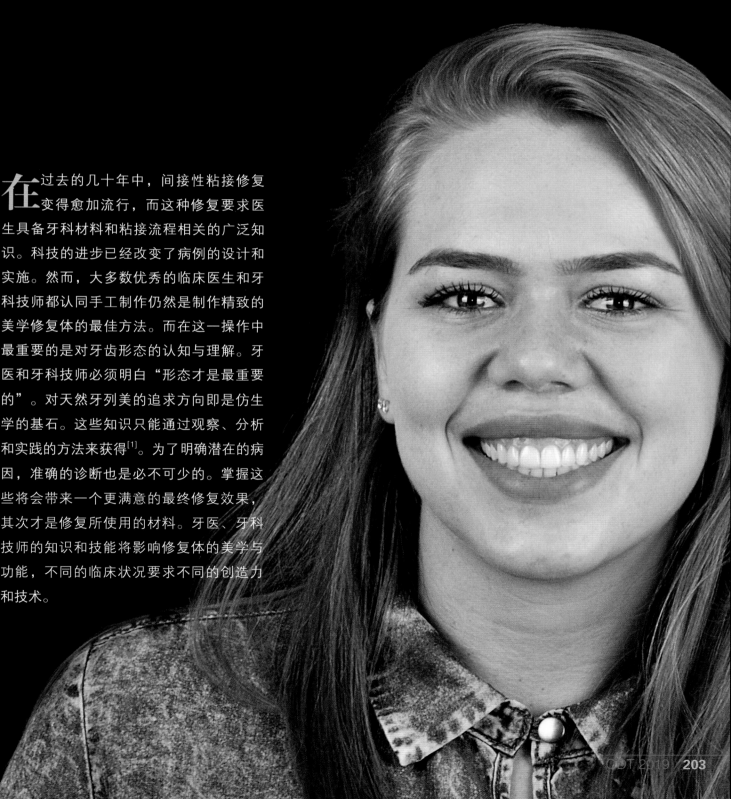

在过去的几十年中，间接性粘接修复变得愈加流行，而这种修复要求医生具备牙科材料和粘接流程相关的广泛知识。科技的进步已经改变了病例的设计和实施。然而，大多数优秀的临床医生和牙科技师都认同手工制作仍然是制作精致的美学修复体的最佳方法。而在这一操作中最重要的是对牙齿形态的认知与理解。牙医和牙科技师必须明白"形态才是最重要的"。对天然牙列美的追求方向即是仿生学的基石。这些知识只能通过观察、分析和实践的方法来获得[1]。为了明确潜在的病因，准确的诊断也是必不可少的。掌握这些将会带来一个更满意的最终修复效果，其次才是修复所使用的材料。牙医、牙科技师的知识和技能将影响修复体的美学与功能，不同的临床状况要求不同的创造力和技术。

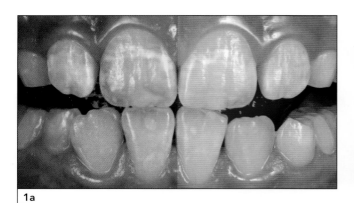

1a

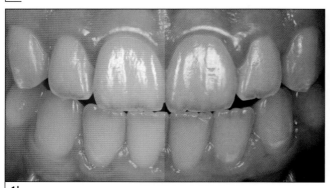

1b

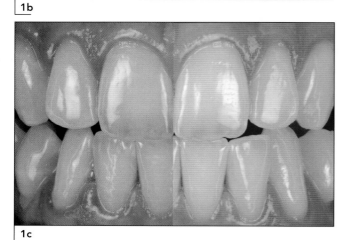

1c

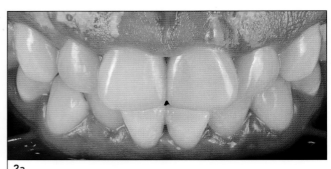

2a

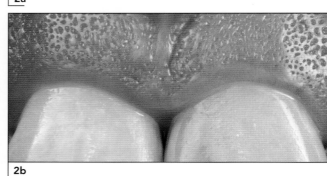

2b

图1a～c 牙齿表面形貌随着年龄的增加而改变；（a）9岁男孩；（b）18岁女性；（c）36岁女性。

图2a、b 左侧中切牙单独修复，放大观察。

图3a～f （a）右侧中切牙和侧切牙旧的树脂修复体；（b）单个贴面修复，左侧中切牙和侧切牙是天然牙；（c）中切牙旧的树脂修复；（d）单个贴面修复，左侧中切牙和侧切牙是天然牙；（e）牙列被日常磨损/磨耗影响；（f）完全使用粘接瓷修复。所有的牙齿使用二硅酸锂贴面进行修复。

牙齿形态学的基本要素

除了修复技术和材料的选择之外，还有一些能为修复提供更高层次的美学和自然美感的客观因素。修复体的制作必须遵照人类牙齿的某些基本美学参数，并且文献中描述了这些参数。形态和尺寸无疑是其中关键要素。修复体表征意味着特定的形态，强烈的局部着色（斑点、裂缝、牙本质叶、牙本质浸润区）以及光的反射或透射现象（透明、半透明、乳浊度、荧光）[2]。这些效应决定了特定牙齿的年龄和特征，所以也需要注意这些牙齿的表面特征。最后，修复体的表面纹理与颜色密切相关，

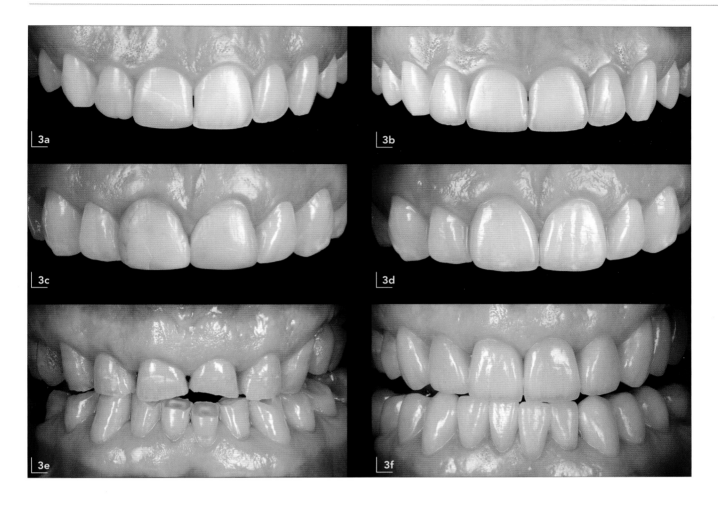

而颜色将直接影响其表征。事实上，某些年轻牙齿的表面形态更加明显，当牙齿长大后，这些表面形态趋于消失（图1a～c）。决定性的纹理因素主要存在于牙齿唇面的水平和垂直方向上。纹理的水平部分是生长线（Retzius线）直接表现，其在牙釉质表面上留下细的平行条纹，也称为釉面横纹。垂直部分是因为牙齿在不同发育叶上的表层分割造成的。这些形态特征随着时间的推移而变化。

色彩通常被认为是影响修复体美学成功的主要因素。然而，如果已经很好地遵照其他参数制作修复体，与色彩有关的小错误可能常会被忽略。需要强调的是，即使拥有最熟练技术和丰富知识的牙科技师与牙医能够非常如实地再现这些形态特征，但它们永远不会完美（图2a、b）。

美学整体化的类型

根据需要恢复美学的案例类型，所提及的标准将具有不同的含义。可以被描述为以下3种美学整体类型：

1. 在对侧同名牙完整存在的情况下，修复1颗或多颗牙齿。在这种病例中，创造性工作仅限于复制参考牙齿的特征（图3a、b）。

2. 修复两颗同名的前牙。这种情况提供了更大的自由空间来改变牙齿长度和大体形态。 但是，创造性工作仍然受到对颌牙和邻牙的限制（图3c、d）。

3. 恢复整段或全牙列。所有的美学参数都可以被重新定义，并且给予了每颗牙齿空间定位和分布上的最大自由度（图3e、f）。

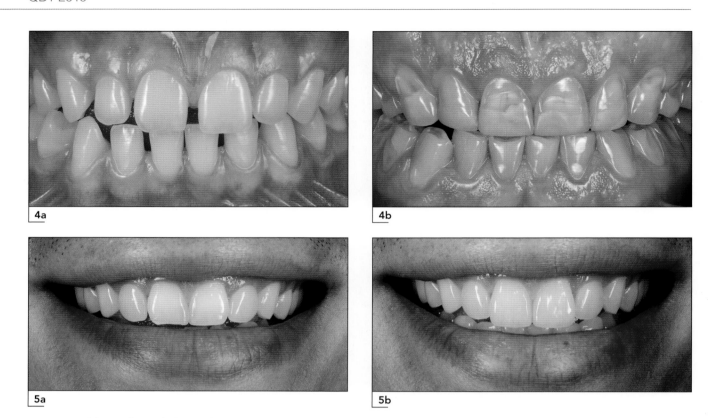

图4a、b　例子。（a）遗传的牙齿形态异常；（b）由于磨损/生物磨耗引起严重的牙本质暴露。

图5a、b　（a）术前照片；（b）中切牙远中切端的直接复合树脂修复。

形态学改变：牙体缺损的不同诊断情形

患者现有牙齿可能呈现与理想审美目标不一致的不同程度的改变，其可能包括各种各样的情况。患者可能有遗传性釉质改变，牙齿通常短、薄、平，或圆锥形——如小牙畸形，这可能导致牙列间隙，如图4a所示，或釉质发育不全。釉质的机械和化学变化可能为光亮外观、切缘变薄，由于牙本质透过釉质而呈现黄染、切缘半透明、切缘碎裂等[3]。在更严重的情况下（图4b），由于损害涉及牙齿体积过大发生牙本质暴露。当达到晚期时，牙齿会出现明显的淡黄色变色和牙齿的缩短。一般情况下，𬌗向的垂直距离容易改变。

另一种极端情况是，由于修复材料厚度的限制，伴有极少量釉质缺损患者的治疗同样较为困难。如果条件允许，无釉质预备的方法将更能保留牙齿原有结构，这具有几个临床优点：较低的牙髓复合体累及风险，无术后敏感性，与釉质的高粘接强度，以及减少椅位操作时间，更简单，因为它不需要临时修复体或麻醉，以及更好的可预测性[4-5]。所谓的"无预备"情况应当首先考虑直接自由手修复（图5a、b）。然而，并不是每个临床医生都能自如应用复合树脂直接修复前牙缺损。在这种情况下，治疗难度被转移到牙科技师身上，使用间接修复技术，这也就开启了关于牙齿各种各样预备的考量。

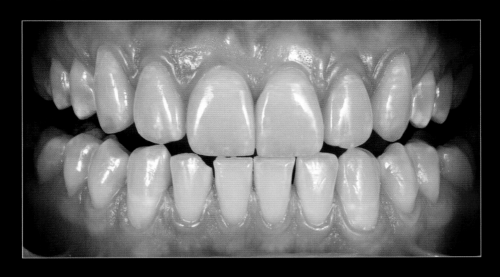

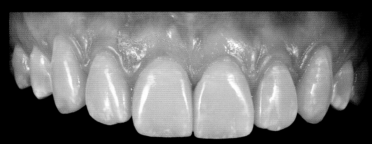

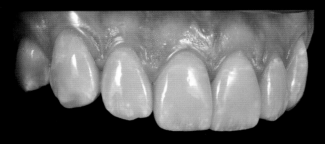 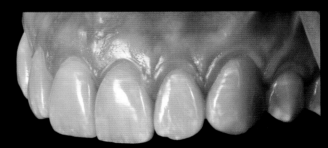

图6 瓷贴面修复上前牙7年后随访。

热压铸造陶瓷的技工室流程

各类间接粘接美学修复技术的出现。在历史的进程中，预备技术从非侵入性（20世纪80年代）发展到侵入性的方法（20世纪90年代和21世纪初），现在又逐渐回归只涉及少量甚至不涉及牙体预备的简化方法[6]。这其实是患者提高保留自我微笑状态意识，拒绝接受进一步损害剩余牙治疗的合理化结果。现在，患者比以往任何时候都更倾向于选择微创的治疗程序，这要求医生能够保留所有未受损害的剩余牙齿组织。此外，牙科修复材料的物理及化学性质的不断改善以及制造工艺的提高，进一步增加了关于美学和功能修复保守治疗的选择。粘接类型的修复体边缘在美学上几乎是无缝的。即使随年龄发生生理性牙龈退缩，牙釉质边缘仍然几乎不可见（图6）[7]。

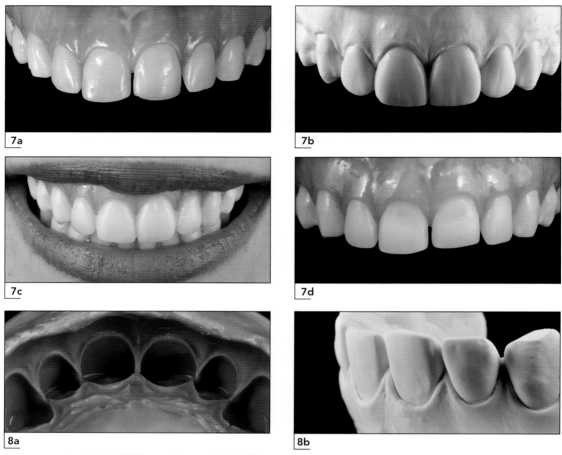

图7a~d （a）初诊的情况；（b、c）诊断蜡型和诊断饰面；（d）最终。

图8a、b 羽状边缘预备，没有使用排龈线。

热压二硅酸锂修复体已变得越来越受欢迎。像粘接的其他全瓷修复体一样，它们有可能逆转牙齿老化和磨耗引起的美观问题，并且由于缺失的牙体组织提供的现有空间，不需要大范围损害剩余牙体组织。据报道，二硅酸锂修复体是贴面、牙冠或种植体修复的一种非常常用的材料[8]。热压陶瓷技术最显著的优点之一是不仅简化了技工室流程（不需要特殊模型），而且修复体边缘很薄，即使完成修复后也可以进行校正烧结。其不透明度和荧光可能与长石质瓷修复体不同，但这些方面的差异对于外行人来说是无法区分的，只有训练有素的临床医生和技师可能会注意到。

对于临床医生和技师来说，处理贴面或全冠修复体时，大量去除牙体组织可能既简单又方便。牙体预备可能导致明显的完整牙体组织的去除——以预备0.5mm边缘厚的贴面为例，将破坏高达整个牙体组织30%的量。而在边缘厚度为0.8mm～1.0mm的牙冠预备中，与传统的贴面制备相比，损失了2倍的牙体组织[9]。现存情况可使牙齿变短、变薄和变平，这可能导致固位力和摩擦力不足，如果不能选择粘接方法来代替，则需要更具侵入性的方法，如根管治疗和桩核修复。

仔细分析和诊断釉质缺损是很重要的。这需要额外的方法（即诊断蜡型和相应的诊断饰面），以尽可能保存牙齿组织并避免牙齿结构的不必要牺牲（图7a～d）[10]。换言之，那些由于遗传、磨耗

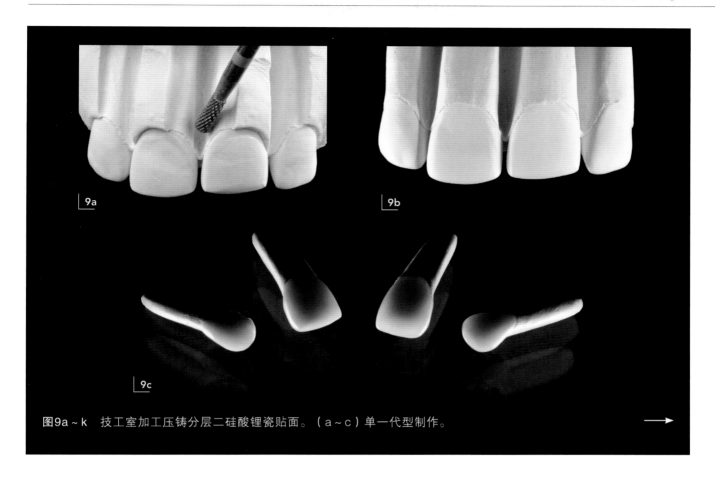

图9a～k　技工室加工压铸分层二硅酸锂瓷贴面。（a～c）单一代型制作。

或者磨损导致的牙齿结构减少，不应需要额外的牙齿预备，因为已有的牙体组织减少已经为修复提供了空间。由于釉质粘接更快速也更简单，笔者建议尽可能多地保存釉质。小斜面是薄陶瓷边缘的理想选择，但其要求较高的技术水平，当没有正确实现时，可能会导致牙本质外露[11]。颈部区域的釉质厚度约为0.3mm[12]，理论上仅允许薄边预备[13]。当牙本质暴露的情况发生，即刻牙本质封闭（IDS）证明是可以提高复合/陶瓷嵌体、嵌体和贴面间接修复预后的可靠方法[14]。即刻牙本质封闭可能实现了更好的粘接强度，更小的间隙形成，减少了细菌微渗漏及牙本质敏感。

由于难以控制的口内液体如血液、唾液等，印模制取是口腔修复医生最大的挑战之一。精确的印模对于技师制作密合性良好的修复体来说是至关重要的（图8a、b）。在选择薄边肩台预备的情况下，不需要使用排龈线，这可以减少对牙周组织损害，降低出血和牙龈退缩的风险[15]。这种简化的方法更好，因为它既节省时间，创伤更小，所形成的平龈或龈上肩台，同时被证明对牙周组织更健康[16]。然而，在某些情况下可能仍需要使用排龈线，例如较大的牙间隙、牙颈部的严重变色、轻微的牙龈龈缘顶点远移的代偿等。一个适当的龈沟内边缘将有助于实现龈乳头"黑三角"的关闭[17]和（或）牙颈部区的隐藏。

技工室流程从灌制𬌗架上精确模型和底座开始，从同一个终印模中灌制出两组模型。一组用于制造单个代型，用蜡制作整体式基底并在压铸后对其进行调整（图9a～k）。另一组用于创建修复体的轮廓并分层上瓷于整体基底的超硬模型。同时，它也是微调牙齿间邻接的最佳参考。在最后的制作阶段，大部分的工作都是在这个经过校正和核对的模型上完成。在笔者看来，上釉后的修复体临床照片对于指导技师对修复体的调整最具价值。

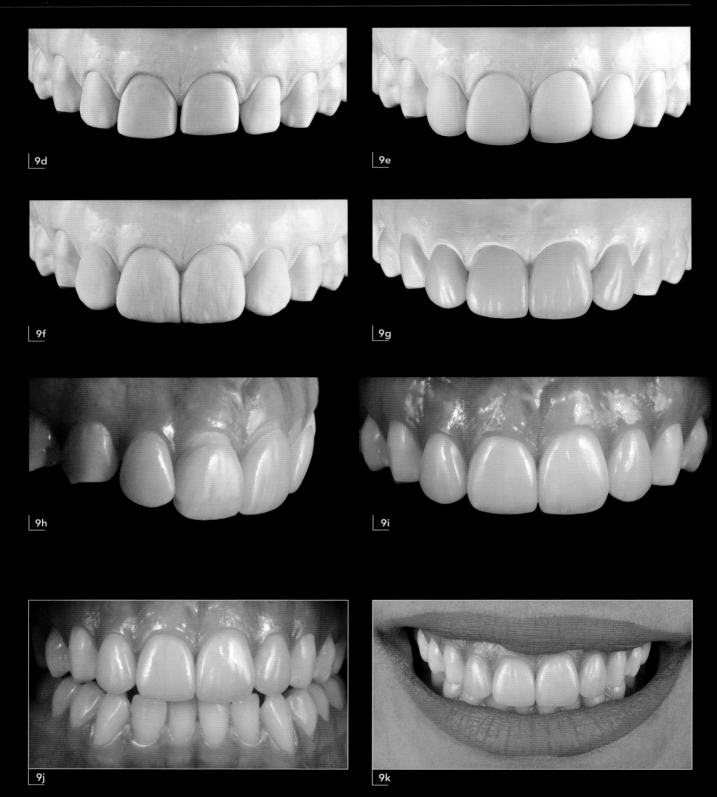

图9a～k（续）　（d～g）基于整体模型上进行饰瓷分层堆塑；（h、i）修复体试戴；（j、k）美学粘接。

病例展示

下面将详细说明3个不同整体美学类型案例的治疗步骤。

案例1——在存在完整的同名对侧牙齿的情况下修复一颗或多颗前牙

由于存在作为"美学参考"的完整的同名对侧牙齿，创造性的工作将明显减少。然而这并不意味着瓷修复更容易实现，但最终修复结果可以被分析并直接与对照牙齿进行比较。

一位22岁的女性患者，因自行车事故而出现上颌前牙区外伤。右上中切牙和侧切牙折断，事故发生后断牙丢失。牙折发生在1个月前，现已经用单层不透明整体复合树脂修复，但表面光泽度不佳。牙折呈颊舌方向的斜行折线，断端边缘向根方延伸，剩余牙本质近髓，残留牙本质薄。临床检查牙齿反应及电活力测试显示不需要根管治疗。

这位患者非常在意美观，并特别要求她的牙齿修复后要"看起来像邻近的牙齿一样"。在更详细地沟通交流后，发现患者并不想要最保守的治疗。根据上面提出的指南（图10a、b），为患者选择粘接修复。

采用VITA经典比色板进行比色。在这个病例中，鉴于在相邻牙齿上观察到半透明性的细节，明度的选择似乎相对困难。用细粒金刚砂车针去除先前有缺陷的补料，但并非完全去除所有补料，因为首先要明确是否可以恰当地进行粘接。使用氧化铝包裹的橡胶轮去除所有锋利的边缘以完成牙齿预备（图10c、d）。

为了制取最终印模，排龈线#0（浩齿）仅放置在牙折达到龈下水平的侧切牙腭侧（图10e）。

使用超硬模型，制作整体基底并用二硅酸锂压铸，然后用大于实际尺寸体积的瓷粉分层上瓷以控制陶瓷收缩（图10f~h）。

在患者口内试戴且患者接受之后，使用5%氢氟酸凝胶对修复体内表面进行20秒的酸蚀，然后进行超声清洗（在蒸馏水中2分钟）。经过充分的冲洗和干燥后，将硅烷偶联剂涂抹在同一表面上（作用时间20秒、空气吹干，反复两次）。建议将硅烷偶联剂热干燥（100℃下1分钟）。

釉质表面用50μm氧化铝进行喷砂、酸蚀，将光固化粘接剂（OptiBond FL，Kerr）涂布在处理好的牙面及修复内侧，然后放上双固化粘接材料（Variolink DC，Ivoclar Vivadent），修复体用手指按压就位，进行光固化。去除多余的粘接材料，并用甘油凝胶覆盖边缘并再次固化。最终用手术刀和刮治器去除边缘多余的树脂后抛光（图10i~p）。

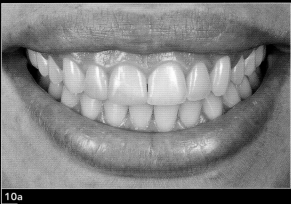

10a

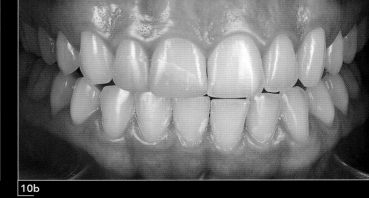

10b

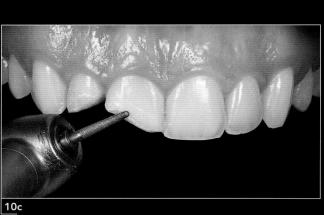

10c

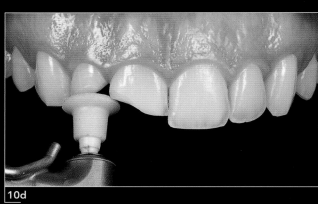

10d

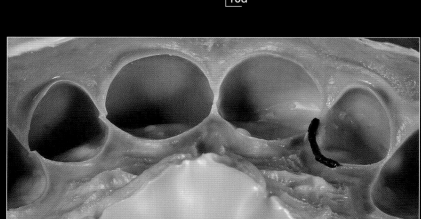

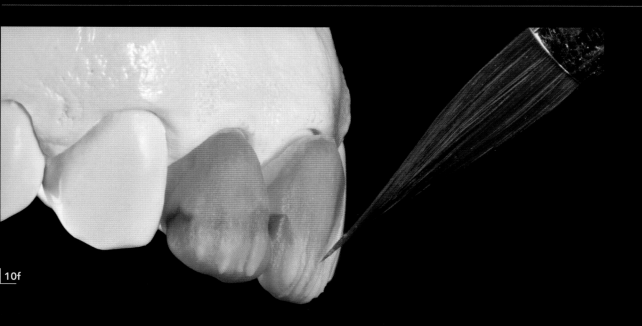

10f

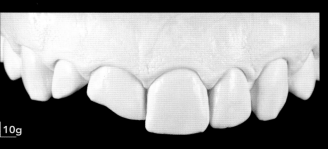

10g

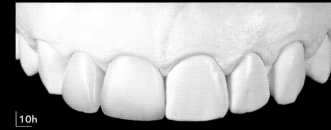

10h

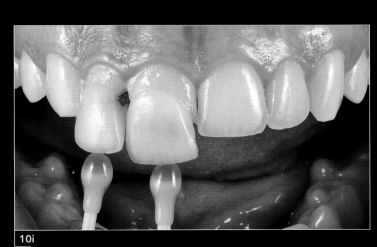

10i

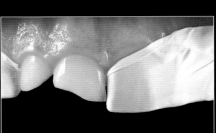

10j

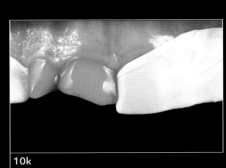

10k

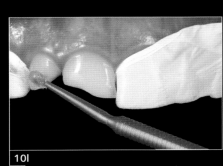

10l

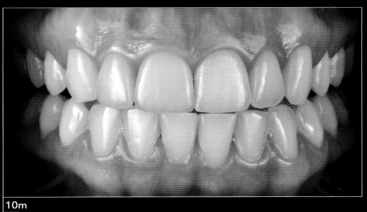

10m

图10m ~ o （m）最终口内的结果；
（n）各种微笑照片；（o）正面观。

图10p 术后X线片。

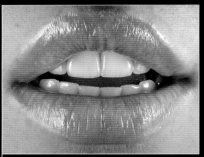
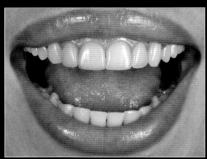
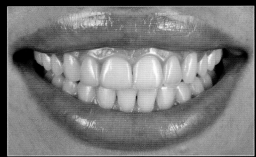

10n

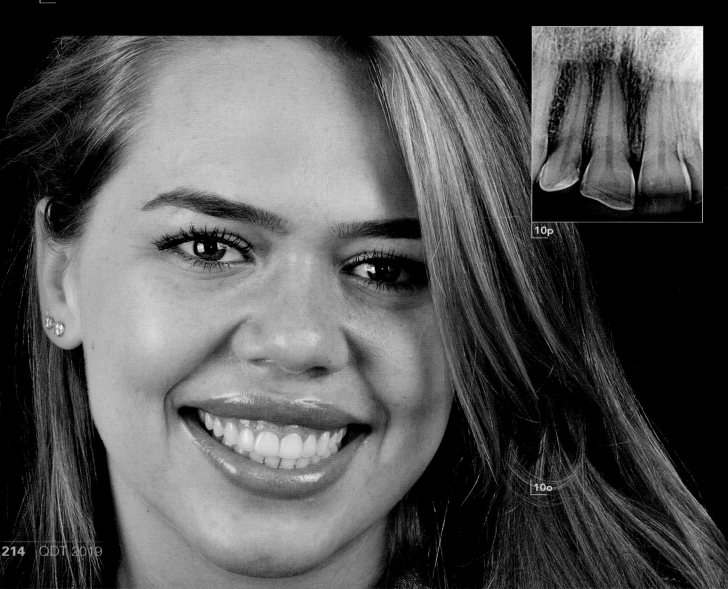

10p

10o

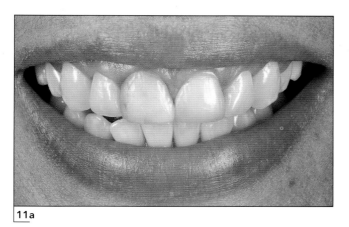
11a

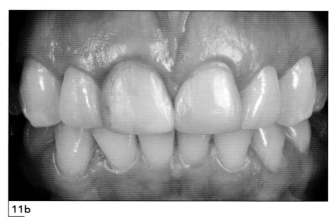
11b

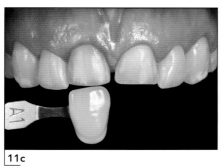
11c

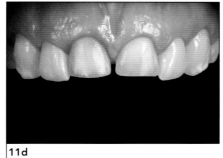
11d

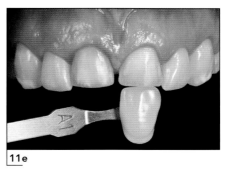
11e

图11a、b 术前的情况。

图11c~e 牙齿预备后比色。标注两颗中切牙的颜色差异。

病例2——修复两颗同名前牙

这类情况牙齿形态和位置修复的空间更大，通常，需要重新对两颗中切牙进行设计，这种设计仍有一定限制，因为邻牙和对颌牙限制了所谓的"设计的艺术空间"。

一位40岁女性患者，要求进行美容治疗，因为她对上颌中切牙不完美的复合树脂修复体感到不适（图11a、b）。牙齿预备主要包括去除不完美的修复体，由于只有右侧中切牙变色，颜色的选择特别具有挑战性。粘接陶瓷修复体很容易受到基牙颜色的影响，但这并不一定意味着瓷修复体的粘接是绝对禁忌证，也不该成为选择烤瓷或氧化锆冠遮色的

借口。在这种情况下，最好的选择是在保存牙体组织和获得最佳中长期预后之间找到平衡。因此，选择了更不透明的铸瓷（LT A1）来制作基底，然后分层堆塑，尽可能增加一些匹配相邻牙齿的特征效果。在最后的粘接程序之前，试色糊剂确认陶瓷基底冠对变色牙齿的遮盖能力稍显不足。另一颗牙齿使用中性粘接材料，但深色的牙齿是用改性树脂进行粘接的（1/3的白色不透明材料添加到中性色调粘接剂）。使用粘接剂作为颜色修饰剂具有更低的预期性，同时与完全分层的修复体相比，当其用于标准化的不透明全瓷基底时有一定限制性。

在粘接程序之后，用12号手术刀和橡皮条进行仔细的清理及抛光（图11c~j）。

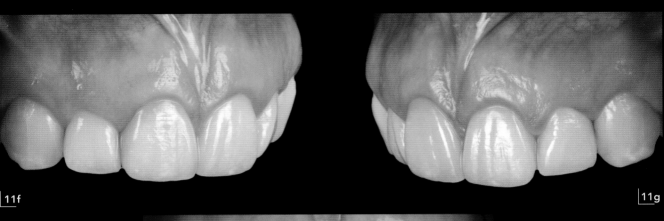

11f 11g

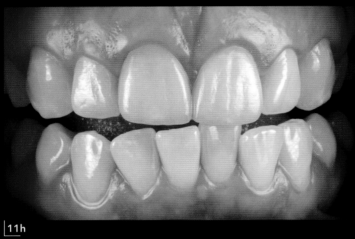

11h

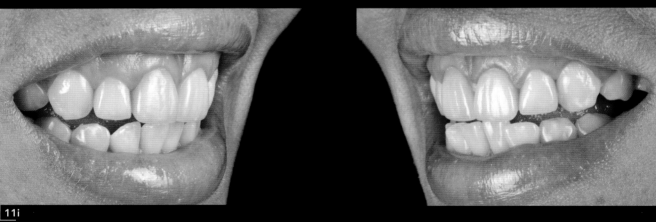

11i

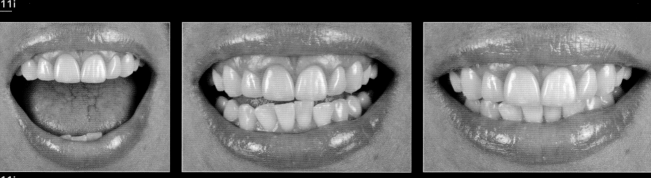

11j

图11f～h　现实表面纹理口内最终结果。

图11i、j　口外最终结果。

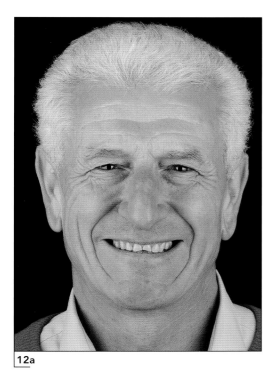

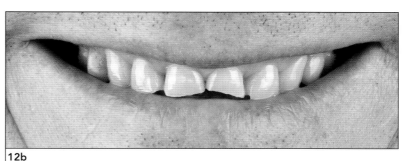

图12a～c　术前情况。

病例3——修复整个前牙区

　　这种情况不仅需要重新确定牙齿的形态和位置，而且需要重新设计每颗牙齿的空间分布。

　　一位60岁男性患者来到一家私人诊所。他的主诉是随着时间的推移，他的前牙不断磨削，变得越来越短。患者全身身体健康状况良好，既往史无特殊。在先前的口腔评估中，磨牙症被诊断为牙体缺损的主要原因；然而，患者表示从来没有人建议其对这种副功能异常习惯进行治疗。临床检查显示，由于进食沙拉和柑橘果汁中的醋，患者还在切端和咬合面出现凹坑状的广泛性牙齿生物性酸蚀（图12a～c）。

　　除了与磨牙症和生物性酸蚀相关的牙体缺损外，患者还表现出许多不良修复，其边缘密合性差，残留的牙根和缺牙区则需要用种植体进行修复。

　　患者表示他已经放弃了接受任何治疗的想法，因为提供给他的选择（牙髓治疗、桩和牙冠）与之前牙齿损害的原因相似。在一位亲戚建议他寻找微创治疗方案后，他的主要要求是用尽可能小损伤的治疗恢复牙齿外观。

　　基于美学和功能的平衡，建议患者进行全口牙齿修复以恢复适当的牙齿比例，调整切缘和咬合平面的位置，并增加咬合垂直距离（VDO）（图12d、e）。

　　在模型的上颌前牙区上制作诊断蜡型和诊断饰面，以延长牙冠及改善比例。在患者表示满意后，去除蜡型口内转移的效果（图12f～i）。

　　在所有牙本质暴露的区域进行即刻牙本质封闭。牙体预备完成后，完成上下两个牙弓的印模制取，利用Lucia Jig法在升高的垂直距离位，记录正中关系并上𬌗架。由于微创的治疗手段，在治疗期间不需要临时修复体，但将软树脂临时修复剂（Fermit，Ivoclar Vivadent）用于后牙的缺陷修复体处（图12j、k）。

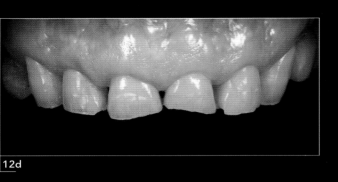

12d

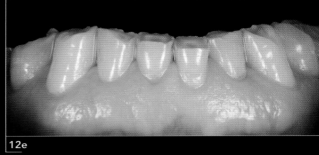

12e

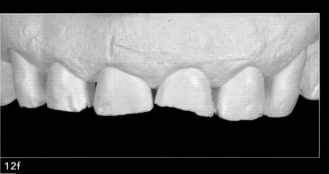

12f

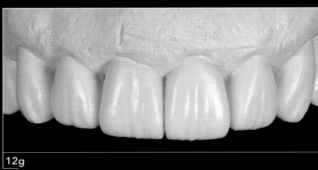

12g

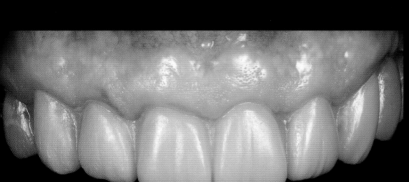

12h

图12d、e　口内观，牙齿结构严重磨损。

图12f～i　初模，诊断蜡型和诊断饰面。

图12j、k　微创预备。

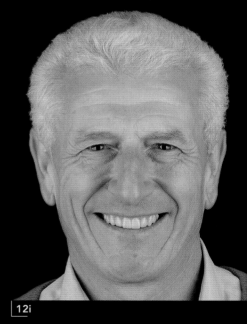

12i

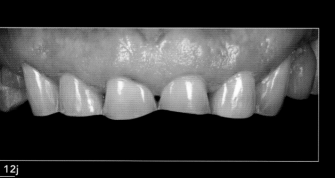

12j

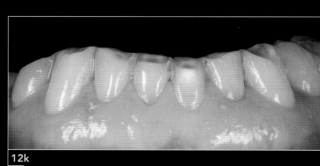

12k

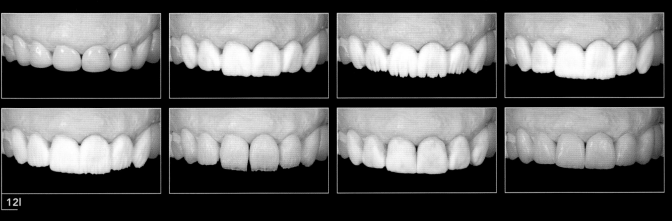

12l

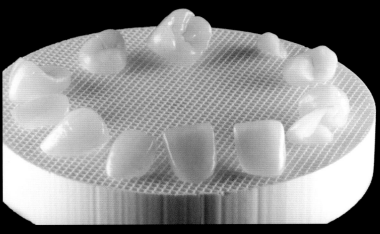

12m

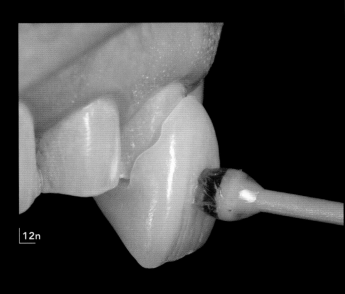

12n

图12l 瓷重建阶段，上釉后的修复体，试戴。

图12m 上釉后的修复体。

图12n 试戴。

　　在单个代型上对修复体基底（前牙）和完整的解剖形态（后牙）进行蜡型恢复。然后对所有的蜡型进行覆盖、烧结，并用二硅酸锂铸锭压铸。使用低半透明（LT）A2色调压铸前牙基底，而使用高半透明（HT）A2色调压铸后牙。在超硬模型上进行调整和适配（原始印模的第二次灌注），进一步回切切缘和唇侧表面，然后用长石质瓷分层上瓷。修复

体呈现适合的协调性（前部和后部），形态与蜡型和口内转移效果相似（图12l～n）。

　　后期试戴过程中的稍许调改和表面处理（酸蚀、硅烷、树脂湿粘接），使用Variolink II（Ivoclar Vivadent）将修复体就位于喷砂、酸蚀处理的牙体表面。

12o

12p

12q

12r

12s

12t

12v

12u

图12o ~ s　咬合调整，明确尖牙引导。

图12t ~ v　最终结果和曲面断层片。

由于咬合关系部分被修改，在正中咬合上对咬合进行了微调。每颗牙齿都被设计为与至少一颗对颌牙接触[18]。考虑到磨牙症对所有类型修复体（不仅是贴面）的成功率均有负面影响，甚至于死髓牙也是如此[19]，我们提供了前牙区咬合板[20]以保护修复体不受咬合过载的影响[21]。这个病例中没有进行额外的牙髓治疗程序（图12o~v）。

结论

以扎实的牙体形态学知识为基础，结合适当的诊断，可以通过微创治疗优化美学修复效果。美学和功能均成功的修复要求口腔医生与技师具备多样的创造力及技能。大量临床病例证明了口腔粘接技术的多种可能性——从简单的复合树脂充填，到更具挑战性的单侧牙间接修复，再到全口咬合重建。

参考文献

[1] Magne P. A new approach to the learning of dental morphology, function, and esthetics: The "2D-3D-4D" concept. Int J Esthet Dent 2015;10:32–47.

[2] Baratieri LN, Araujo E, Monteiro S Jr. Color in natural teeth and direct resin composite restorations: Essential aspects. Eur J Esthet Dent 2007;2:172–186.

[3] Lussi A, Schlueter N, Rakhmatullina E, Ganss C. Dental erosion—An overview with emphasis on chemical and histopathological aspects. Caries Res 2011;45(suppl 1):s2–s12.

[4] Layton DM, Walton TR. The up to 21-year clinical outcome and survival of feldspathic porcelain veneers: Accounting for clustering. Int J Prosthodont 2012;25:604–612.

[5] Gurel G, Sesma N, Calamita MA, Coachman C, Morimoto S. Influence of enamel preservation on failure rates of porcelain laminate veneers. Int J Periodontics Restorative Dent 2013;33:31–39.

[6] Magne P, Hanna J, Magne M. The case for moderate "guided prep" indirect porcelain veneers in the anterior dentition. The pendulum of porcelain veneer preparations: From almost no-prep to over-prep to no-prep. Eur J Esthet Dent 2013;8:376–388.

[7] Dumfahrt H, Schäffer H. Porcelain laminate veneers. A retrospective evaluation after 1 to 10 years of service: Part II—Clinical results. Int J Prosthodont 2000;13:9–18.

[8] Rodriguez-Ivich EJ, Prado AM, Cardoso AC, Ferreira CF. Lithium disilicate versatility for veneers, crown, and implant restoration: A clinical report. J Tenn Dent Assoc 2017;97:43–46.

[9] Edelhoff D, Sorensen JA. Tooth structure removal associated with various preparation designs for anterior teeth. J Prosthet Dent 2002;87:503–509.

[10] Magne P, Magne M. Use of additive waxup and direct intraoral mock-up for enamel preservation with porcelain laminate veneers. Eur J Esthet Dent 2006;1:10–19.

[11] Pahlevan A, Mirzaee M, Yassine E, et al. Enamel thickness after preparation of tooth for porcelain laminate. J Dent (Tehran) 2014;11:428–432.

[12] Ferrari M, Patroni S, Balleri P. Measurement of enamel thickness in relation to reduction for etched laminate veneers. Int J Periodontics Restorative Dent 1992;12:407–413.

[13] Cortellini D, Canale A. Bonding lithium disilicate ceramic to feather-edge tooth preparations: A minimally invasive treatment concept. J Adhes Dent 2012;14:7–10.

[14] Magne P. IDS: Immediate Dentin Sealing (IDS) for tooth preparations. J Adhes Dent 2014;16:594.

[15] Chandra S, Singh A, Gupta KK, Chandra C, Arora V. Effect of gingival displacement cord and cordless systems on the closure, displacement, and inflammation of the gingival crevice. J Prosthet Dent 2016;115:177–182.

[16] Moretti LA, Barros RR, Costa PP, et al. The influence of restorations and prosthetic crowns finishing lines on inflammatory levels after non-surgical periodontal therapy. J Int Acad Periodontol 2011;13:65–72.

[17] Magne P, Belser UC (eds). Bonded Porcelain Restorations in the Anterior Dentition: A Biomimetic Approach. Chicago: Quintessence Publishing, 2002.

[18] Wiskott HW, Belser UC. A rationale for a simplified occlusal design in restorative dentistry: Historical review and clinical guidelines. J Prosthet Dent 1995;73:169–183.

[19] Beier US, Kapferer I, Burtscher D, Dumfahrt H. Clinical performance of porcelain laminate veneers for up to 20 years. Int J Prosthodont 2012;25:79–85.

[20] Carlsson GE. Critical review of some dogmas in prosthodontics. J Prosthodont Res 2009;53:3–10.

[21] Cardoso AC, Pereira Neto AR, Ferreira CF, Myers SL. In reality is there occlusal trauma without bruxism? Int J Stomatol Occlusion Med 2012;5:97–98.

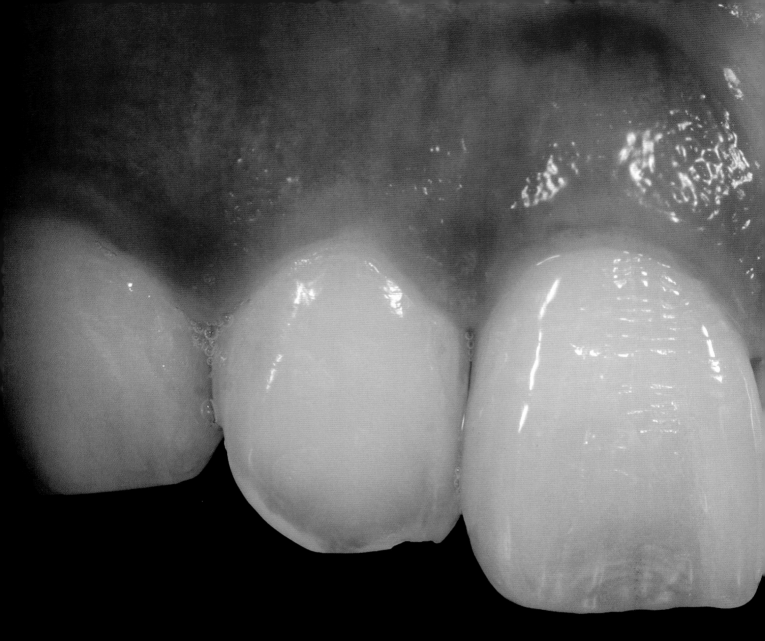

[1]Private Practice, New York, New York, USA.

[2]Assistant Professor, Division of Periodontics, University of Maryland
School of Dentistry, Baltimore, Maryland, USA.

[3]Adjunct Clinical Professor, Ashman Department of Periodontology and
Implant Dentistry/Department of Prosthodontics, New York University
College of Dentistry, New York, New York, USA.

Correspondence to: Dr Hanae Saito, Division of Periodontics,
University of Maryland School of Dentistry, 650 W Baltimore Street,
Office 4211, Baltimore, MD 21201, USA. Email: hsaito@umaryland.edu

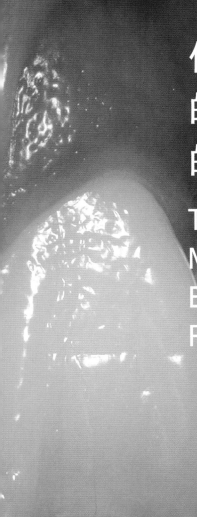

使用双轴或共轴宏观结构设计的种植体改进美学区螺丝固位的种植修复

The Use of Dual- or Co-Axis Macro-Designed Implants to Enhance Screw-Retained Restorations in the Esthetic Zone

Adam J. Mieleszko, CDT[1]
Hanae Saito, DDS, MS, CCRC[2]
Stephen J. Chu, DMD, MSD, CDT[3]

在上颌前牙区拔牙后植入植体，戴入无功能性咬合的临时修复体（即刻牙齿替换治疗），这种方法自从20世纪90年代推出以来，其使用量和临床意义得到增长[1]。治疗过程精简后患者复诊次数更少、总体治疗时间减少和舒适度提高[2-4]。即刻种植的生存率，常在文献中与有或没有临时修复体和骨移植的延期种植相比较[5-6]。另外，已经有文献报道涉及牙槽嵴塌陷、唇面中部萎缩和软组织变色时理想的美学效果是跟植体位置、即刻临时修复和骨移植有关[3,7-11]。

2012年推出的双区（组织区和骨区）治疗概念，指的是硬组织移植材料有意识地放在软组织内，同时接触唇侧骨板[2-3,10-13]。这项技术的运用带来了美学效果的提升和持续，而不需要额外的结缔组织移植。

另外，种植体设计上宏观结构的改变，特别是修正角度或共轴的植体（Southern Implants），可能会使对定制基台和水门汀粘接固位的终修复体的需求变到最小[14]。已有报道指出，软组织和种植基台平台周围残余的水门汀能导致炎症，进而造成附着丧失[15]。

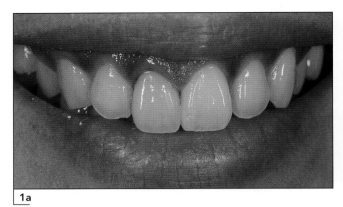

1a

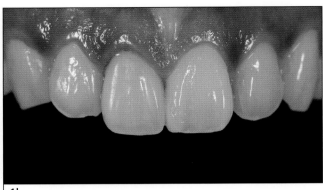

1b

图1a、b　治疗前的微笑观和右上中切牙的唇侧观。患者是高笑线。20年前制作的烤瓷熔附金属全冠。由于根管治疗后牙根发暗，导致牙龈变色。

图2　治疗前的根尖片和CBCT，从图可见唇侧骨板很薄、牙槽窝很窄、骨存在于牙根的根向和腭侧。

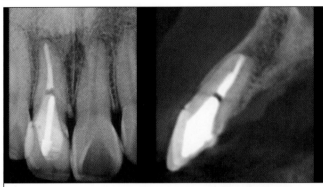

2

　　下面的案例展示了这些技术以及种植体宏观设计元素的运用，来使牙槽嵴尺寸、牙龈退缩和组织颜色的变化最小，而同时确保在美学区用螺丝固位的修复体进行即刻牙齿替换治疗。

案例展示

　　一位41岁的亚洲女性，要求治疗因为外伤而受损的右上中切牙（11）（图1a、b）。牙齿已行根管治疗、全冠修复。术前拍摄CBCT，所有的检查、治疗方案和风险都进行了回顾（图2）。患者同意使用双区技术立即进行牙齿替换治疗

（ITRT）。根据1975年的《赫尔辛基宣言》，取得知情同意。

　　使用不可逆水胶体印模材料（Jeltrate藻酸盐，Dentsply Caulk）制取印模，丙烯酸"蛋壳"使用粉–液（Nealon）技术制作[16]。修剪多余的材料制作最终的牙齿形态外壳，然后用预成的牙龈成型装置（i-Shell, Vulcan Custom Dental）重衬，这个装置复制了拔除的牙根在颈部区域的形态和尺寸，正确地支撑龈下的黏膜组织[17]。

　　局部麻醉之后，去除牙冠，用15C手术刀片锐切嵴上牙龈纤维。用尖头的牙铤无创拔除牙齿（图3）。唇侧软组织距离游离龈缘（FGM）下方2mm处用圆头的无弹簧卡尺（Iwanson Spring Caliper,

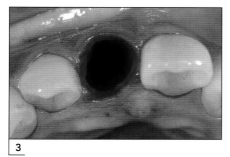

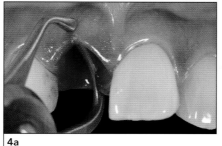

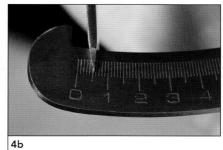

3

4a

4b

图3 拔牙采用不翻瓣的微创方式。颊侧骨板完整。

图4a、b 颊侧游离龈缘下方2mm的软组织厚度用一种Iwanson圆头的无弹簧卡尺测量。注意颊侧菲薄的软组织只有0.5mm。

图5 骨预备参照制造商的推荐，种植体的角度参照邻牙的切缘。

图6 种植扳手显示了种植体平台的角度偏斜了12°，只通过改变种植体宏观结构的设计而使螺丝进入孔处于舌隆突区域。

图7 角度偏斜或者共轴的种植体被放在颊侧游离龈缘下3~4mm。注意外六角平台现在处于舌隆突位置。

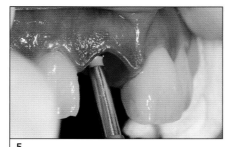

5

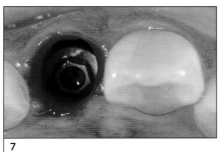

7

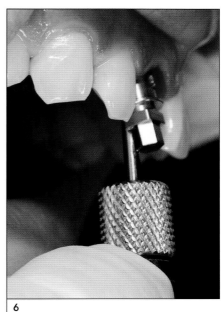

6

Henry Schein）测量厚度为0.5mm（图4a、b）。牙槽窝用刮匙清创后，颊侧骨板和软组织完整，或者说叫1类拔牙窝[18]。该位点准备植入1颗骨内种植体。备洞程序跟水门汀粘接固位的修复体一样，植入的角度与邻牙切缘位置一致（图5）。种植位点预备参照制造商的推荐。植入5.0mm直径有纹理和螺纹的种植体，设计有可变的平台转换，以及12°的修正特征（共轴，Southern Implants），植入扭矩值为65Ncm（图6）。种植位置比FGM的唇侧中点的低3~4mm，留出唇侧的间隙用生物性材料填充（图7）。

螺丝固位的定制临时修复体使用预成的龈下丙烯酸酯壳或套筒，用自凝树脂（Super T, American Consolidation Manufacturing Co）填充和连接聚醚醚酮聚合物（PEEK）临时柱（图8~图13）。临时修复体有意识位于唇侧来确保愈合期间无咬合负荷。在戴入定制临时修复体之前，基台的龈下表面用蒸汽（Touchsteam, Kerr）清洁20秒，让临时修复体作为初始的种植体周围软组织愈合的平台[19]。先放一个高且细的钛愈合基台来保护修复螺丝孔，再将小颗粒的250~500μm同种异体皮质松质骨（Puros, Zimmer Biomet）用银汞充填器对着基台压实到颊侧间隙（图14a）。骨移植材料占据了骨区和软组织区并达到了FGM的高度（图14b）。然后去除愈合基台，替换为临时修复体，固位螺丝用手拧紧（图15~图17）。去除多余的骨移植物。患者在手术后根据需要使用广谱抗生素和止痛药，1周后随访。

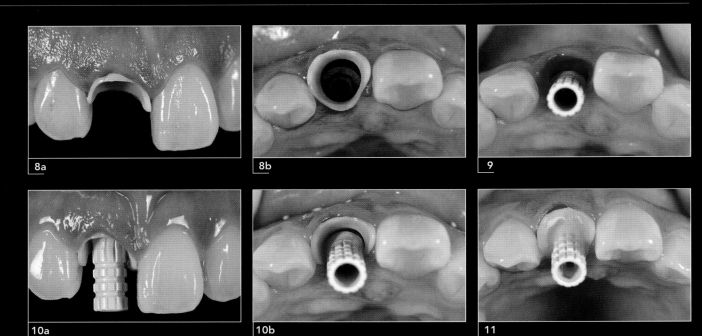

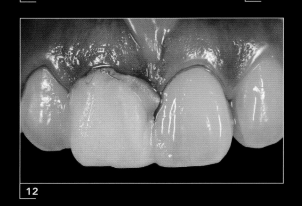

图8a、b　预成的聚甲基丙烯酸甲酯（PMMA）套筒放入牙槽窝内植体上方。

图9　将PMMA临时基台放入植体上，平台角度偏斜使修复基台相对于拔牙窝的角度更加理想。

图10a、b　调磨预成的套筒腭侧使临时螺丝固位柱便于安装。

图11　临时基台和套筒之间的空间用自凝树脂充填。

图12　术前印模配合粉-液（Nealon）技术用于形成一个"蛋壳"，与临时修复体的龈下结构相连接。

图13a、b　取下的临时修复体，在使用光亮釉彩（GC America）对自定义特征进行处理前后的对比。

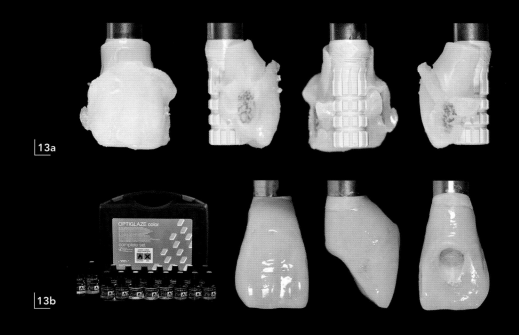

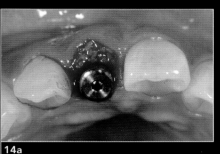 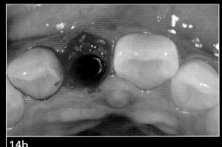 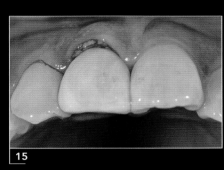

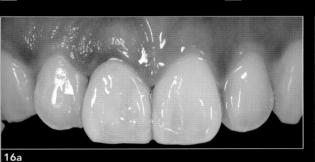 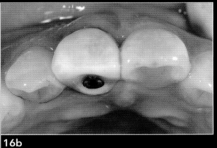 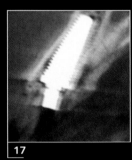

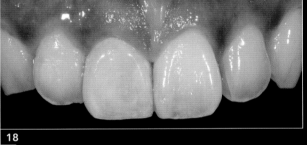 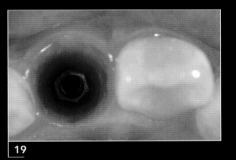

图14a、b 将愈合基台放到植体上保护螺丝孔，同种异体骨的松质颗粒一直堆放到游离龈缘。

图15 安放临时修复体，去除多余的骨移植物。

图16a、b 在即刻牙齿替代治疗完成后的颊侧和𬌗面观。

图17 在即刻牙齿替代治疗完成之后拍摄CBCT，显示平台的角度偏斜，用共轴的植体设计避免了拔牙窝根尖穿孔。

图18 ITRT后5个月，注意唇侧黏膜边缘的冠向迁移。

图19 注意在第一次取下临时修复体时，存在出血但是却是健康的，这是由于附着在种植体周围龈沟上软组织纤维被撕裂所造成的。

在5个月的无干扰愈合后，取下定制的临时冠，首次做种植体水平的印模制作终修复体（图18）。测量种植体颊侧软组织厚度有2.0mm的增加（图19）。患者口腔卫生非常好（无菌斑分数高于90%）。用模型树脂（Pattern Resin LS, GC America）来获取龈下软组织轮廓，种植体水平转移帽制取开窗印模。印模材料用双黏度（轻体注射和重体托盘）的单相聚乙烯硅氧烷（Flexitime, Kulzer）。

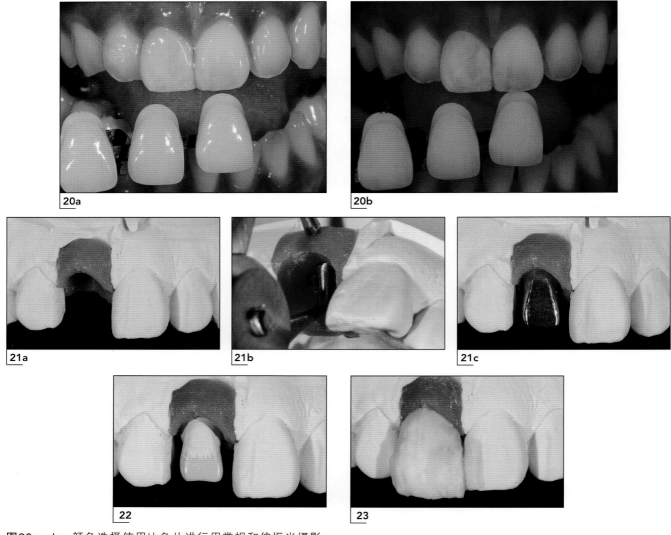

图20a、b　颜色选择使用比色片进行用常规和偏振光摄影。

图21a～c　技工室制作螺丝固位的基台和冠。（a）软组织模型；（b）种植体颊侧的软组织从最初的0.5mm厚度增加到2.0mm（净厚2.5mm）；（c）金属基底冠。

图22　修复体的切1/3包含一些灰紫色来制造深度的感觉，龈1/3则包含更多颜色。

图23　分区侧向堆筑：切1/3包含一些灰紫色来制造深度的感觉，龈1/3则包含更多颜色。

推荐在印模前比色，防止因为牙齿脱水导致错误的比色。在颜色沟通照片中要使用多个比色片（Vitapan 3D Master, VITA North America），这将有助于确定色相、饱和度以及明度的变化（图20a）。偏振滤镜下的数码照片排除了表面的反光，肉眼可见到内部的特征，比如切缘发育叶、深部半透明或者裂纹线，当使用比色片时能更简单地确定颜色的饱和度（图20b）。

技工室灌注一个软组织模型，用来制作螺丝固位的贵金属合金（Argedent 52SF Special, Argen）修复体（图21a～c）。金属基底冠用遮色瓷覆盖作为颜色和荧光的基底。修复体的切1/3需要轻微的

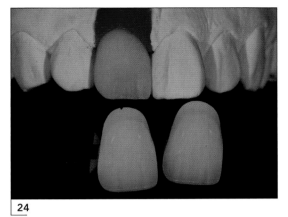

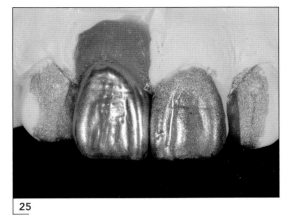

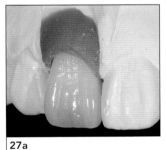
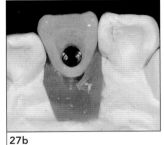
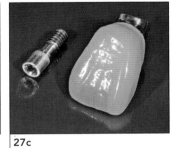
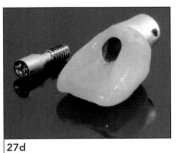

图24　在偏振滤镜下与比色时所用的相同比色片放在一起验证颜色。

图25　涂抹金色粉末验证质感和光泽，与颜色无关。

图26　试戴终修复体。需要修改远中轮廓、颜色和表面纹理。

图27a～d　冠的微调，金合金基底上烤瓷的制作，有特殊的纹理、切端透明度和轮廓。

灰紫色调来制造深度的感觉，而龈1/3则包含了较多饱和度的彩色基色（图22）。长石质瓷粉堆筑时使用了分区侧向技术，来获得正确的颜色和半透明特征（图23）。修复体的形态，包括质感和表面光泽，是为了创造一个逼真的终修复体。最终的颜色放在偏振滤镜摄影照片中与临床比色时同样的比色片进行确认（图24）。金色的粉末（Benzer Dental AG）用于验证表面质感和光泽（图25～图27）。

螺丝固位的金合金烤瓷冠，在最终印模制取后大约4个月以35Ncm安装固定（图28和图29）。最终修复体在安装后6个月的照片（图30a～e）。

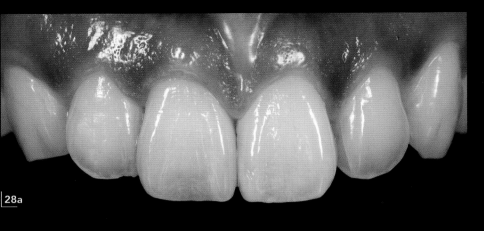

28a

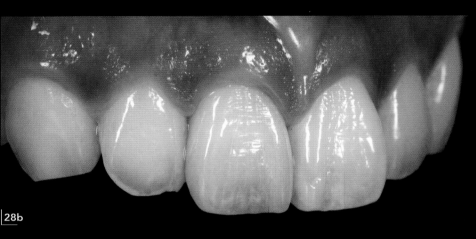

28b

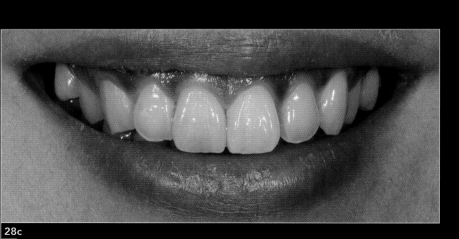

28c

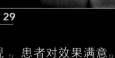

29

图28a～c 螺丝固定的终修复体安装后。（a）唇面观；（b）远中龈乳头；（c）微笑观 。患者对效果满意。

图29 在植体植入9个月终修复体安装后的根尖片。

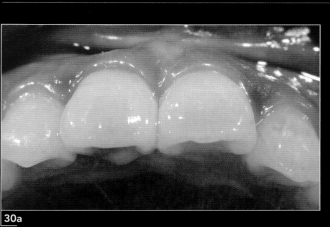

30a

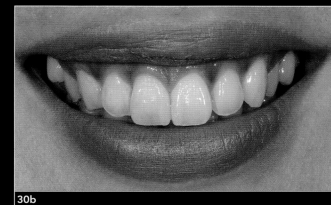

30b

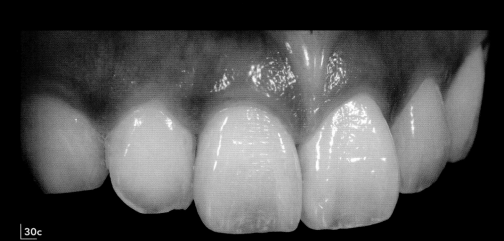

30c

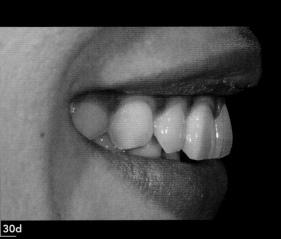

30d

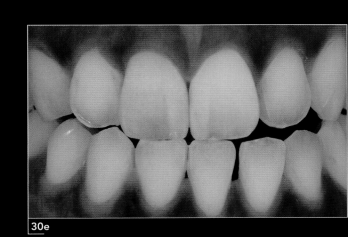

30e

图30a～e 终修复体安装后6个月的照片：（a）咬合面观；（b）微笑观；（c）远中牙龈乳头观；（d）侧面观；（e）偏振滤镜照。注意颊舌向牙槽嵴宽度的保持和与对侧同名牙相比较（左上中切牙）唇侧中部的软组织高度。

结论

为了获得ITRT可预期的美学成功，在本案例报道中勾勒的关键的临床和技工室步骤，必须得到重视。这些步骤有助于限制颊侧牙槽嵴尺寸变化和种植体周围唇面中部软组织退缩，从而潜在地增加了种植体周围种植体－基台交界面冠向的软组织厚度，同时也使用共轴的宏观结构设计种植体，制作完成螺丝固位的终修复体。

致谢

感谢Dr Dennis P. Tarnow的娴熟的工作技巧。

参考文献

[1] Wöhrle PS. Single-tooth replacement in the aesthetic zone with immediate provisionalization: Fourteen consecutive case reports. Pract Periodontics Aesthet Dent 1998;10:1107–1114; quiz 1116.

[2] Tarnow DP, Chu SJ, Salama MA, et al. Flapless postextraction socket implant placement in the esthetic zone: Part 1. The effect of bone grafting and/or provisional restoration on facial-palatal ridge dimensional change-a retrospective cohort study. Int J Periodontics Restorative Dent 2014;34:323–331.

[3] Chu SJ, Salama MA, Garber DA, et al. Flapless postextraction socket implant placement, part 2: The effects of bone grafting and provisional restoration on peri-implant soft tissue height and thickness—a retrospective study. Int J Periodontics Restorative Dent 2015;35:803–809.

[4] Kan JY, Rungcharassaeng K, Lozada JL, Zimmerman G. Facial gingival tissue stability following immediate placement and provisionalization of maxillary anterior single implants: A 2- to 8-year follow-up. Int J Oral Maxillofac Implants 2011;26:179–187.

[5] Cooper LF. Objective criteria: Guiding and evaluating dental implant esthetics. J Esthet Restor Dent 2008;20:195–205.

[6] Raes S, Cosyn J, Noyelle A, Raes F, De Bruyn H. Clinical outcome after 8 to 10 years of immediately restored single implants placed in extraction sockets and healed ridges. Int J Periodontics Restorative Dent 2018;38:337–345.

[7] Crespi R, Capparè P, Gastaldi G, Gherlone EF. Buccal-lingual bone remodeling in immediately loaded fresh socket implants: A cone beam computed tomography study. Int J Periodontics Restorative Dent 2018;35:43–49.

[8] Cosyn J, Eghbali A, De Bruyn H, Collys K, Cleymaet R, De Rouck T. Immediate single-tooth implants in the anterior maxilla: 3-year results of a case series on hard and soft tissue response and aesthetics. J Clin Periodontol 2011;38:746–753.

[9] Tarnow D, Chu SJ, Salama MA, et al. Flapless postextraction socket implant placement in the esthetic zone: Part 1. The effect of bone grafting and/or provisional restoration on facial-palatal ridge dimensional change—a retrospective cohort study. Int J Periodontics Restorative Dent 2014;34:323–331.

[10] Chu SJ, Saito H, Salama MA, et al. Flapless postextraction socket implant placement, part 3: The effects of bone grafting and provisional restoration on soft tissue color change—a retrospective pilot study. Int J Periodontics Restorative Dent 2018;38:509–516.

[11] Saito H, Chu SJ, Zamzok J, et al. Flapless postextraction socket implant placement: The effects of a platform switch-designed implant on peri-implant soft tissue thickness-a prospective study. Int J Periodontics Restorative Dent 2018;38(suppl):s9–s15.

[12] Chu SJ, Salama MA, Salama H, et al. The dual-zone therapeutic concept of managing immediate implant placement and provisional restoration in anterior extraction sockets. Compend Contin Educ Dent 2012;33:524–532, 534.

[13] Saito H, Chu SJ, Reynolds MA, Tarnow DP. Provisional restorations used in immediate implant placement provide a platform to promote peri-implant soft tissue healing: A pilot study. Int J Periodontics Restorative Dent 2015;36:47–52.

[14] Howes D. Angled implant design to accommodate screw-retained implant-supported prostheses. The Compend Contin Educ Dent 2017;38:458–463; quiz 464.

[15] Wadhwani C, Piñeyro A. Technique for controlling the cement for an implant crown. J Prosthet Dent 2009;102:57–58.

[16] Nealon FH. Acrylic restorations by the operative nonpressure procedure. J Prosthet Dent 1952;2:513–527.

[17] Chu SJ, Hochman MN, Tan-Chu JH, Mieleszko AJ, Tarnow DP. A novel prosthetic device and method for guided tissue preservation of immediate postextraction socket implants. Int J Periodontics Restorative Dent 2014;34(suppl):s9–s17.

[18] Deas DE, Moritz AJ, McDonnell HT, Powell CA, Mealey BL. Osseous surgery for crown lengthening: A 6-month clinical study. J Periodontol 2004;75:1288–1294.

[19] Saito H, Hsia RC, Tarnow DP, Reynolds MA. Cell adhesion to acrylic custom provisional abutment placed on an immediate implant: A case report. Compend Contin Educ Dent 2017;38:114–119.